GUWAIKE JIBING ZHENZHI YU
GUANJIEJING YINGYONG

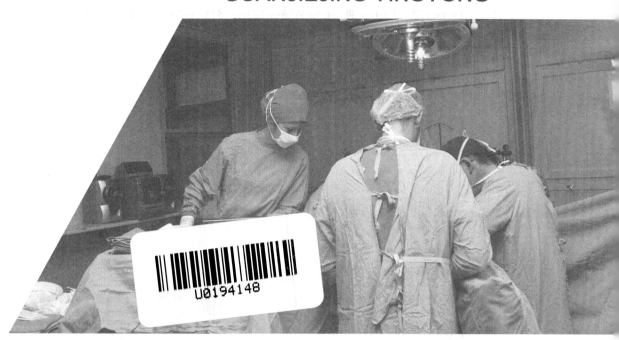

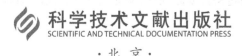

骨外科疾病诊治与关节镜应用

主 编 柏明晓 陈 义 代朋乙 阎晓霞 张国磊

科学技术文献出版社
SCIENTIFIC AND TECHNICAL DOCUMENTATION PRESS
·北 京·

图书在版编目（CIP）数据

骨外科疾病诊治与关节镜应用 / 柏明晓等主编. —北京：科学技术文献出版社，2018.4
ISBN 978-7-5189-4371-5

Ⅰ. ①骨… Ⅱ. ①柏… Ⅲ. ①关节镜—应用—骨疾病—诊疗 Ⅳ. ①R684

中国版本图书馆CIP数据核字(2018)第092645号

骨外科疾病诊治与关节镜应用

策划编辑：曹沧晔	责任编辑：曹沧晔	责任校对：赵 瑗	责任出版：张志平

出 版 者　科学技术文献出版社
地　　址　北京市复兴路15号　邮编 100038
编 务 部　(010) 58882938，58882087（传真）
发 行 部　(010) 58882868，58882874（传真）
邮 购 部　(010) 58882873
官方网址　www.stdp.com.cn
发 行 者　科学技术文献出版社发行　全国各地新华书店经销
印 刷 者　济南大地图文快印有限公司
版　　次　2018年4月第1版　2018年4月第1次印刷
开　　本　880×1230　1/16
字　　数　424千
印　　张　13
书　　号　ISBN 978-7-5189-4371-5
定　　价　148.00元

前　言

　　现代科学的全面发展，促进了医学的发展，也促进了骨外科学的发展。随着我国经济的飞速发展，交通意外、工业和建筑业事故、各种自然灾害、战争以及运动伤所造成的高能量、复杂创伤越来越多，因此骨科专业医师队伍的素质也就更显重要。本书把理论与临床实践相结合，详细地阐述了近年来在骨科创伤急救和骨科手术方面的理论、方法和技术内容。

　　本书阐述了骨科学相关的基础理论知识，在临床实践部分以骨科临床常见伤病为重点，侧重治疗及手术，阐述了其发病机制、临床特点、诊断依据、鉴别诊断及治疗等内容。此外，依据临床实践经验对诊疗过程中可能出现的问题加以强调，内容丰富，图文并茂，实用性强，可供骨外科医生与相关学科临床医师参考使用。

　　本书在编写过程中参阅了许多相关专业的书籍，但由于编者较多，文笔不一，加之时间和篇幅有限，虽尽力而为，不要与错误之处在所难免，望广大读者批评指正。

编　者

2018 年 4 月

目　录

第一章

骨科诊断基础

第一节　骨科体格检查

一、基本原则

（一）全身状况

人体作为一个整体，不能只注意检查局部而忽略了整体及全身情况。尤其是多发创伤患者往往骨折、脱位、伤口出血表现得比较明显。如果只注意局部骨折、脱位情况，而忽略了内出血、胸、腹、颅内等情况，就会造成漏诊。所以一定要注意外伤患者的生命体征，争取时间而不至于延误病情，做到准确及时地诊断和处理。

（二）检查顺序

一般先进行全身检查再重点进行局部检查，但不一定系统进行，也可先检查有关的重要部分。既注意局部症状、体征明显的部位，又不放过全身其他部位的病变或其他有意义的变化，如膝关节的疼痛可能来自腰髋的疾病。膝、髋关节的窦道可能来自腰椎等。检查者对每一部位要建立一套完整的检查程序和顺序，从而避免遗漏一些资料。

一般按视诊、触诊、动诊、量诊顺序进行。

（1）先健侧后患侧，有健侧做对照，可发现患侧的异常。

（2）先健处后患处，否则由于检查引起疼痛，易使患者产生保护性反应，难以准确判定病变的部位及范围。

（3）先主动后被动，先让患者自己活动患肢，以了解其活动范围、受限程度、痛点等，然后再由医生做被动检查。反之，则因被动检查引起的疼痛、不适会影响检查结果的准确性。

（三）充分暴露、两侧对比

检查室温度要适宜，光线充足。充分暴露检查的部位是为了全面了解病变的情况，也便于两侧对比。两侧对比即要有确切的两侧同一的解剖标志，对患者进行比较性检查，如长度、宽度、周径、活动度、步态等。

（四）全面、反复、轻柔、到位、多体位

1. 全面　不可忽视全身检查，不能放过任何异常体征，有助于诊断以防止漏诊。

2. 反复　每一次主动、被动或对抗运动等检查都应重复几次以明确症状有无加重或减轻，及时发现新症状和体征。尤其对于神经系统定位，应反复检查。

3. 轻柔　检查操作时动作要轻柔，尽量不给患者增加痛苦。

4. 到位　检查关节活动范围时，主动或被动活动都应达到最大限度。检查肌力时肌肉收缩应至少5s，以明确有无肌力减弱。

5. 多体位检查　包括站立、行走、坐位、仰卧、俯卧、侧卧、截石位等姿势。特殊检查可采取特殊体位。

（五）综合分析

物理学检查只是一种诊断方法，必须结合病史、辅助检查及化验等获得的各种信息，综合分析，才能得出正确诊断。任何疾病在发展过程中，其症状和体征也会随之发生变化。同一疾病在不同阶段有不同的症状和体征。同一症状和体征在不同阶段其表现和意义也各不相同。必须综合考虑病史、物理检查、辅助检查综合做出诊断。

二、基本内容

（一）视诊

观察步态有无异常，患部皮肤有无创面、窦道、瘢痕、静脉曲张及色泽异常，脊柱有无侧凸、前后凸，肢体有无畸形，肌肉有无肥大和萎缩，软组织有无肿胀及肿物，与健侧相应部位是否对称等。

（二）触诊

①检查病变的部位、范围，肿物的大小、硬度、活动度、压痛，皮肤感觉及温度等。②检查压痛时，应先让被检查者指明疼痛部位及范围，检查者用手从病变外周向中央逐步触诊。应先轻后重、由浅入深，注意压痛部位、范围、深浅程度、有无放射痛等，并注意患者的表情和反应。③有无异常感觉如骨擦感、骨擦音、皮下捻发感、肌腱弹响等。④各骨性标志有无异常，检查脊柱有无侧凸可用棘突滑动触诊法。

（三）叩诊

主要检查有无叩击痛。为明确骨折、脊柱病变或做反射检查时常用叩诊，如四肢骨折时常有纵向叩击痛；脊柱病变常有棘突叩痛；神经干叩击征（Tinel 征）即叩击损伤神经的近端时其末端出现疼痛，并逐日向远端推移，表示神经再生现象。

（四）动诊

包括检查主动运动、被动运动和异常活动情况，并注意分析活动与疼痛的关系。注意检查关节的活动范围和肌肉的收缩力。先观察患者的主动活动，再进行被动检查。当神经麻痹或肌腱断裂时，关节均不能主动活动，但可以被动活动。当关节强直、僵硬或有肌痉挛、皮肤瘢痕挛缩时，则主动和被动活动均受限。异常活动包括以下几种情况：①关节强直，运动功能完全丧失；②关节运动范围减小，见于肌肉痉挛或与关节相关联的软组织挛缩；③关节运动范围超常，见于关节囊破坏，关节囊及支持韧带过度松弛和断裂；④假关节活动，见于肢体骨折不愈合或骨缺损。

（五）量诊

根据检查原则测量肢体长度、周径、关节的活动范围、肌力和感觉障碍的范围。

1. 肢体长度测量　测量时患肢和健肢必须放在对称位置，以相同的解剖标志为起止点，双侧对比测量。

（1）上肢长度：肩峰至桡骨茎突或肩峰至中指尖。

（2）上臂长度：肩峰至肱骨外上髁。

（3）前臂长度：肱骨外上髁至桡骨茎突或尺骨鹰嘴至尺骨茎突。

（4）下肢长度：绝对长度测量自髂前上棘至内踝尖；相对长度测量自肚脐至内踝尖。

（5）大腿长度：次转子至膝关节外侧间隙。

（6）小腿长度：膝关节内侧间隙至内踝下缘，或外侧间隙至外踝下缘。

2. 肢体周径测量

（1）上肢周径：通常测两侧肱二头肌腹周径。

（2）大腿周径：通常在髌骨上 10cm 或 15cm 处测量。

（3）小腿周径：通常测腓肠肌腹周径。

3. 关节活动范围测量　用量角器较准确地测量，采用目前国际通用的中立位作为 0° 的记录方法。以关节中立位为 0°，测量各方向的活动度。记录方法：四肢关节可记为 0°（伸）＝150°（屈），数字代表屈伸角度，两数之差代表活动范围，"＝"代表活动方向。脊柱活动范围记录如图 1 – 1。

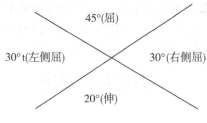

图 1 – 1　脊柱活动范围记录法

（六）神经系统检查

1. 肌张力检查　肌张力指肌肉松弛状态下做被动运动时检查者所遇到的阻力。肌张力降低可见于下运动神经元病变及肌源性病变等。肌张力增高见于锥体束病变和锥体外系病变，前者表现为痉挛性肌张力增高，即上肢的屈肌及下肢的伸肌肌张力增高明显，开始做被动运动时阻力较大，然后迅速减小，称折刀样肌张力增高；后者表现为强直性肌张力增高，即伸肌和屈肌的肌张力均增高，做被动运动时向各个方向的阻力是均匀一致的，亦称铅管样肌张力增高（不伴震颤），如伴有震颤则出现规律而断续的停顿，称齿轮样肌张力增高。

2. 肌力检查　需要结合视诊、触诊和动诊来了解随意运动肌的功能状态。许多疾病使某一肌肉或一条运动神经支配的肌群发生不同程度的肌力减弱。根据抗引力或阻力的程度可将肌力分级（表 1 – 1）。

表 1 – 1　肌力测定的分级（Code 六级分法）

级别	运动
0 级	肌力完全消失，无活动
I 级	肌肉能收缩，但无关节活动
II 级	肌肉能收缩，关节稍有活动，但不能对抗重力
III 级	能对抗肢体重力使关节活动，但不能抗外来阻力
IV 级	能对抗外来阻力使关节活动，但肌力较弱
V 级	肌力正常

3. 感觉检查　一般只检查痛觉及触觉，必要时还要检查温觉、位置觉、两点辨别觉等。常用棉花测触觉；用注射针头测痛觉；用分别盛有冷热水的试管测温度觉。用以了解神经病损的部位和程度，并可观察疾病的发展情况和治疗结果。

4. 反射检查　应在肌肉放松体位下进行，两侧对比，检查特定反射。

（1）深反射：肱二头肌（腱）反射（$C_{5\sim6}$，肌皮神经），肱三头肌（腱）反射（$C_{6\sim7}$，桡神经），桡反射（$C_{5\sim6}$，桡神经），膝（腱）反射（$L_{2\sim4}$，股神经），踝反射或跟腱反射（$S_{1\sim2}$，胫神经）。深反射减弱或消失表示反射弧抑制或中断；深反射亢进通常由上运动神经元病变所致，如锥体束病损，致脊髓反射弧的抑制释放；深反射对称性改变不一定是神经系统病损所致，而不对称性改变则是神经系统病损的重要体征；髌阵挛和踝阵挛是腱反射亢进的表现，在锥体束损害时出现。

（2）浅反射：腹壁反射，上方（$T_{7\sim8}$），中部（$T_{9\sim10}$），下方（$T_{11\sim12}$）；提睾反射（$L_{1\sim2}$）；跖反射（$S_{1\sim2}$）；肛门反射（$S_{4\sim5}$）；球海绵体反射。

（3）病理反射：一般在中枢神经系统受损时出现，主要是锥体束受损，对脊髓的抑制作用丧失而出现的异常反射。常见的有：Hoffmann 征；Babinski 征；Chaddock 征；Oppenheim 征；Gordon 征；Rossolimo 征。

5. 自主神经检查（又称植物神经检查）

（1）皮肤、毛发、指甲营养状态：自主神经损害时，表现为皮肤粗糙、失去正常的光泽、表皮脱落、发凉、无汗；毛发脱落；指（趾）甲增厚、失去光泽、易裂。此外，可显示血管舒缩变化：毛细血管充盈迟缓。

（2）皮肤划痕试验：用光滑小木签在皮肤上划线，数秒后如果出现先白后红的条纹，为正常。若划后出现白色线条并持续时间较长，超过5min，则提示有交感神经兴奋性增高。如红色条纹持续时间较长，而且逐渐增宽甚至隆起，提示副交感神经兴奋增高或交感神经麻痹。

三、各部位检查法

（一）脊柱检查

脊柱由7个颈椎、12个胸椎、5个腰椎、5个骶椎、4个尾椎构成。常见的脊柱疾病多发生于颈椎和腰椎。

1. 视诊　脊柱居体轴的中央，并有颈、胸、腰段的生理弯曲。先观察脊柱的生理弧度是否正常，检查棘突连线是否在一条直线上。正常人第7颈椎棘突最突出。如有异常的前凸、后凸和侧凸则应记明其方向和部位。脊柱侧凸如继发于神经纤维瘤病，则皮肤上常可见到咖啡斑，为该病的诊断依据之一。腰骶部如有丛毛或膨出是脊椎裂的表现。常见的脊柱畸形有：角状后凸（结核、肿瘤、骨折等），圆弧状后凸（强直性脊柱炎、青年圆背等），侧凸（特发性脊柱侧凸、先天性脊柱侧凸、椎间盘突出症等）。还应观察患者的姿势和步态。腰扭伤或腰椎结核的患者常以双手扶腰行走；腰椎间盘突出症的患者，行走时身体常向前侧方倾斜。

2. 触诊　颈椎从枕骨结节向下，第一个触及的是第2颈椎棘突。颈前屈时第7颈椎棘突最明显，故又称隆椎。两肩胛下角连线，通过第7胸椎棘突，约平第8胸椎椎体。两髂嵴最高点连线通过第4腰椎棘突或第4、5腰椎椎体间隙，常依此确定胸腰椎位置。棘突上压痛常见于棘上韧带损伤、棘突骨折；棘间韧带压痛常见于棘间韧带损伤；腰背肌压痛常见于腰肌劳损；腰部肌肉痉挛常是腰椎结核、急性腰扭伤及腰椎滑脱等的保护性现象。

3. 叩诊　脊柱疾患如结核、肿瘤、脊柱炎，以手指（或握拳）、叩诊锤叩打局部时可出现深部疼痛，而压痛不明显或较轻。这可与浅部韧带损伤进行区别。

4. 动诊和量诊　脊柱中立位是身体直立，目视前方。颈段活动范围：前屈后伸均45°，侧屈45°。腰段活动：前屈45°，后伸20°，侧屈30°。腰椎间盘突出症患者，脊柱侧屈及前屈受限；脊椎结核或强直性脊柱炎的患者脊柱的各个方向活动均受限制，失去正常的运动曲线。腰椎管狭窄症的患者主观症状多而客观体征较少，脊柱后伸多受限。

5. 特殊检查

（1）Eaton试验：患者坐位，检查者一手将患者头部推向健侧，另一手握住患者腕部向外下牵引，如出现患肢疼痛、麻木感为阳性。见于颈椎病。

（2）Spurling试验：患者端坐，头后仰并偏向患侧，术者用手掌在其头顶加压，出现颈痛并向患手放射为阳性，颈椎病时，可出现此征。

（3）幼儿脊柱活动检查法：患儿俯卧，检查者双手抓住患儿双踝上提，如有椎旁肌痉挛，则脊柱生理前凸消失，呈板样强直为阳性，常见于脊柱结核患儿。

（4）拾物试验：在地上放一物品，嘱患儿去拾，如骶棘肌有痉挛，患儿拾物时只能屈曲两侧膝、髋关节而不能弯腰，多见于下胸椎及腰椎病变。

（5）髋关节过伸试验（yedman sign）：患者俯卧，检查者一手压在患者骶部，一手将患侧膝关节屈至90°，握住踝部，向上提起，使髋过伸，此时必扭动骶髂关节，如有疼痛即为阳性。此试验可同时检查髋关节及骶髂关节的病变。

（6）骶髂关节扭转试验（gaenslen sign）：患者仰卧，屈健侧髋、膝，让患者抱住；病侧大腿垂于床缘外。检查者一手按健侧膝，一手压病侧膝，出现骶髂关节痛者为阳性，说明腰骶关节有病变。

（7）腰骶关节过伸试验（naoholos sign）：患者俯卧，检查者的前臂插在患者两大腿的前侧，另一手压住腰部，将患者大腿向上抬，若骶髂关节有病，即有疼痛。

（8）Addison 征：患者坐位，昂首转向患侧，深吸气后屏气，检查者一手抵患侧下颌，给以阻力，一手摸患侧桡动脉。动脉搏动减弱或消失，则为阳性，表示血管受挤压，常见于前斜角肌综合征等。

（9）直腿抬高试验：患者仰卧，检查者一手托患者足跟，另一手保持膝关节伸直，缓慢抬高患肢，如在 60°范围之内即出现坐骨神经的放射痛，称为直腿抬高试验阳性。在直腿抬高试验阳性时，缓慢放低患肢高度，待放射痛消失后，再将踝关节被动背屈，如再度出现放射痛，则称为直腿抬高加强试验（Bragard 征）阳性。

（10）股神经牵拉试验：患者俯卧、屈膝，检查者将其小腿上提或尽力屈膝，出现大腿前侧放射性疼痛者为阳性，见于股神经受压，多为腰$_{3\sim4}$椎间盘突出症。

（二）肩部检查

肩关节也称盂肱关节，是全身最灵活的关节。它由肩胛骨的关节盂和肱骨头构成。由于肱骨头大而关节盂浅，因而其既灵活又缺乏稳定性，是肩关节易脱位的原因之一。肩部的运动很少是由肩关节单独进行的，常常是肩关节、肩锁关节、胸锁关节及肩胛骨 – 胸壁连接均参与的复合运动，因此检查肩部活动时需兼顾各方面。

1. 视诊　肩的正常外形呈圆弧形，两侧对称。三角肌萎缩或肩关节脱位后弧度变平，称为"方肩"。先天性高肩胛患者患侧明显高于健侧。斜方肌瘫痪表现为垂肩，肩胛骨内上角稍升高。前锯肌瘫痪向前平举上肢时表现为翼状肩胛。

2. 触诊　锁骨位置表浅，全长均可触到。喙突尖在锁骨下方肱骨头内侧，与肩峰和肱骨大结节形成肩等边三角称为肩三角。骨折、脱位时此三角有异常改变。

3. 动诊和量诊　检查肩关节活动范围时，须先将肩胛骨下角固定，以鉴别是盂肱关节的单独活动还是包括其他两个关节的广义的肩关节活动。肩关节的运动包括内收、外展、前屈、后伸、内旋和外旋。肩关节中立位为上臂下垂屈肘 90°，前臂指向前。正常活动范围：外展 80°～90°，内收 20°～40°，前屈 70°～90°，后伸 40°，内旋 45°～70°，外旋 45°～60°。

肩外展超过 90°时称为上举（160°～180°），须有肱骨和肩胛骨共同参与才能完成。如为肩周炎仅外展、外旋明显受限；关节炎则各个方向运动均受限。

4. 特殊检查

（1）Dugas 征：正常人将手搭在对侧肩上，肘部能贴近胸壁。肩关节前脱位时肘部内收受限，伤侧的手搭在对侧肩上，肘部则不能贴近胸壁，或肘部贴近胸部时，则手搭不到对侧肩，此为 Dugas 征阳性。

（2）痛弧：冈上肌腱有病损时，在肩外展 60°～120°有疼痛，因为在此范围内肌腱与肩峰下面摩擦、撞击，此范围以外则无疼痛。常用于肩周炎的检查判定。

（三）肘部检查

肘关节包括肱尺关节、肱桡关节、上尺桡关节 3 个关节。除具有屈伸活动功能外，还有前臂的旋转功能。

1. 视诊　正常肘关节完全伸直时，肱骨内、外上髁和尺骨鹰嘴在一直线上；肘关节完全屈曲时，这 3 个骨突构成一等腰三角形（称肘后三角）。肘关节脱位时，三点关系发生改变；肱骨髁上骨折时，此三点关系不变。前臂充分旋后时，上臂与前臂之间有 10°～15°外翻角，又称提携角。该角度减小时称为肘内翻，增大时称为肘外翻。肘关节伸直时，鹰嘴的桡侧有一小凹陷，为肱桡关节的部位。桡骨头骨折或肘关节肿胀时此凹陷消失，并有压痛。桡骨头脱位在此部位可见到异常骨突，旋转前臂时可触到突出的桡骨头转动。肘关节积液或积血时，患者屈肘从后面观察，可见鹰嘴之上肱三头肌腱的两侧胀满。肿胀严重者，如化脓性或结核性关节炎时，肘关节成梭形。

2. 触诊　肱骨干可在肱二头肌与肱三头肌之间触知。肱骨内、外上髁和尺骨鹰嘴位置表浅容易触知。肘部慢性劳损常见的部位在肱骨内、外上髁处。外上髁处为伸肌总腱的起点，肱骨外上髁炎时，局部明显压痛。

3. 动诊和量诊　肘关节屈伸运动通常以完全伸直为中立位 0°。活动范围：屈曲 135°~150°，伸 0°，可有 5°~10° 过伸。肘关节的屈伸活动幅度，取决于关节面的角度和周围软组织的制约。在肘关节完全伸直位时，因侧副韧带被拉紧，不可能有侧方运动，如果出现异常的侧方运动，则提示侧副韧带断裂或内、外上髁骨折。

4. 特殊检查　Mills 征：患者肘部伸直，腕部屈曲，将前臂旋前时，肱骨外上髁处疼痛为阳性，常见于肱骨外上髁炎，或称网球肘。

（四）腕部检查

腕关节是前臂与手之间的移行区，包括桡尺骨远端、腕骨掌骨基底、桡腕关节、腕中关节、腕掌关节及有关的软组织。前臂的肌腱及腱鞘均经过腕部。这些结构被坚实的深筋膜包被，与腕骨保持密切的联系，使腕部保持有力并容许广泛的运动以适应手的多种复杂功能。

1. 视诊　微屈腕时，腕前区有 2~3 条腕前皮肤横纹。用力屈腕时，由于肌腱收缩，掌侧有 3 条明显的纵行皮肤隆起，中央为掌长肌腱，桡侧为桡侧腕屈肌腱，尺侧为尺侧腕屈肌腱。桡侧腕屈肌腱的外侧是扪桡动脉的常用位置，皮下脂肪少的人可见桡动脉搏动。解剖学"鼻烟窝"是腕背侧的明显标志，它由拇长展肌和拇短伸肌腱、拇长伸肌腱围成，其底由舟骨、大多角骨、桡骨茎突和桡侧腕长、短伸肌组成。其深部是舟骨，舟骨骨折时该窝肿胀。腕关节结核和类风湿关节炎表现为全关节肿胀。腕背皮下半球形肿物多为腱鞘囊肿。月骨脱位后腕背或掌侧肿胀，握拳时可见第 3 掌骨头向近侧回缩（正常时较突出）。

2. 触诊　舟骨骨折时"鼻烟窝"有压痛。正常时桡骨茎突比尺骨茎突低 1cm，当桡骨远端骨折时这种关系有改变。腱鞘囊肿常发生于手腕背部，为圆形、质韧、囊性感明显的肿物。疑有舟骨或月骨病变时，让患者半握拳尺偏，叩击第 3 掌骨头时腕部近中线处疼痛。

3. 动诊和量诊　通常以第 3 掌骨与前臂纵轴成一直线为腕关节中立位 0°。正常活动范围：背屈 35°~60°，掌屈 50°~60°，桡偏 25°~30°，尺偏 30°~40°。腕关节的正常运动对手的活动有重要意义，因而其功能障碍有可能影响到手的功能，利用合掌法容易查出其轻微异常。

4. 特殊检查

（1）Finkelsein 试验：患者拇指握于掌心，使腕关节被动尺偏，桡骨茎突处疼痛为阳性。为桡骨茎突狭窄性腱鞘炎的典型体征。

（2）腕关节尺侧挤压试验：腕关节中立位，使之被动向尺侧偏并挤压，下尺桡关节疼痛为阳性。多见于腕三角软骨损伤或尺骨茎突骨折。

（五）手部检查

手是人类劳动的器官，它具有复杂而重要的功能，由 5 个掌骨和 14 个指骨组成。人类的拇指具有对掌功能是区别于其他哺乳动物的重要特征。

1. 视诊　常见的畸形有并指、多指、巨指（多由脂肪瘤、淋巴瘤、血管瘤引起）等。钮孔畸形见于手指近侧指间关节背面中央腱束断裂；鹅颈畸形系因手内在肌萎缩或作用过强所致；爪形手是前臂肌群缺血性挛缩的结果；梭形指多为结核、内生软骨瘤或指间关节损伤。类风湿关节炎呈双侧多发性掌指、指间和腕关节肿大，晚期掌指关节尺偏。

2. 触诊　指骨、掌骨均可触到。手部瘢痕检查需配合动诊，观察是否与肌腱、神经粘连。

3. 动诊和量诊　手指各关节完全伸直为中立位 0°。活动范围掌指关节屈 60°~90°，伸 0°，过伸 20°；近侧指间关节屈 90°，伸 0°，远侧指间关节屈 60°~90°，伸 0°。手的休息位：是手休息时所处的自然静止的姿势，即腕关节背屈 10°~15°，示指至小指呈半握拳状，拇指部分外展，拇指尖接近示指远侧指间关节。手的功能位：腕背屈 20°~35°，拇指外展、对掌，其他手指略分开，掌指关节及近侧指间关节半屈曲，而远侧指间关节微屈曲，相当于握小球的体位。该体位使手能根据不同需要迅速做出不同的动作，发挥其功能，外伤后的功能位固定即以此为标准。

手指常发生屈肌腱鞘炎，屈伸患指可听到弹响，称为弹响指或扳机指。

（六）骨盆和髋部检查

髋关节是人体最大、最稳定的关节之一，属典型的球窝关节。它由股骨头、髋臼和股骨颈形成关节，下方与股骨相连。其结构与人体直立所需的负重与行走功能相适应。髋关节远较肩关节稳定，没有强大暴力一般脱位机会很少。负重和行走是髋关节的主要功能，其中负重功能更重要，保持一个稳定的髋关节是各种矫形手术的原则。由于人类直立行走，髋关节是下肢最易受累的关节。

1. 视诊　应首先注意髋部疾病所致的病理步态，常需行走、站立和卧位结合检查。特殊的步态，骨科医生应明了其机制，对诊断疾病十分重要。髋关节患慢性感染时，常呈屈曲内收畸形；髋关节后脱位时，常呈屈曲内收内旋畸形；股骨颈及转子间骨折时，伤肢呈外旋畸形。

2. 触诊　先天性髋关节脱位和股骨头缺血性坏死的患者，多有内收肌挛缩，可触及紧张的内收肌。骨折的患者有局部肿胀压痛；髋关节感染性疾病局部多有红肿、发热且有压痛。外伤性脱位的患者可有明显的局部不对称性突出。挤压分离试验对骨盆骨折的诊断具有重要意义。

3. 叩诊　髋部有骨折或炎症，握拳轻叩大粗隆或在下肢伸直位叩击足跟部时，可引起髋关节疼痛。

4. 动诊　髋关节中立位 0° 为髋膝伸直，髌骨向上。正常活动范围：屈 130°～140°，伸 0°，过伸可达 15°；内收 20°～30°，外展 30°～45°；内旋 40°～50°，外旋 30°～40°。除检查活动范围外，还应注意在双腿并拢时能否下蹲，有无弹响。臀肌挛缩症的患者，双膝并拢不能下蹲，活动髋关节时会出现弹响，常称为弹响髋（snapping hip）。

5. 量诊　发生股骨颈骨折、髋脱位、髋关节结核或化脓性关节炎股骨头破坏时，大转子向上移位。测定方法有：①Shoemaker 线，正常时，大转子尖与髂前上棘的连线延伸，在脐上与腹中线相交；大转子上移后，该延线与腹中线相交在脐下。②Nelaton 线：患者侧卧并半屈髋，在髂前上棘和坐骨结节之间画线。正常时此线通过大转子尖。③Bryant 三角，患者仰卧，从髂前上棘垂直向下和向大转于尖各画一线，再从大转子尖向近侧画一水平线，该三线构成一三角形。大转子上移时底边比健侧缩短。

6. 特殊检查

（1）滚动试验：患者仰卧位，检查者将一手掌放患者大腿上轻轻使其反复滚动，急性关节炎时可引起疼痛或滚动受限。

（2）"4" 字试验（Patrick sign）：患者仰卧位，健肢伸直，患侧髋与膝屈曲，大腿外展、外旋将小腿置于健侧大腿上，形成一个 "4" 字，一手固定骨盆，另一手下压患肢，出现疼痛为阳性。见于骶髂关节及髋关节内有病变或内收肌有痉挛的患者。

（3）Thomas 征：患者仰卧位，充分屈曲健侧髋膝，并使腰部贴于床面，若患肢自动抬高离开床面或迫使患肢与床面接触则腰部前凸时，称 Thomas 征阳性。见于髋部病变和腰肌挛缩。

（4）骨盆挤压分离试验：患者仰卧位，从双侧髂前上棘处对向挤压或向后外分离骨盆，引起骨盆疼痛为阳性。见于骨盆骨折。须注意检查时手法要轻柔以免加重骨折端出血。

（5）Trendelenburg 试验：患者背向检查者，健肢屈髋、屈膝上提，用患肢站立，如健侧骨盆及臀褶下降为阳性。多见于臀中、小肌麻痹，髋关节脱位及陈旧性股骨颈骨折等。

（6）Allis 征：患者仰卧位，屈髋、屈膝，两足平行放于床面，足跟对齐，观察双膝的高度，如一侧膝比另一侧高时，即为阳性。见于髋关节脱位、股骨或胫骨短缩。

（7）望远镜试验：患者仰卧位，下肢伸直，检查者一手握住患侧小腿，沿身体纵轴上下推拉，另一手触摸同侧大转子，如出现活塞样滑动感为阳性，多见于儿童先天性髋关节脱位。

（七）膝部检查

膝关节是人体最复杂的关节，解剖学上被列为屈成关节。主要功能为屈伸活动，膝部内外侧韧带、关节囊、半月板和周围的软组织保持其稳定。

1. 视诊　检查时患者首先呈立正姿势站立。正常时，两膝和两踝应能同时并拢互相接触，若两踝能并拢而两膝不能互相接触则为膝内翻（genu varum），又称"O 形腿"。若两膝并拢而两踝不能接触则为膝外翻（genu valgum），又称"X 形腿"。膝内、外翻是指远侧肢体的指向。在伸膝位，髌韧带两侧稍凹陷。有关节积液或滑膜增厚时，凹陷消失。比较两侧股四头肌有无萎缩，早期萎缩可见内侧头稍平坦，用软尺测量更为准确。

2. 触诊　触诊的顺序为先检查前侧，如股四头肌、髌骨、髌腱和胫骨结节之间的关系等，然后再俯卧位检查膝后侧，在屈曲位检查腘窝、外侧的股二头肌、内侧的半腱肌半膜肌有无压痛或挛缩。

髌骨前方出现囊性肿物，多为髌前滑囊炎。膝前外侧有囊性肿物，多为半月板囊肿；膝后部的肿物，多为腘窝囊肿。考虑膝关节积血或积液，可行浮髌试验。膝关节表面软组织较少，压痛点的位置往往就是病灶的位置，所以，检查压痛点对定位诊断有很大的帮助。髌骨下缘的平面正是关节间隙，关节间隙的压痛点可以考虑是半月板的损伤处或有骨赘之处。

内侧副韧带的压痛点往往不在关节间隙，而在股骨内髁结节处；外侧副韧带的压痛点在腓骨小头上方。髌骨上方的压痛点代表髌上囊的病灶。另外，膝关节的疼痛，要注意检查髋关节，因为髋关节疾病可刺激闭孔神经，引起膝关节牵涉痛。如果膝关节持续性疼痛、进行性加重，可考虑股骨下端和胫骨上端肿瘤的可能性。

3. 动诊和量诊　膝伸直为中立位 0°。正常活动范围：屈 120°～150°，伸 0°，过伸 5°～10°。膝关节伸直时产生疼痛的原因是由于肌肉和韧带紧张，导致关节面的压力加大所致。可考虑为关节面负重部位的病变。如果最大屈曲时有胀痛，可推测是由于股四头肌的紧张，髌上滑囊内的压力增高和肿胀的滑膜被挤压而引起，这是关节内有积液的表现。总之，一般情况下伸直痛是关节面的病变，屈曲痛是膝关节水肿或滑膜炎的表现。

当膝关节处于向外翻的压力下，并做膝关节屈曲动作时，若产生外侧疼痛，则说明股骨外髁和外侧半月板有病变。反之，内翻同时有屈曲疼痛者，病变在股骨内髁或内侧半月板。

4. 特殊检查

（1）侧方应力试验：患者仰卧位，将膝关节置于完全伸直位，分别做膝关节的被动外翻和内翻检查，与健侧对比。若超出正常外翻或内翻范围，则为阳性。说明有内侧或外侧副韧带损伤。

（2）抽屉试验：患者仰卧屈膝 90°，检查者轻坐在患侧足背上（固定），双手握住小腿上段，向后推，再向前拉。前交叉韧带断裂时，可向前拉 0.5cm 以上；后交叉韧带断裂者可向后推 0.5cm 以上。将膝置于屈曲 10°～15° 进行试验（Lachman 试验），则可增加本试验的阳性率，有利于判断前交叉韧带的前内束或后外束损伤。

（3）McMurray 试验：患者仰卧位，检查者一手按住患膝，另一手握住踝部，将膝完全屈曲，足踝抵住臀部，然后将小腿极度外展外旋，或内收内旋，在保持这种应力的情况下，逐渐伸直，在伸直过程中若能听到或感到响声，或出现疼痛为阳性。说明半月板有病变。

（4）浮髌试验：患者仰卧位，伸膝，放松股四头肌，检查者的一手放在髌骨近侧，将髌上囊的液体挤向关节腔，同时另一手示指、中指急速下压。若感到髌骨碰击股骨髁部时，为浮髌试验阳性。一般中等量积液时（50ml），浮髌试验才呈阳性。

（八）踝和足部检查

踝关节属于屈戌关节，其主要功能是负重，运动功能主要限于屈伸，可有部分内外翻运动。与其他负重关节相比，踝关节活动范围小，但更为稳定。其周围多为韧带附着，有数条较强壮肌腱。由于其承担较大负重功能，故扭伤发病率较高。足由骨和关节形成内纵弓、外纵弓及前部的横弓，是维持身体平衡的重要结构。足弓还具有吸收震荡，负重，完成行走、跑跳动作等功能。

1. 视诊　观察双足大小和外形是否正常一致。足先天性、后天性畸形很多，常见的有：马蹄内翻足、高弓足、平足、蹈外翻等。脚印对检查足弓、足的负重点及足的宽度均有重要意义。外伤时踝及足均有明显肿胀。

2. 触诊　主要注意疼痛的部位、性质，肿物的大小、质地。注意检查足背动脉，以了解足和下肢的血循环状态。一般可在足背第 1、2 跖骨之间触及其搏动。足背的软组织较薄，根据压痛点的位置，可估计疼痛位于某一骨骼、关节、肌腱和韧带。然后再根据主动和被动运动所引起的疼痛，就可以推测病变的部位。例如：跟痛症多在足跟跟骨前下方偏内侧，相当于跖腱膜附着于跟骨结节部。踝内翻时踝疼痛，而外翻时没有疼痛，压痛点在外踝，则推断病变在外踝的韧带上。

3. 动诊和量诊　踝关节中立位为小腿与足外缘垂直，正常活动范围：背屈 $20°\sim30°$，跖屈 $40°\sim50°$。足内、外翻活动主要在胫距关节；内收、外展在距跟和距间关节，范围很小。跖趾关节的中立位为足与地面平行。正常活动范围：背屈 $30°\sim40°$，跖屈 $30°\sim40°$。

（九）上肢神经检查

上肢的神经支配主要来自臂丛神经，它由 $C_5\sim T_1$ 神经根组成。主要有桡神经、正中神经、尺神经和腋神经。通过对神经支配区感觉运动的检查可明确病变部位。

1. 桡神经　发自臂丛后束，为臂丛神经最大的一支，在肘关节水平分为深、浅二支。根据损伤水平及深、浅支受累不同，其表现亦不同，是上肢手术中最易损伤的神经之一。在肘关节以上损伤，出现垂腕畸形（drop - wrist deformity），手背"虎口"区皮肤麻木，掌指关节不能伸直。在肘关节以下，桡神经深支损伤时，因桡侧腕长伸肌功能存在，所以无垂腕畸形。单纯浅支损伤可发生于前臂下 1/3，仅有拇指背侧及手桡侧感觉障碍。

2. 正中神经　由臂丛内侧束和外侧束组成。损伤多发生于肘部和腕部，在腕关节水平损伤时，大鱼际瘫痪，桡侧三个半手指掌侧皮肤感觉消失，不能用拇指和示指捡起一根细针；损伤水平高于肘关节时，还表现为前臂旋前和拇示指的指间关节不能屈曲。陈旧损伤还有大鱼际萎缩，拇指伸直与其他手指在同一水平面上，且不能对掌，称为"平手"或"猿手"畸形。

3. 尺神经　发自臂丛内侧束，在肘关节以下发出分支支配尺侧腕屈肌和指深屈肌尺侧半；在腕以下分支支配骨间肌、小鱼际、拇收肌、第 3、4 蚓状肌。尺神经在腕部损伤后，上述肌麻痹。查 Froment 征可知有无拇收肌瘫痪。肘部尺神经损伤，尺侧腕屈肌瘫痪（患者抗阻力屈腕时，在腕部掌尺侧摸不到）。陈旧损伤出现典型的"爪形手"（clawfingers）：小鱼际和骨间肌萎缩（其中第 1 骨间背侧肌萎缩出现最早且最明显），小指和环指指间关节屈曲，掌指关节过伸。

4. 腋神经　发自臂丛后束，肌支支配三角肌和小圆肌，皮支分布于肩部和上臂后部的皮肤。肱骨外科颈骨折、肩关节脱位或使用腋杖不当时，都可损伤腋神经，导致三角肌瘫痪、臂不能外展、肩部感觉丧失。如三角肌萎缩，则可出现方肩畸形。

5. 腱反射　肱二头肌腱反射（$C_{5,6}$）：患者屈肘 $90°$，检查者手握其肘部，拇指置于肱二头肌腱上，用叩诊锤轻叩该指，可感到该肌收缩和肘关节屈曲。肱三头肌反射（$C_{6\sim7}$）：患者屈肘 $60°$，用叩诊锤轻叩肱三头肌腱，可见到肱三头肌收缩及伸肘。

（十）下肢神经检查

1. 坐骨神经　损伤后，下肢后侧、小腿前外侧、足底和足背外侧皮肤感觉障碍，不能屈伸足踝各关节。损伤平面高者尚不能主动屈膝。

2. 胫神经　损伤后，出现仰趾畸形，不能主动跖屈踝关节，足底皮肤感觉障碍。

3. 腓总神经　损伤后，足下垂内翻，不能主动背屈和外翻，小腿外侧及足背皮肤感觉障碍。

4. 腱反射

（1）膝（腱）反射（$L_{2\sim4}$）：患者仰卧位，下肢肌肉放松。检查者一手托腘窝部使膝半屈，另一手以叩诊锤轻叩髌腱，可见股四头肌收缩并有小腿上弹。

（2）踝反射或跟腱反射（$S_{1\sim2}$）：患者仰卧位，肌肉放松，两髋膝屈曲，两大腿外展。检查者一手掌抵足底使足轻度背屈，另一手以叩诊锤轻叩跟腱，可见小腿屈肌收缩及足跖屈。

（十一）脊髓损伤检查

脊柱骨折、脱位及脊髓损伤的发病率在逐年升高，神经系统检查对脊髓损伤的部位、程度的初步判断及进一步检查和治疗具有重要意义。其检查包括感觉、运动、反射、交感神经和括约肌功能等。

1. 视诊　检查时应尽量不搬动患者，去除衣服，注意观察：①呼吸，若胸腹式主动呼吸均消失，仅有腹部反常活动者为颈髓损伤。仅有胸部呼吸而无主动腹式呼吸者，为胸髓中段以下的损伤。②伤肢姿势，上肢完全瘫痪显示上颈髓损伤；屈肘位瘫为第7颈髓损伤。③阴茎可勃起者，反映脊髓休克已解除，尚保持骶神经功能。

2. 触诊和动诊　一般检查躯干、肢体的痛觉、触觉，根据脊髓节段分布判断感觉障碍平面所反映的损伤部位，做好记录；可反复检查几次，前后对比，以增强准确性并为观察疗效作依据。麻痹平面的上升或下降表示病情的加重或好转。不能忽视会阴部及肛周感觉检查。检查膀胱有无尿潴留。肛门指诊以检查肛门括约肌功能。触诊脊柱棘突及棘突旁有无压痛及后凸畸形，判断是否与脊髓损伤平面相符。

详细检查肌力、腱反射和其他反射。①腹壁反射：用钝针在上、中、下腹皮肤上轻划。正常者可见同侧腹肌收缩，上、中、下各段分别相当于胸髓$_{7\sim8}$、$_{9\sim10}$、$_{11\sim12}$。②提睾反射：用钝针划大腿内侧上1/3皮肤，正常时同侧睾丸上提。③肛门反射：针刺肛门周围皮肤，肛门皮肤出现皱缩或肛诊时感到肛门括约肌收缩。④球海绵体反射：用拇、示指两指挤压龟头或阴蒂，或牵拉插在膀胱内的蕈状导尿管，球海绵体和肛门外括约肌收缩。肛门反射、肛周感觉、球海绵体反射和屈趾肌自主运动的消失，合称为脊髓损伤四征。

（柏明晓）

第二节　骨科相关实验室检查

与其他疾病一样，除了临床检查和影像学检查外，实验室检查也是骨科疾病诊疗过程中必不可少的工具。以下所讨论的是骨科有关实验室检查的参考值及其意义。

一、红细胞沉降率（ESR）

1. 参考值　男性0~15mm/h，女性0~20mm/h（魏氏法）。

2. 意义　增快：①风湿性疾病活动期；②活动性肺结核；③恶性肿瘤；④结缔组织病；⑤高球蛋白症，如多发性骨髓瘤；⑥妇女绝经期、妊娠期等。

二、出凝血功能检查

1. 血浆凝血酶原时间（PT）和国际标准化比值（INR）　参考值：PT 11~13s，INR 0.82~1.15。

PT比参考值延长3s以上有意义。凝血酶原时间延长见于：①先天性凝血因子缺乏，如凝血酶原（因子Ⅱ）、因子Ⅴ、因子Ⅶ、因子Ⅹ及纤维蛋白原缺乏；②获得性凝血因子缺乏：如继发性/原发性纤维蛋白溶解功能亢进、严重肝病等；③抗凝治疗；④维生素K缺乏。

PT缩短或INR减小见于：先天性凝血因子Ⅴ增多症、妇女口服避孕药、血栓栓塞性疾病及高凝状态等。

2. 部分活化的凝血活酶时间（APTT）和比值（APTT-R）　参考值：32~43s，APTT-R 0.8~1.2。

APTT延长10s以上有意义，见于凝血因子Ⅷ、Ⅸ和Ⅺ显著减少，血友病甲、乙、丙；凝血因子Ⅱ、Ⅴ、Ⅹ和纤维蛋白原显著减少，如先天性凝血酶原缺乏症、重症肝病等；纤溶系统活性亢进，如DIC、抗凝治疗、SLE。

APTT缩短见于血栓前状态和血栓性疾病。

3. 血浆纤维蛋白原（fibrinogen，FIB）　参考值：2.0~4.0g/L。

升高见于肺炎、胆囊炎、肾炎、风湿性关节炎、脑血栓、心肌梗死、糖尿病、恶性肿瘤等。

降低见于严重肝病、大量出血、DIC等。

三、血液生化

1. 血清钾（K）参考值　3.5~5.5mmol/L。

2. 血清钠（Na）参考值　135~145mmol/L。

3. 血清氯化物（Cl） 参考值 95～110mmol/L。

4. 血清钙（Ca） 参考值 成人2.12～2.69mmol/L，儿童2.25～2.69mmol/L。意义：①增高，甲状旁腺功能亢进、骨肿瘤、维生素D摄入过多，肾上腺皮质功能减退、结节病；②降低，甲状旁腺功能降低、维生素D缺乏、骨质软化症、佝偻病、引起血清蛋白减少的疾病（如恶性肿瘤）。

5. 血清离子钙参考值 1.10～1.34mmol/L。

意义：增高见于甲状旁腺功能亢进、代谢性酸中毒、肿瘤、维生素D摄入过多；降低见于甲状旁腺功能降低、维生素D缺乏、慢性肾衰竭。

6. 血清无机磷（P） 参考值 成人0.80～1.60mmol/L，儿童1.50～2.08mmol/L。

意义：①增高，甲状旁腺功能降低、急慢性肾功能不全、多发性骨髓瘤、维生素D摄入过多、骨折愈合期；②降低，甲状旁腺功能亢进、骨质软化症、佝偻病、长期腹泻及吸收不良。

7. 血清硒（Se） 参考值 1.02～2.29μmol/L。

降低：克山病、大骨节病、肝硬化、糖尿病等。

8. 尿酸（UA） 参考值 男性149～416μmol/L，女性89～357μmol/L。

增高：痛风、肾脏疾病、慢性白血病、红细胞增多症、多发骨髓瘤。

9. 血清碱性磷酸酶（ALP） 参考值 40～160U/L。

增高：①肝内外阻塞性黄疸明显增高；②肝脏疾病；③佝偻病、骨质软化症、成骨肉瘤、肿瘤的骨转移等；④甲状旁腺功能亢进、妊娠后期；⑤骨折恢复期；⑥生长发育期的儿童。

10. C反应蛋白（CRP） 参考值 420～5 200μg/L。

阳性：急性化脓性感染、菌血症、组织坏死、恶性肿瘤、类风湿关节炎、结缔组织病、创伤及手术后。

11. 血清蛋白电泳 参考值：白蛋白：60%～70%；α_1球蛋白：1.7%～5.0%；a_2球蛋白：6.7%～12.5%；β球蛋白：8.3%～16.3%；γ球蛋白：10.7%～20.0%。

α_1球蛋白升高：肝癌、肝硬化、肾病综合征、营养不良。

α_2球蛋白升高：肾病综合征、胆汁性肝硬化、肝脓肿、营养不良。

β球蛋白升高：高脂血症、阻塞性黄疸、胆汁性肝硬化。

γ球蛋白升高：慢性感染、肝硬化、多发性骨髓瘤、肿瘤。

γ球蛋白降低：肾病综合征、慢性肝炎。

四、血清免疫学检查

1. 单克隆丙种球蛋白（M蛋白） 参考值：阴性。

阳性见于多发性骨髓瘤、巨球蛋白血症、恶性淋巴瘤、冷球蛋白血症等。

2. 抗链球菌溶血素"O"（ASO） 参考值：250kU/L。

增高：风湿性关节炎、风湿性心肌炎、扁桃体炎、猩红热等。

3. 类风湿因子（RF） 参考值：阴性。

RF有IgA、IgG、IgM、IgD和IgE五类。

IgM类RF与类风湿关节炎（RA）活动性无关。

IgG类RF与RA患者的滑膜炎、血管炎、关节外症状密切相关。

IgA类RF见于RA、硬皮病、Felty综合征、系统性红斑狼疮，是RA的活动性指标。

4. 人类白细胞抗原B_{27}（HLA-B_{27}） 参考值：阴性。

意义：大约90%的强直性脊柱炎患者HLA-B_{27}阳性，故HLA-B_{27}阳性对强直性脊柱炎的诊断有参考价值，尤其对临床高度疑似病例。但仍有10%强直性脊柱炎患者HLA-B_{27}阴性，因此HLA-B_{27}阴性也不能除外强直性脊柱炎。

五、脑脊液检查

（一）常规检查

1. 压力　成人在侧卧位时脑脊液正常压力为 $0.785 \sim 1.766kPa$（$80 \sim 180mmH_2O$），椎管阻塞时脑脊液压力增高。

2. 外观　为无色透明水样液体。蛋白含量高时则呈黄色。如为血色者，应考虑蛛网膜下隙出血或穿刺损伤。

3. 潘氏（Pandy's）试验　又名石炭酸试验，为脑脊液中蛋白含量的定性试验，极为灵敏。根据白色混浊或沉淀物的多少用"＋"号的多少表示，正常为阴性，用"－"号；如遇有椎管梗阻则由于蛋白含量增高而出现阳性反应，最高为"＋＋＋＋"，表示强度白色浑浊和沉淀。

4. 正常脑脊液　白细胞数为（$0 \sim 5$）$\times 10^5/L$（$0 \sim 5$ 个/mm），多为单个核的白细胞（小淋巴细胞和单核细胞）。$6 \sim 10$ 个为界限状态，10 个以上即为异常。白细胞的增大见于脑脊髓膜或其实质的炎症。

（二）生物化学检查

1. 蛋白质定量　正常脑脊液中含有相当于 0.5% 的血浆蛋白，即 45g/L。蛋白质增高多见于中枢神经系统感染、脑肿瘤、脑出血、脊髓压迫症、吉兰 - 巴雷综合征等。

2. 糖　正常脑脊液含有相当于 $60\% \sim 70\%$ 的血糖，即 $2.5 \sim 4.2mmol/L$（$45 \sim 75mg/dl$）。各种椎管炎症时减少，糖量增高见于糖尿病。

3. 氯化物　正常脑脊液含有的氯化物为 $120 \sim 130mmol/L$，较血氯为高，细菌性和真菌性脑膜炎时含量减少，结核性脑膜炎时尤其明显。

（三）特殊检查

1. 细菌学检查　为查明致病菌的种类及其抗药性与药敏试验，必要时行涂片、细菌培养或动物接种。

2. 脑脊液蛋白电泳　主要判定 γ 蛋白是否增高，有助于对恶性肿瘤的诊断。

3. 酶　观察其活性以判定脑组织受损程度及提高与预后之关系。

4. 免疫学方法测定　主要用于神经内科疾患的诊断和鉴别诊断。

六、尿液检查

1. 尿蛋白　参考值：$0 \sim 0.15g/24h$。

中度尿蛋白（$0.5 \sim 4.0g/24h$）见于多发性骨髓瘤、肾炎。

2. 尿钙　参考值：$2.5 \sim 7.5mmol/24h$。

增高：甲状旁腺功能亢进、维生素 D 中毒、多发性骨髓瘤等。

降低：甲状旁腺功能降低、恶性肿瘤骨转移、维生素 D 缺乏、肾病综合征等。

3. 尿磷　参考值：$9.7 \sim 42mmol/l$。

增高：肾小管佝偻病、甲状旁腺功能降低、代谢性酸中毒等；降低：急慢性肾功能不全、维生素 D 中毒等。

七、肺功能检查与血气分析

（一）肺功能的测定及分级

肺功能测定包括肺容量及通气功能的测定项目，包括有肺活量、功能残气量、肺总量、每分通气量、最大通气量、第一秒用力呼出量、用力呼气肺活量及用力呼气中期流速等。还需根据肺活量，最大通气量的预计值公式，按年龄、性别、身高、体重等，算出相应的值，然后以实测值与预计值相比，算出所占百分比，根据比值，来评定肺功能的损害程度并分级。肺功能评定参考标准见表 1 - 2。

表1-2 肺功能评定参考标准

肺功能评定	最大通气量	残气/肺总量	第1秒最大呼气流量
正常	>75%	<35%	>70%
轻度损害	60~74	36~50	55~69
中度损害	45~69	51~65	40~54
重度损害	30~44	66~80	25~39
极重度损害	<29	>81	<24

注：总评定重度：3项中，至少有2项达重度以上损害。中度：①3项中，至少有2项为中度损害；②3项中，轻、中、重度损害各1项。轻度：不足中度者。

（二）血气分析参考值

血液 pH 7.40（7.35~7.45）；PCO_2 40mmHg（35~45）；PO_2 90mmHg（80~110）；SaO_2 96%±1%。

八、关节液检查

关节液检查是关节炎鉴别诊断中最重要的方法之一。所有滑膜关节内部都有滑液（关节液），是由滑膜毛细血管内的血浆滤过液加上滑膜衬里细胞产生分泌的透明质酸而形成。正常关节腔内滑液量较少，其功能是帮助关节润滑和营养关节软骨。正常滑液清亮、透明、无色、黏稠度高。正常滑液细胞数低于 $200×10^6$/L（$200/mm^3$），且以单核细胞为主。滑液检查有助于鉴别诊断，尤其是对感染性或晶体性关节炎，滑液检查有助于确定诊断。

由于滑膜的炎症或其他的病理变化可以改变滑液的成分、细胞内容和滑液的物理生化特点，因此不同疾病的滑液表现各不相同，为此滑液检查应包括：①滑液物理性质的分析如颜色、清亮度、黏性、自发黏集试验及黏蛋白凝集试验等；②滑液的细胞计数及分类；③滑液内晶体的检查；④滑液病原体的培养、分离；⑤生化项目的测定：葡萄糖、免疫球蛋白、总蛋白定量等；⑥特殊检查：滑液类风湿因子、抗核抗体、补体等。

临床上常将滑液分为四类：Ⅰ类非炎症性；Ⅱ类炎症性；Ⅲ类感染性；Ⅳ类出血性，各类滑液的物理生化性质特点见表1-3。

表1-3 滑液的分类及特点

	正常	Ⅰ类非炎症性	Ⅱ类炎症性	Ⅲ类化脓性
肉眼观察	清亮透明	透明黄色	透明或浑浊黄色	浑浊黄-白色
黏性	很高	高	低	很低，凝固酶阳性
白细胞数（/L）	<$0.15×10^9$	<$3×10^9$	<（3~5）×10^9	（50~300）×10^9
中性粒细胞	<25%	<25%	>50%	>75%
黏蛋白凝集试验	很好	很好~好	好~较差	很差
葡萄糖浓度	接近血糖水平	接近血糖水	低于血糖水平差别>1.4mmol/L	低于血糖水平差别>2.8mmol/L
细菌涂片	-	-	-	有时可找到
细菌培养	-	-	-	可为+

Ⅰ类非炎症性滑液常见于骨关节炎和创伤性关节炎；Ⅱ类炎症性滑液最常见于以下三组疾病：①类风湿关节炎或其他结缔组织病；②血清阴性脊柱关节病，如强直性脊柱炎、赖特综合征；③晶体性关节炎，如痛风、假痛风；Ⅲ类化脓性滑液最常见的疾病为细菌感染性关节炎及结核性关节炎；Ⅳ类滑液为出血性，可由全身疾病或局部原因所致。最常见的原因是血友病、出凝血机制障碍或抗凝过度、创伤、绒毛结节性滑膜炎和神经病性关节病等。

（柏明晓）

第三节　骨科相关影像学检查

一、骨科 X 线检查

骨组织是人体的硬组织，含钙量多，密度高，X 线不易穿透，与周围软组织形成良好的对比条件，使 X 线检查时能显示清晰的影像。不仅可以了解骨与关节疾病的部位、范围、性质、程度和周围软组织的关系，为治疗提供可靠的参考，还可在治疗过程中指导骨折脱位的手法整复、牵引、固定和观察治疗效果、病变的发展以及预后的判断等。此外，还可利用 X 线检查观察骨骼生长发育的情况，观察有无先天性畸形，以及观察某些营养和代谢性疾病对骨骼的影响。但 X 线检查只能从影像的变化来判断，而不完全是伤病的实质变化情况，有不少病变的 X 线征象往往比临床症状出现得迟，如急性化脓性骨髓炎，早期破坏的是骨内软组织而不是骨小梁结构，所以早期 X 线检查可无明确的骨质变化；另外，当 X 线投照未对准病变部位或 X 线投照的影像质量不好，会影响对病变的判断。因此，对 X 线检查不可单纯依赖，它仅是辅助诊断手段之一而已。

（一）X 线检查的位置选择

拍摄 X 线片位置的正确，能够及时获得正确的诊断，避免误诊和漏诊，临床医生在填写申请 X 线检查单时，应包括检查部位和 X 线投照体位。

1. X 线检查常规位置　正、侧位：正位又分为前后正位和后前正位，X 线球管在患者前方、照相底片在体后是前后位；反之则为后前位。常规是采用前后位，特殊申请方用后前位。侧位是 X 线球管置侧方，X 线底片置另一侧，投照后获得侧位照片，与正位结合后即可获得被检查部位的完整的影像。

2. X 线检查特殊位置

（1）斜位：因侧位片上重叠阴影太多，某些部位需要申请斜位片，如为显示椎间孔或椎板病变，需要拍摄脊柱的斜位片。骶髂关节解剖上是偏斜的，也只有在斜位片上才能看清骶髂关节间隙。除常规斜位外，有些骨质需要特殊的斜位投照，如肩胛骨关节盂、腕舟状骨、腕大多角骨、胫腓骨上关节等。

（2）轴位：常规正侧位 X 线片上，不能观察到该部位的全貌，可加照轴位片，如髌骨、跟骨、肩胛骨喙突、尺骨鹰嘴等部位常需要轴位片来协助诊断。

（3）双侧对比 X 线片：为诊断骨损害的程度和性质，有时需要健侧对比，如儿童股骨头骨骺疾患，一定要对比才能看得出来。肩锁关节半脱位、踝关节韧带松弛，有时需要对比才能作出诊断。

（4）开口位：颈$_{1\sim2}$被门齿和下颌重叠，无法看清，开口位 X 线片可以看到寰枢椎脱位、齿状突骨折、齿状突发育畸形等病变。

（5）脊柱动力位 X 线片检查：对于颈椎或腰椎的疾患，可令患者过度伸展和屈曲颈椎或腰椎，拍摄 X 线侧位片，了解有无脊柱不稳定，对诊断和治疗有很大帮助。

（6）负重位 X 线片：常用于膝关节，可精确地显示骨关节炎患者的软骨破坏和力线异常。

（二）阅读 X 线片

1. X 线片的质量评价　读 X 线片一开始，先要评价此 X 线片的质量如何，质量不好的 X 线片常常会使有病变照示不出来，或无病变区看似有病变，会引起误差。好的 X 线片，黑白对比清晰，骨小梁、软组织的纹理清楚。

2. 骨结构

（1）骨膜在 X 线下不显影，只有骨过度生长时出现骨膜阴影，恶性肿瘤可先有骨膜阴影，青枝骨折或疲劳骨折也会出现阴影。若在骨皮质外有骨膜阴影，应考虑上述病变。

（2）骨皮质是致密骨呈透亮白色，骨干中部厚两端较薄，表面光滑，但肌肉韧带附着处可有局限性隆起或凹陷，是解剖上的骨沟或骨嵴，不要误认为是骨膜反应。

（3）骨松质：长管状骨的内层或两端、扁平骨如髂骨、椎体、跟骨均系骨松质。良好 X 线片上可以看到按力线排列的骨小梁；若排列紊乱可能有炎症或新生物。若骨小梁透明皮质变薄，可能是骨质疏松。有时在骨松质内看到有局限的疏松区或致密区，可能是无临床意义的软骨岛或骨岛，但要注意随访，以免遗漏了新生物。还有，在干骺端看到有一条或数条横行的白色骨致密阴影，这是发育期发生疾病或营养不良等原因产生的发育障碍线，也无临床意义。

（4）关节及关节周围软组织：关节面透明软骨不显影，故 X 线片上可以看到关节间隙，此有一定厚度，过宽可能有积液，关节间隙变窄，表示关节软骨有退变或破坏。

骨关节周围软组织如肌腱、肌肉、脂肪虽显影不明显，但它们的密度不一样，若 X 线片质量好，可以看到关节周围脂肪阴影，并可判断关节囊是否肿胀，淋巴结是否肿大，对诊断关节内疾患有帮助。

（5）儿童骨骺 X 线片：在长管状骨两端为骨骺，幼儿未骨化时为软骨，X 线不显影；出现骨化后，骨化核逐渐长大，此时 X 线片上只看到关节间隙较大，在骨化核和干骺端也有透明的骺板，但幼儿发生软骨病或维生素 A 中毒时，骺板会出现增宽或杯状等形态异常。

（三）X 线片临床应用

1. 创伤　X 线片是创伤骨科的主要影像学检查方法。通过 X 线片，可快速得出骨折和脱位的精确诊断，同时可根据骨折的部位、程度、类型或力线了解骨折的特征。临床上，系列的 X 线片可用来了解骨折的愈合情况和并发症。有选择地应用非标准位置 X 线片、体层摄影和 CT 扫描有助于解剖结构复杂部位骨折的评估。MRI 和核素扫描则有助于了解不明显的应力性骨折和急性无移位骨折。

2. 感染　急性骨髓炎的表现包括骨破坏、骨膜反应、软组织肿胀。软组织肿胀可能是疾病早期的唯一表现，X 线片上的骨溶解表现通常在起病后 7～10d 才出现。亚急性和慢性骨髓炎的 X 线表现为骨的修复反应。受累骨可增粗、硬化并伴有皮质增厚，并可有死骨形成。关节感染患者，早期 X 线片仅表现为非特异的关节渗出。关节穿刺对关节感染的早期诊断非常重要。因关节软骨的丢失和软骨下骨的破坏，晚期 X 线表现为关节间隙狭窄。脊柱感染常起源于椎体终板，椎间盘和终板的破坏是脊柱感染的特征，X 线片上可见椎间隙狭窄、终板破坏和椎旁脓肿。

3. 肿瘤　普通 X 线片是诊断骨肿瘤最有价值的方法。良性病变的典型表现是骨破坏伴有窄的移行带、骨膜反应均匀。侵袭性或恶性病变的特征是边界不清伴有较宽的移行带、虫蚀样或浸润性骨破坏，骨膜反应不连续和软组织包块。一些肿瘤在受累骨内具有特征性，如长骨内边界清晰的偏心性由骺端侵犯到软骨下的病变是骨巨细胞瘤的特征。X 线片上看到的肿瘤基质对确定肿瘤性质有一定帮助。如弧形和漩涡形钙化是软骨肿瘤（如内生软骨瘤或软骨肉瘤）的特征性表现，而云雾状钙化则是产生骨样组织的肿瘤（如骨肉瘤）的表现。

4. 代谢性和内分泌性骨病　正常情况下骨形成和破坏处于平衡状态。发生各种内分泌和代谢性骨病时，平衡被打破，造成骨形成增加、骨吸收增加或骨矿化不全等表现，在 X 线片上表现为骨密度的减低或增加。骨软化患者可见透亮区或假性骨折。典型的不全骨折发生于耻骨支、股骨近端和尺骨近端，多为双侧对称。甲状旁腺功能亢进症的特征性表现为骨膜下、皮质内、内骨膜及韧带下骨吸收。

5. 先天性和发育性畸形　X 线片对诊断先天性和发育性畸形非常重要。骨骼畸形包括形成不良，以及骨骼生长、发育、成熟和塑形的异常。通过 X 线片可诊断骨形成异常如骶骨发育不良、先天性假关节、腕骨间融合等。X 线片可用于各种发育不良性疾病的诊断和观察（如胫内翻、髋关节发育不良等）。

6. 关节炎　包括各种因退行性病变、炎症和代谢因素而累及关节的疾病。X 线片是诊断关节炎前最有用的影像学手段，大多数采用常规投照方法，负重位片可精确地了解负重关节（如膝关节）的软骨损害程度。X 线片可显示受累关节的形态学畸形以及受累的骨骼范围。骨关节的 X 线特征是关节间隙狭窄、骨赘形成、软骨下囊性变及硬化。类风湿关节炎以关节边缘侵蚀、关节间隙均匀性狭窄、滑膜囊肿形成和半脱位为特征，双侧关节对称受累。痛风是一种结晶体关节病，X 线的特征表现为边缘侵蚀而出现悬垂样变化、软组织肿块（痛风石）及关节的不对称受累。

（四）其他 X 线检查技术

1. 体层摄影检查　是利用 X 线焦距的不同，使病变分层显示影像减少组织重叠，可以观察到病变中心的情况，如肿瘤、椎体爆裂骨折有时采用。目前，常规体层摄影已基本由 CT 替代。临床上最常用的情况是用于检查骨科内固定患者的骨愈合情况，CT 扫描时会因为金属产生伪影，而常规体层摄影不会出现伪影。

2. 关节造影　是为了进一步观察关节囊、关节软骨和关节内软组织的损伤情况和病理变化，将造影对比剂注入关节腔并摄片的一种检查，常用于肩关节、腕关节、髋关节和膝关节等。由于应用造影剂的不同，显影征象也不一样。应用气体造影称之为阴性对比造影法，碘剂造影称之为阳性对比造影法，如果两者同时兼用则为双重对比关节造影，多用于膝关节。随着 MRI 的出现，关节造影检查的数量已明显减少。关节造影只是有选择地应用，常与 MRI 或 CT 扫描同时应用。

肩、腕关节是最常使用关节造影的部位。肩关节造影常用于了解有无肩袖撕裂。盂肱关节内注入造影剂后，出现肩峰下 - 三角肌下滑囊的渗漏表明有肩袖的全层撕裂，而渗漏仅见于肌腱部位则提示部分撕裂。关节造影时关节容量明显减少则支持粘连性关节囊炎的诊断。腕关节造影用于了解三角软骨和骨间韧带的撕裂。造影剂从一个关节间隔向另一个关节间隔流动表示有穿孔或撕裂。

3. 脊髓造影　是指将符合要求的阳性或阴性对比剂注入蛛网膜下隙，通过 X 线、CT 或其他影像检查显示脊髓本身及其周围组织的状态及有无异常的临床技术。

随着 CT 和 MRI 的出现，近年来单纯脊髓造影的使用已逐渐减少。现在脊髓造影多与 CT 一起应用。CT 的轴位影像可更全面地显示中央椎管、椎间孔、椎间盘、关节面和骨的形态。CT 脊髓造影有时用于怀疑椎管狭窄患者的诊断，可进一步了解骨和增生性改变的作用。通过脊髓造影显示狭窄节段的梗阻情况对了解脊髓压迫的严重性有一定帮助。对脊柱手术后因存在金属伪影或不能行 MRI 检查时，可采用脊髓造影。在脊柱畸形的患者中（如严重脊柱侧凸），有时很难获得椎管很好的断面，因而难以评估椎管内情况，此时脊髓造影检查就非常有用。例如严重的脊柱侧后凸畸形伴有脊髓压迫和成人严重的退行性侧弯，通过脊髓造影和 CT 扫描可以清楚地显示脊髓和神经根的压迫情况。

4. 椎间盘造影　是指在透视引导下通过套管针技术将造影剂注入髓核内。穿刺注射期间密切监测患者的症状。如果患者出现类似于平时的症状，则考虑椎间盘的病理变化与患者的症状相关。椎间盘造影是一种有目的的激发检查技术，主要用于伴或不伴有根性症状的慢性椎间盘源性疼痛的评估。

对保守治疗无效及既往诊断检查正常、模糊或与症状不一致的患者，可考虑椎间盘造影检查。椎间盘造影一般仅用于拟行手术的患者，检查有助于决定是否需要手术，并决定手术的范围。对多节段椎间盘病变患者，椎间盘造影对明确致病节段比较有价值。

二、CT 检查

CT（computerized tomography）是由 Hounsfield 研制设计，20 世纪 60 年代才发展起来的诊断工具。高分辨力 CT 机能够从躯干横断面图像观察脊柱、骨盆及四肢关节较复杂的解剖部位和病变，还有一定的分辨软组织的能力，且不受骨骼重叠及内脏器官遮盖的影响，对骨科疾病诊断、定位、区分性质范围等提供了非侵入性辅助检查手段。

随着临床经验的积累，检查方法的不断完善，CT 对骨科疾病诊断的准确性获得了不断的提高。特别是近 10 年来，随着螺旋 CT、超高速 CT、多排及 16 排探测器 CT 机等新一代 CT 机的引入和广泛使用，CT 三维重建技术得到了长足的进步。通过多平面重建（multiplatar reconstruction，MPR）、曲面重建（curved planar reconstruction，CPR）、表面遮蔽显示（surface shade display，SSD）等图像处理技术，可更清晰显示解剖结构复杂部位的病变情况，大大提高了 CT 扫描的诊断水平。

（一）CT 扫描在脊柱疾病的应用

对 CT 图像进行分析时应熟悉脊柱的大体解剖和断面解剖，识别不同平面在 CT 图像上的切面，常用的有经椎弓根椎体平面、经椎间孔平面、经椎间盘及经上关节突基底平面，通过断面来了解每一个节段平面本身的结构特点及其与周围器官的关系。同时它也和其他检查一样，CT 检查可以造成假象和误诊，临床上要加以注意。另外，窗口技术是 CT 显示中非常重要的功能，一张完善的脊柱 CT 片必须同时具有脊髓窗和骨窗两种不同窗技术的图像。

1. 颈椎、胸椎后纵韧带骨化　CT扫描能测出骨化灶的横径、矢状径和脊髓受压程度。

2. 腰椎管狭窄症　CT扫描可区分中央型或侧隐窝狭窄，可看到硬膜囊及神经根受压的程度。

3. 腰椎间盘突出症　CT扫描能清楚显示突出物压迫硬膜囊及神经根，并可了解是否伴有椎管狭窄。对神经孔外及侧方型椎间盘突出，CT有独到之处。

4. 先天性脊柱畸形　CT扫描对于复杂的先天性脊柱畸形非常有用，脊髓造影后CT扫描可以清楚地显示脊髓及神经根有无压迫改变，是否合并有脊髓的异常如脊髓纵裂。复杂的先天性侧凸由于椎体旋转明显，且可能有相互的重叠，X线片上的椎体畸形常常显示不清。脊柱的CT三维重建可以清楚地显示椎体的先天畸形，如半椎体、分节不良、脊柱裂和肋骨的畸形如并肋、肋骨缺如等，有助于正确地诊断和制订治疗计划。

（二）CT扫描在关节疾病的应用

1. 髋关节　主要用于诊断先天性髋脱位，股骨头缺血性坏死、全髋关节置换术后出现的并发症，髋关节骨关节病及游离体，髋关节结核骨破坏与死骨情况。

2. 膝关节　膝关节屈曲30°、60°位髌骨横断扫描，诊断髌骨半脱位、髌骨软骨软化症。

3. 肩关节　主要用于观察关节盂唇疾病。结合肩关节双对比造影后再行CT扫描，能清楚显示肩关节盂唇损伤、撕脱骨折等病变，如Bankart病变。

（三）CT扫描在外伤骨折中的应用

CT对于胸腰椎爆裂性骨折，能够显示碎骨块突入椎管，压迫脊髓。这对设计减压与摘除碎骨块手术，有一定指导意义。此外，还可了解脊柱骨折后稳定情况，决定脊柱内固定方式。骨盆骨折，尤其是严重粉碎骨折，CT能显示骨折移位的程度，是否需要复位与内固定，并可指导手术入路与固定方法。尤其是螺旋CT可显示复杂的髋臼骨折，便于医生考虑如何达到满意的复位。

（四）CT扫描在肿瘤中的应用

骨与软组织良、恶性肿瘤，都可进行CT扫描，了解骨破坏程度、肿瘤周围软组织改变、判断与周围大血管与神经的关系，考虑能否保留肢体。

CT判断病变的基础是正常组织的解剖结构形态和密度发生了变化，通常所指的高、低、等密度病变是根据其与所在器官的密度相比较而言的。综合分析病变的部位、大小、形状、数目、边缘、相邻器官侵犯情况及病变的密度特点，就可以对病变作出定位及定性诊断。尽管CT对骨科疾病的临床诊断价值较高，但要记住在临床上仍应按一般检查、X线片、CT或CTM这一先后顺序检查，当CT与临床检查结果相矛盾时，仍应以临床为主，若盲目依靠CT则可能导致患者的误诊和误治，临床医生应对此加以注意。在读片时，必须以常规X线片为基础，不应在没有X线片的情况下直接阅读CT片子，更不可仅有CT片而无常规X线片。

三、MRI检查

磁共振成像（magnetic resonance imaging，MRI）是20世纪80年代初开始应用于临床的影像诊断技术，是一种无创伤性的安全检查方法。磁共振是磁场内核能量吸收和发射产生的一种现象。磁共振成像依赖于能影响组织化学特性的内在组织参数，尤其是人体组织内的氢原子，这是磁共振成像的基础。每一组织具有特定的信号强度，此取决于组织内的氢原子数和两个物理参数，即 T_1（纵向弛豫时间或自旋－晶格弛豫时间）和 T_2（横向弛豫时间或自旋－自旋弛豫时间）。常规应用自旋－回波技术，主要的是 T_1、T_2 加权像，它影响组织的对比。肌肉骨骼组织成分特别适合作MRI检查，如骨髓组织于 T_1 加权像呈高信号强度，T_2 加权像呈中信号强度；骨皮质于 T_1、T_2 加权像都呈低信号强度。

（一）磁共振成像的优点

（1）MRI成像　MRI能从多方位、多层面提供解剖学信息和生物化学信息，可在分子水平提供诊断信息，如水肿、炎症、关节积液及早期肿瘤，以不同于正常的信号将上述病变显示出来。

（2）MRI成像具有较CT更强的软组织分辨率，能反映炎症灶、肿瘤周围被侵犯情况，一般认为

MRI 在脑、脊髓和关节内病变的显示上优于 CT 扫描。

（3）通过不同序列，可获得脂肪抑制技术，不需要造影即可获得类似于脊髓造影的磁共振液体（水）成像技术。MRI 还可以应用钆增强剂（Gadolinium，Gd DTPA）做对比显影，进一步提高对病变组织的分辨能力。

（4）MRI 检查无放射线辐射，并具有高度对比分辨力，且能提高病理过程的敏感度（包括信号特点和形态学改变），因此 MRI 特别适宜于判断软骨、韧带和骨髓组织，这是普通 X 线片和 CT 不及之处。对人体没有放射性损害。

（二）磁共振成像在骨科中的应用

1. 脊柱疾病　MRI 可准确评价脊柱的各种病理情况，T_1 加权成像适用于评价髓内病变、脊髓囊肿和骨破坏病变，而 T_2 加权成像则用于评价骨唇增生、椎间盘退行性病变与脊髓损伤。

（1）脊髓病变：可清楚显示脊髓空洞、脊髓栓系、脊髓纵裂、硬膜内脂肪、脊髓脊膜膨出等脊髓病变。

（2）脊柱感染性疾患：如化脓性骨髓炎、脊柱结核与椎间盘炎。脊柱化脓性感染在 T_1 加权像上为低信号，T_2 加权像上为高信号。MRI 对于诊断脊柱结核很有用，除椎体破坏外，还可见脓肿形成，有助于制订手术计划。

（3）椎间盘病变：正常椎间盘在 T_1 加权像上呈低信号、T_2 加权像上呈高信号。随着年龄增加，椎间盘的水分逐渐减少，因此在 T_2 加权像上中央高信号区范围逐渐减小。目前认为椎间盘退行性病变首先是前方、侧方或后方的外层纤维环撕裂，但大多数患者的 MRI 上看不见上述纤维环的撕裂。少数情况下，在 T_2 加权像上，因继发水肿及肉眼可见的组织形成，纤维环撕裂呈现比较明显的高信号带。上述 T_2 高信号带可能与腰背痛有关。

椎间盘手术后患者，用 Gd - DTPA 增强剂行 MRI 可以区别是瘢痕还是又有新的椎间盘突出。在 T_1 加权像上瘢痕为低信号，如应用钆增强剂，则瘢痕成为高信号，而椎间盘组织不被增强，在 T_1 加权像和增强成像上均为低信号。

（4）椎管病变：MRI 可以清楚地显示椎管狭窄的部位、范围和程度。MRI 可以显示神经根管狭窄，硬膜外脂肪和侧隐窝脂肪减少是诊断神经根受压的重要征象。不过 CT 在判断骨组织、椎间盘组织在椎管狭窄中的作用仍要优予 MRI，尤其是 CT 脊髓造影，具有更好的对比度。

（5）脊柱、脊髓外伤：MRI 是脊柱与脊髓损伤重要检查手段，可提供较多信息，尤其是显示有关脊髓本身的创伤、椎管与椎旁软组织的改变，能够判断后方韧带复合结构的损伤情况，利于制订治疗方案。

MRI 对于脊椎压缩性骨折，除了可以显示骨折程度和脊柱序列情况，还可由椎体内骨髓信号的变化得知骨折的急慢性及愈合程度。如压缩性骨折非常严重而且扁平，在 T_1 加权像上呈高信号，T_2 加权像呈低信号，表示为慢性压缩性骨折，椎体内已被脂肪组织所替代。如果在 T_1 加权像上椎体呈低信号，在 T_2 加权像上呈高信号，则表示骨折后仍有骨髓水肿的现象，可能为亚急性骨折，其骨髓水肿可以引起患者背部疼痛。上述改变有助于临床上选择责任椎体进行椎体成形术或后凸成形术。

2. 关节疾病

（1）髋关节疾病：MRI 对软组织分辨率高，又有各种不同的序列技术，能早期发现股骨头缺血坏死、关节唇的撕裂、骨关节病与肿瘤。MRI 诊断股骨头坏死的敏感性要优于 CT。股骨头坏死早期一般局限于股骨头前上方，与负重部位一致。坏死组织的 MRI 特征：T_1、T_2 加权像均呈低信号，间质肉芽组织在 T_1 加权像呈低信号，T_2 加权像呈高信号，坏死边缘骨硬化在 T_1、T_2 加权像均呈低信号。

（2）膝关节疾病：MRI 现在常规用于半月板撕裂（半月板可见延伸到表面的线型异常信号）、交叉韧带损伤（特别是前交叉韧带，表现为韧带外形的变化和继发的信号变化）、侧副韧带损伤（水肿或连续性中断）的诊断。

（3）肩关节：多平面成像可较好地显示肩袖和盂唇。肩袖损伤（主要是冈上肌腱）可有肌腱的退行性病变（T_1 加权像和质子密度扫描上信号异常）、部分撕裂（T_1 加权像信号异常伴 T_2 加权像上的水肿）及完全撕裂，可见横过肌腱的液体信号（常为肌腱前缘，T_2 加权像高信号）并与关节腔和肩峰下滑囊相通。

3. 骨与软组织肿瘤　恶性骨及软组织肿瘤，破坏骨髓腔或软组织，其 MRI 表现较 X 线平片为早。骨巨细胞瘤、骨肉瘤等破坏骨髓腔，常有缺血坏死，在 MRI 上呈低信号。

4. 骨与关节感染　急性骨髓炎髓腔发生炎性改变及骨皮质外软组织改变，MRI 的敏感性较 X 线平片高，可以早期发现，尤其是深部组织。对急性骨髓炎，T_1 加权像见骨髓腔呈一致低信号至中等信号，骨皮质受累者呈中等信号；在 T_2 加权像上髓腔炎症区为高信号，高于正常髓腔。

四、放射性核素检查

骨的放射性核素骨显像是将亲骨性核素及其标记化合物引入体内，以使骨骼显影。尽管核素图像的分析解释与传统的 X 线检查有类似之处，但二者之间存在显著差异。

放射性核素显像通过在患者体内注入的放射性物质发射光子，通过光能转换产生图像，它既能显示骨的形态，又能反映骨的活性，定出病损部位。传统的 X 线检查、CT、MRI 及超声检查是通过外部能量产生的射线（或声波）穿过人身而产生图像。核医学的图像是功能显像而不是解剖显像。通过一次注射放射性物质可以观察全身情况，是解剖显像的补充。X 线检查只能在骨质结构和密度发生变化后才能发现病变，但放射性核素骨扫描在骨的结构或外形尚未发生改变时，即可显示病变，所以具有早期发现病变的优点，特别是对骨肿瘤、骨转移病灶有早期诊断的价值。

放射性核素骨扫描在发现骨病变上具有很高的敏感性，能在 X 线检查或酶试验出现异常前更早地显示骨病变的存在。骨显像分为静态显像（局部显像和全身显像）和动态显像（三时相和四时相显像）

骨骼的无机成分羟基磷灰石结晶，能与组织液中可交换的离子进行交换。如这些被交换的离子为放射性核素，则骨内呈现放射性，使骨组织显影，其分布与羟基磷灰石结晶的分布相一致。目前临床上常用的骨显像剂，主要有亚甲基二磷酸盐（MDP），其次是焦磷酸盐（PYP）。

临床应用：

（1）搜索早期骨肿瘤：恶性肿瘤容易发生骨转移，脊柱是继发性骨肿瘤的最常见部位。放射性骨扫描可较早发现病灶，甚至可发现多发性病灶。对病情的发展及预后的判断有重要意义。

检查发现：①核素高度浓集，常见于骨肉瘤、尤因肉瘤、转移癌、嗜酸性肉芽肿、骨囊肿；②核素轻度浓集，多见于软骨肉瘤、内生软骨肉瘤；③核素无浓集现象，见于软骨瘤、纤维瘤。

（2）骨髓炎早期，此时 X 线检查往往呈阴性结果，而核素扫描在骨髓炎症状出现 24h 后，即可在病灶区内发现浓集现象，较一般 X 线检查至少提早 2 周。而且随病程发展，浓集密度逐渐增高。

（3）核素显像能直接反映脊柱移植骨成骨活性的程度。

（4）骨梗死在核素图像中表现为"冷区"，且持续时间达数周以上。

（柏明晓）

第二章

创伤急救

第一节 创伤的分类

与严重创伤的评分不同，严重创伤分类的目的在于采用科学的方法，迅速缓解大量伤员与救治力量有限的矛盾，科学安排伤员救治的轻重缓急，以确保危重伤员得到优先救治，整个治疗过程井然有序。对于各种创伤，可以采用伤部、伤因、伤型以及伤情4者相结合的分类方法，这样既可以明确诊断，也能表明损伤的严重程度。

一、按受伤部位分类

按解剖生理关系，可以把人体分成8个部位，每个部位损伤有它各自的特点。

1. 颅脑部　包括眉间、眶上缘、颧弓、外耳道、乳突尖到枕骨粗隆连线以上的部位。由完整而坚硬的颅骨与人体最重要而又最脆弱的脑组织组成。颅骨未损坏的伤员，可以出现脑震荡、脑挫伤，并可合并颅内出血；颅骨有破坏的伤员，一般有颅内出血和较重的脑挫裂伤，可立即威胁到伤员的生命，应抓紧时间治疗。硬脑膜是防御感染的主要屏障，脑实质对细菌感染的耐受力也较强，因此在伤后48～72小时进行清创有时仍可达到满意效果。

2. 颌面颈部　面部的表面划分是自鼻根起向两侧沿眶上缘上边至耳前、颞颌关节处，沿下颌骨下缘相接于颏的联合处。颈的表面为自胸骨柄上缘正中点沿锁骨上缘向两侧延伸，与前后腋线的延长线相交，沿斜方肌的上缘向内侧相接于第7颈椎棘突。它既是人体外貌的外露和表情部分，又是各特殊感觉器官和呼吸、饮食、语言等重要功能的集中表现部位。创伤一方面可以造成一种或几种器官，如脑、眼、耳、鼻等的同时损伤和功能障碍，甚至威胁到伤员生命。同时伤后颌面部留下的残疾可能给伤员造成巨大的心理障碍。这部分创伤最好由神经外科、眼科、耳鼻喉科、口腔科和普通外科的医生联合救治。

3. 胸部　上界与颈部相连；两侧由腋前、后皱襞与肩峰的连线与上肢相连；下界由胸骨剑突、肋下缘到第8肋间相连；后面由两侧第8肋间连线通过第11肋到第1腰椎中点的连线与腹部相连接。胸廓外形的完整和胸腔内的负压维持机体呼吸与循环功能。因此，胸壁的破坏或变形以及胸腔被血、气压缩都可以立即造成心肺功能的紊乱。所以胸壁伤与胸腔伤有同等的重要性，都应按重伤员对待。

4. 腹部　上界与胸部相连，下界从耻骨联合上缘顺腹股沟韧带沿髂前上棘、髂骨到骶骨上缘。腹部脏器众多，创伤的主要危险是内出血造成的休克和内脏破裂造成的腹膜炎，两者均可致命。因此，只要发现有内脏损伤，原则上都必须进行探查与有效的手术处理。

5. 骨盆部　上界为腹部，前下包括外阴与会阴部。由耻骨联合下缘向外连线到股骨大粗隆上缘，向后沿臀下皱襞到会阴部。集泌尿生殖与消化系统末端于一体。特点是有骨性盆壁保护盆腔脏器，但在骨盆骨折时除有大量出血外也可继发或伴有内脏损伤。特别是部分泌尿生殖器和消化道末端同时遭受创伤，可引起严重污染。

6. 脊柱脊髓部　解剖范围相当于棘突全部以及邻近部位。创伤引起的最大问题是造成不同平面和不同范围的截瘫或偏瘫，能致终身残疾。救治时必须防止附加损害。

7. 上肢 上端与胸部相连，可分成肩、上臂、前臂与手4个部分，是人体生活和工作的主要运动器官，其特点是功能灵活，损伤的机会较多。治疗上肢创伤时要把重点放在恢复功能上。

8. 下肢 上端与骨盆部连接，分大腿、小腿与足部3个部分。其功能是移动身体与负重。伤后多需卧床治疗，治疗期长。治疗重点应使行动和负重功能恢复。

据战伤资料统计，在战伤中头颈部伤一般占15%～20%；躯干伤也占15%～20%（其中胸部8%，腹部6%），上肢伤占25%～30%，下肢伤占30%～35%。按交通事故伤资料统计依次为下肢（主要为小腿）85%，头部50%～80%，臂部20%～50%，其余部位则较少。由此可见和平、战时的创伤在部位上有一些差别。

二、按致伤原因分类

1. 刺伤 因锐器，如刺刀、剪刀、铁钉、钢丝等所致的组织损伤，其特点是伤口小而深，有时可以刺入深部体腔而皮肤仅有很小的伤口。刺伤内脏时可以引起体腔内脏大量出血和（或）穿孔。刺入心脏，可迅速致死。

2. 火器伤 为常规武器战伤，是以火药为动力的武器致伤。

（1）枪弹伤：由各种枪支所发射的弹丸所致的组织损伤。根据枪弹的速度不同，可以分为以下3类。

低速：366m/s（1 200英尺/s）以下，如一般的手枪子弹。

中速：366～762m/s（1 200～1 500英尺/s），如一般的卡宾枪和冲锋枪子弹。

高速：762m/s（2 500英尺/s）以上，如部分步枪子弹。子弹之所以具有致伤力是因为它具有动能，而子弹动能的大小又与它飞行速度的平方成正比，其计算公式如下：

$$KE = mv^2/2g$$

式中KE代表动能，m代表质量，v代表速度，g代表重力加速度。

当低速子弹穿入组织时，作用力沿着弹道的轴线前进，直接离断、撕裂和击穿弹道上的组织，形成一个伤道。而高速子弹贯穿组织时，不仅有前冲力，而且还有侧冲力，具有一定的向四周扩散的能量和速度，因而迫使伤道周围组织迅速向四周压缩和移位，形成比子弹大数倍甚至数十倍的椭圆形空腔，称暂时空腔，存在时间极短，约为数毫秒，其内压力有时可达100个大气压以上。子弹穿过后空腔很快缩小，留下一残存伤道，即临床上常见的伤道。伤道内充满失活组织、血液、血块、异物等。从病理学上可以将高速弹伤后的伤道及伤道周围组织分成以下3个区。

1）原发伤道：即投射物直接损伤组织所造成的损伤区域，其中充满失活组织、异物、污染物、血液和渗出液等。

2）挫伤区：紧靠原发伤道，为直接遭受挫伤的区域。此区的损伤范围在伤后数小时内不易判定，一般需要在2～3天后出现明显的炎症分界时才能分清。依受伤程度，可以发生部分或全部坏死，继而脱落，因而使原发伤道扩大，通常要比原发伤道大数倍。由坏死组织脱落后所形成的伤道称为继发伤道。

3）震荡区：挫伤区之外是震荡区，其范围大小与传至组织的能量多少有关。震荡区的主要病变是血循环障碍及其所引起的后果。因为此区内的组织并未直接遭受投射物的打击，伤后短时间内又看不出显著的变化，数小时后才出现不同程度的血液循环障碍，如充血、瘀血、出血、血栓形成、渗出和水肿等。血栓形成可导致组织坏死。水肿可以压迫周围的组织，从而引起局部缺氧和坏死。震荡区的血液循环障碍为战伤感染的发生提供了条件。

以上3个区域并无明确的界限，并可能犬牙交错，因具体条件不同，损伤的范围和病变的发展过程也不尽相同，有的早期就可以愈合，有的却发生进行性坏死和感染。

最近的一些资料表明，某些高能撞击伤，如高速车祸所致的软组织伤的创面组织病理改变与枪弹伤的某些病理改变有相似之处。因此，了解高速枪弹伤伤道的病理特点对于平、战时高能创伤时局部创面的处理十分有益。

（2）弹片伤：炸弹、炮弹、手榴弹、地雷、水雷、鱼雷、常规弹头导弹等爆炸后的弹片向外飞散杀伤人体所致的损伤。在现代战争中弹片伤的比例大于枪弹伤。据一组933例西南边境反击战战伤统计，弹片伤发生率高达91.8%（表2-1）。

表2-1　西南边境反击作战933例火器伤伤因分析

	炮弹伤	地雷伤	枪伤	手榴弹伤	雷管伤	合计
例数	701	130	74	26	2	933
百分比	75.1	13.9	8	2.8	0.2	100

弹片伤所造成的周围伤道组织挫伤区随伤员距离爆炸中心远近而有轻重之分，但弹片爆炸时带入伤道的泥土等污染较枪弹伤更为严重，而且常为多处弹片致伤，伤道复杂。据一组越南战争中200例钢珠弹伤的资料统计，总共体表伤口有2 800处，平均每人14处受伤，最多者达318处。第4次中东战争，主要表现为坦克战，阿方使用前苏制反坦克火箭，以方则发射美制"转眼"武器，因而使得49%的伤员发生了主要以金属碎片所致的多发伤、多部位伤增的多发伤，而这种损伤在以往战争中是少见的。因此，高速弹片伤具有以下特点：在战多；伤情复杂，易于漏诊、误诊。

（3）冲击伤：冲击伤是指冲击波作用于人体造成的各种损伤，多为烈性炸药、瓦斯、空气燃烧弹或核武器爆炸时产生的压力波击中体表后释放能量所致。典型冲击伤的特点是多发性听器与内脏损伤（以心、肺、胃肠道为主），而体表常完好无损。冲击伤的伤情与实际所受的压力值密切相关。一般认为，压力值越高，伤情越严重。在冲击波的作用下，人体心肺和听器最易受损。临床上所见的爆震伤主要指空气冲击波和水下冲击波直接作用人体造成的损伤。另外，在冲击波通过固体传导使人体致伤或因冲击波的抛掷及其他间接作用引起的损伤虽然也属于冲击伤范围，但不把它叫作爆震伤。在战时，冲击伤见于原子弹、炸弹爆炸附近的损伤，平时则偶见于化工厂、矿井的爆炸事故等。冲击伤与一般创伤的区别在于它具有多处受伤、外轻内重以及伤情发展迅速等临床特点。

3. 挤压伤和挤压综合征　肌肉丰富的四肢、躯干受重物较长时间的重压（1小时以上）所致的损伤。如伤员四肢被挤压，受伤部位明显肿胀者称四肢挤压伤。如胸部受挤压后胸腔内压力骤然升高，心腔和胸腔内大静脉受压，上腔静脉内的血液向头、颈部逆流，由于这些静脉无静脉瓣，就使小静脉和毛细血管内的压力骤然升高而破裂出血，在面、颈、肩和上胸部皮下、球结膜和颊黏膜等处出现广泛性瘀斑和出血点，这种情况临床上又称为创伤性窒息。如挤压伤后出现受压部位肿胀，并伴有肌红蛋白尿及高钾血症的急性肾衰竭，称为挤压综合征。挤压伤和挤压综合征平时多见于地震、房屋倒塌、建筑事故等。

4. 撕裂伤　因钝物打击所致皮肤、软组织撕裂，常有明显的外出血，伤口周围组织有挫裂。

5. 撕脱伤　指高速旋转的机轮和马达纽带等将大片头皮撕脱或四肢皮肤皮下组织与深筋膜肌肉剥脱分离。脱离的组织常失去活力而深层组织则损伤较轻。有时皮下广泛撕脱而皮肤表面却很完整，这种现象应当引起重视。

6. 钝挫伤　为钝性物打击后表面皮肤尚完整，而深部体腔却可能损伤严重。如腹部钝挫伤时腹壁无伤口，而腹腔内脏却发生破裂出血或穿孔等。

7. 扭伤　外力作用于关节，使其发生过度扭转，引起关节、韧带、肌腱等损伤，严重者可以发生断裂。常出现皮肤青紫、疼痛、肿胀和关节活动功能障碍。

8. 其他损伤　如烧伤、冻伤等。

三、按受伤类型分类

1. 按创伤有无伤口分类　可分为闭合伤和开放伤两类。

（1）闭合伤：皮肤保持完整，表面并无伤口。闭合伤伤情不一定很轻，其难点在于难以确定有无体腔脏器损伤。如胸部闭合伤，可以引起胸内器官损伤，造成肺破裂、血胸、气胸；如颅脑闭合伤，可以发生脑挫裂伤和颅内血肿。

（2）开放伤：皮肤完整性遭破坏，有外出血，受伤时细菌侵入，感染机会多，如刺伤、撕裂伤等。也可同时有内脏或深部组织损伤。火器性损伤均为开放伤。

2. 火器伤按伤道形态分类　可以分成贯通伤、非贯通伤、切线伤和反跳伤 4 种。

3. 按体腔是否穿透分类　按颅腔、胸腔、腹腔、脊髓腔以及关节等创伤中的硬脑膜、胸膜、腹膜等是否被穿透，可以分成穿透伤和非穿透伤。

四、按损伤严重程度分类

1. 轻伤　没有重要脏器的损伤，不影响生命，无须住院治疗者，如小的挫伤或裂伤、小的单纯性骨折。10% 以内的无碍行动的Ⅰ度烧伤（面部、手部、会阴部除外）。

2. 中等伤　一般无生命危险，但可在一段时间内失去生活、工作和战斗能力，治愈时间较长，治愈后可能留有功能障碍。如广泛的软组织挫伤、上肢的开放性骨折、肢体挤压伤、创伤性截肢以及一般的腹腔脏器伤等。

3. 重伤　重要脏器或部位伤，伤势严重，有生命危险或发生严重并发症的危险而需要紧急治疗的伤员。部分伤员早期既不能耐受手术，也不宜转运。治愈时间较长，治愈后可能留有严重残废。如严重休克、内脏伤、大面积Ⅲ度烧伤、呼吸道阻塞以及开放性气胸等。

4. 极重度伤　伤员伤情危重，生命垂危，存活希望极小。如心脏和主动脉破裂。

（柏明晓）

第二节　创伤救治原则

对创伤患者实施快速有效和合理的急救处理，不仅可以最大限度地挽救伤员生命，而且可以减轻伤残，更有利于恢复受伤机体的生理机能。最好的创伤的救治是从现场急救开始的，但由于创伤发生突然，可涉及机体任何部位，形式多样，复杂多变，严重度不一，给救治带来困难。面对创伤，如何在第一时间给予合理救治，需要掌握基本的急救处理原则。

一、察看现场脱离险境

创伤现场时常处于危险状态，给救援人员和伤员的生命构成危险。不注意事发现场的安全程度，盲目救援，就有可能造成不必要的伤亡。因此，救援人员到达现场后，要首先查看和分析救治场所的安全状况。如果没有危险因素，应就地抢救伤员，稳定其病情；如果现场安全性差，应想法将伤员移至安全场所，再实施救治。救治中应注意自身和伤员的安全。

二、迅速评估病情、分清轻重缓急

开始急救时，首先观察伤员的生命体征，如神志、呼吸、气道通畅程度、脉搏、肢体活动状况等；重点察看威胁生命的创伤，如大出血、活动性出血、开放性头胸腹部创伤等；只要情况许可，就应作全面的体检，以发现隐含的危及生命的创伤，如腹腔盆腔内大出血等，力争在最短时间内分清病情的轻重缓急。

为了避免创伤查体时发生疏漏，急诊急救（创伤）医师应牢记美国 Freeland 等建议的"CRASHP-LAN"。

C：Cardiac（心脏）。

R：Respiratory（呼吸）。

A：Abdomen（腹部）。

S：Spine（脊柱）。

H：Head（头部）。

P：Pelvis（骨盆）。

L：Limb（四肢）。

A：Arteries（动脉）。

N：Nerves（神经）。

三、急救与呼救并重

现场救援者应根据伤员的数量和创伤的严重程度，在实施急救的同时，迅速与创伤急救中心或相关医疗机构发出求救，以得到更多的医护人员参与急救，使更多伤员在第一时间获得有效救治。

四、先救命后治伤

救治创伤的第一目的是挽救伤员的生命，因此应优先抢救危及伤员生命的心脏呼吸骤停、窒息、大出血、开放性或张力性气胸等。急救早期不忘 ABC，即开放气道、人工呼吸、循环支持。待伤员生命稳定后，再处理其他创伤，以利恢复其生理功能。

五、先重伤后轻伤

在创伤急救的实践中证明，先处理危及生命，或有可能危及生命的创伤，先救重伤员，能最大限度地挽救更多伤员的生命。在处理完严重创伤和重伤员后，再处理轻伤和病情轻的伤员。

六、先止血后包扎

出血能致命，未给伤口进行有效的止血就先包扎伤口，常达不到止血的目的，尤其是较大血管或动脉的出血更难。不适当的包扎还会掩盖伤口的出血状态，从而延误救治。另外，当对头部、胸部、腹部等部位的开放性伤口应通过适当包扎使之成为闭合性伤口；有多处伤口时，包扎依次为头部、胸部、腹部、四肢。

七、急救操作迅速平稳有效

现场救治伤员时，时间就是生命，要求各种抢救操作快速到位，尤其翻转体位、开放气道，人工呼吸，电击除颤等。由于伤员病情的复杂性、严重性和不确定性，不平稳的操作会导致伤情加重或造成新的创伤，因此，无论抢救环境条件多么差，救治难度多么大，各种抢救操作必须平稳有效。

八、先抢救后固定再搬运

有些伤员需要搬运转入医院进一步救治，对这类伤员应先通过急救稳定病情，再对受伤的肢体或躯干（特别是颈部和脊柱脊髓损伤）进行适当固定，最大限度地避免搬运中发生呼吸循环衰竭和创伤加重的可能。

九、快速转运重伤员

研究表明，快速将重伤员转运到条件较好的医院实施进一步救治可明显提高存活率，降低伤残率。因此，只要条件许可，应采用最快速的转运方案将伤员送到高水平医院救治。在复杂地形和偏远地区，直升机空中转运被认为是最佳转运方案。

十、医护与转运同行

重伤员在搬运或转运途中，需医护人员时刻关注病情变化，进行必要的救治。

（柏明晓）

第三节 创伤严重程度的评估

创伤严重程度的评估是采用客观指标，对受伤伤员的伤情进行评价，使临床医生在处理创伤时，能对创伤的程度作出统一的评定，它有利于对创伤严重程度进行分类、治疗以及预测伤员的预后。

由于引起创伤的因素千差万别，加之受伤者本身机体反应的个体差异，因此，目前尚没有一种评估方法能够对不同原因、不同致伤部位以及不同致伤阶段的伤情进行全面的评估。20 世纪 60 年代末 70 年代初，一种称为"创伤评分系统"（scoring systems fortrauma）的概念在国外兴起，并得以迅速发展。它是以分数来表示，可对伤员的预后和治疗效果进行定量评价，以及对群体伤员进行可靠的比较。他们的理论基础有的是来源于解剖学，有些则是根据伤员的生理紊乱来表示预后。先后曾采用的评分系统有"创伤简明定级标准（AIS）""创伤严重程度记分法（ISS）""创伤指数（TI）""改良创伤评分系统（RTS）""损伤严重特征系统（ASCOT）"以及 CRAMS 记分法等。其中 AIS 与 ISS 主要在急诊室和医院使用，而 TI 与 CRAMS 等主要用于抢救现场和救护车上。本节概略介绍 AIS、ISS 以及 CRAMS 评分法。

一、创伤简明定级标准

此标准由美国医学会（AMA）、汽车医学安全委员会（AAAM）以及汽车工程师协会（SAE）等共同组织制定。它是以解剖学损伤为基础的损伤严重程度评级方法，自 1969 年制定以来已几易其稿，使其更加完善而符合实际伤情评定的要求。前一段时间它的最新版本 AIS - 90 已出版发行。尽管按其标准创伤严重程度可分为 9 级，但在具体评价时主要还是采用 0 ~ 5 个定级标准，因 AIS 的 6 ~ 9 级已属于致死性创伤范围（24 小时内死亡），再详细的评定实属不必要。以腹部创伤为例：0 级，没有损伤；1 级，轻伤（如腹壁撕裂伤）；2 级，中度损伤（如肾挫伤）；3 级，严重而无生命危险的损伤（如中度脾撕裂伤）；4 级，严重而有生命危险的损伤（如十二指肠破裂伤）；5 级，极严重损伤（如广泛的肝破裂）。

AIS 的优点在于它的原则性与实用性。第一，它以解剖学损伤为依据，这样伤员的每一种损伤便只有一个 AIS 评分，而在以生理学参数为依据的评价中，由于伤员生理状况的变化，可以使伤员出现多个不同的损伤等级；第二，AIS 只评定伤情本身而不评定损伤造成的后果，其目的是使 AIS 成为评价损伤本身严重程度的方法，而不是用来评价损伤造成的功能障碍或残废；第三，AIS 也不是一个单纯预测伤员死亡的分级方法。当然，随着认识的深入，AIS 也需要不断地改进与完善。

二、创伤严重程度记分法

1974 年，Backer 参考 AIS 设计而制定出 ISS 评分系统，目前应用非常广泛。它是在 AIS 的基础上将 AIS 分值最高的 3 个解剖损伤部位的评分值的平方相加。其优点是客观，易于计算。它一律按伤情分类定级，把最严重的损伤，即 5 ~ 9 级一律定为第 5 级，而不管其后果如何。另外，它把颌面伤与头颈部伤分开来评价，更为精确与符合实际。因此，这一方法更确切地应称为 AIS - ISS 法。

记分方法是：先根据 AIS 按身体部位给伤员所有损伤逐一定级：1 级为轻度；2 级为中度；3 级为重度（无生命危险）；4 级为极重度（有生命危险）；5 级为危重（存活未定）。从中取 3 个最严重的伤，其级别的平方数相加所得的和就是该伤员创伤严重度的总分数。这一记分法的缺点是只适用于钝性损伤，另外，还可能忽略了同一解剖部位的多处损伤。

根据英国 Bull 的经验，伤员的年龄与 AIS - ISS 法测定出的 LD_{50}（半数致死分值）的关系见（表 2 - 2）。

表 2 - 2 伤员年龄与 LD_{50} 关系年龄（岁）

年龄（岁）	LD_{50} ISS
15 ~ 44	40
45 ~ 64	29
≥65	20

一般认为，当 ISS 大于 50 时伤员很难存活。当然，也有 ISS 大于 66 的伤员被救活的报道。

三、CRAMS 法

CRAMS 法是 Clemmer 在综合 RPM 法（呼吸、脉率、运动）和 RSM 法（呼吸、血压、运动）评定伤情基础上改进的一种采用循环、呼吸、腹部情况、运动、语言为评判标准的评分方法，适合于院前和急诊科。它用生理指标、创伤机制、受伤部位、创伤类型和年龄等综合评定伤情，其结果是更加符合院前伤员伤情的实际（表 2-3）。

表 2-3 综合评定伤情的方法

分值指标	2	1	0
循环（C）	返白试验正常和收缩压 >100mmHg	返白试验 >2 秒和收缩压为 85~99mmHg	返白试验消失或收缩压 <85mmHg
呼吸（R）	正常	异常（浅、费劲或 >35/min）	无
胸腹部（A）	胸腹部无压痛	胸或腹有压痛	腹紧张、胸壁浮动和胸腹有贯通伤
运动（M）	服从命令正常	仅对疼痛有反应	固定体位或无反应
语言（S）	正常（自发）	语无伦次、答非所问	不能或发出无法理解的声音

具体方法是评价伤员循环状况（C）、呼吸状况（R）、腹部（包括胸部）状况（A）、运动状况（M）以及语言能力（S）5 项内容，每项内容分 0~23 个分值。以上 5 项的得分之和即为伤员的 CRAMS 分值。一般认为，以 CRAMS 的分值小于或等于 8 为重伤标准。

（柏明晓）

第四节 创伤的早期救治

创伤又称机械性损伤，创伤引起人体组织或器官的破坏。严重创伤还可能有致命的大出血、休克、窒息及意识障碍直至死亡。创伤是当今人类一大公害，约占全球病死率的 7%。据统计，创伤是美国 45 周岁以下人群死亡的首要原因，是 65 岁以下人群死亡的第 4 位病因。目前，我国每年死于各类创伤的总人数已超过 70 万，在人口死因构成中占第 4 位，已经被纳入国家疾病控制计划。

一、创伤基本概念和分类

（一）按致伤原因分类

1. 刺伤 因锐器所致的组织损伤，如刺刀、剪刀、铁钉、竹片或钢丝等所致组织损伤。刺伤的特点是伤口小而深，可刺到深部体腔，而只有很小的皮肤损伤。刺伤内脏，可引起体腔内大量出血、穿孔；刺伤心脏，可立即致死。平时常见斗殴、歹徒行凶刺伤或自杀，战时多见于白刃战伤。刺伤一般污染轻，如不伤及重要血管和内脏，治愈较快。

2. 火器伤 由枪、炮、火箭等用火药做动力的武器发射投射物（枪弹丸、炮弹等）所致的损伤，包括弹丸伤和弹片伤。

（1）弹丸伤：弹丸伤亦称"枪弹伤"，是枪弹击中人体所产生的损伤。现代战伤中，炸伤发生率低，占战伤的 20%~30%。按枪弹出入口情况，致伤形态分为 4 种。

1）贯通伤（pelforation wound）：亦称"穿通伤"。投射物击中人体后，产生既有入口又有出口的伤道。按出入口大小分 3 种情况：

A. 入口与出口同大，多见于高速、稳定的枪弹正位击中人体较薄弱的部位而又未破坏组织的回缩力时。在伤道较长、枪弹的功能已大部分消耗于伤道内的情况下，即使入口和出口都较小，组织的破坏亦会很严重。

B. 出口大于入口，见于多数枪弹伤。投射物击中人体后，因受阻而失去稳定性，甚至发生翻滚，增加了投射物与组织接触面积。如果投射物发生破碎或造成粉碎性骨折，则可能因继发性投射物产生很大冲击力，引起组织更严重的破坏，导致出口很大。

C. 入口大于出口，多发生在近距离射击时，枪弹的初起和撞击速度几乎完全一致，产生的冲击力很大，与破坏入口皮肤的回缩力，造成入口处的皮肤崩裂，从而形成较大入口。

2）盲管伤（blind wound）：投射物击中人体时，只有入口而无出口的伤道，多由射击距离较远、能量不大的投射物造成。由于投射物停留在体内，其能量也全部消耗在体内，因而造成的组织损伤有时较贯通伤更严重。

3）切线伤（tangential wound）：高速投射物从切线方向撞击人体表面组织所引起的沟槽状损伤，其伤情取决于弹头或弹片等投射物侧击力的大小。如高能投射物在近距离内切线位击中体表，传给体内的能量很大，亦可造成深层组织或脏器损伤。故发生切线伤时，应注意观察深部组织的情况。

4）反跳伤（ricochet wound）：当高速投射物的动能已接近耗尽时击中人体某一坚硬部位，因无力穿入深层，而从入口处反跳弹出所形成的组织损伤。其入口与出口为同一点。被击中的部位常有轻微出血和组织撕裂，但偶可伤及深部。如头部反跳伤，在其相应部位的脑组织也能发生出血等损伤。

（2）弹片伤：炮弹、炸弹、手榴弹等爆炸后的弹片击中人体后引起的损伤，占现代战争中战伤的70%～80%。大弹片致伤时，常呈"面杀伤"，伤口较小、较浅，但数量不多。

（3）高速小弹片（珠）伤（high-speed small fragment pellet injury）：初速>762m/s、自重<5g的弹片或钢珠击中人体后所致的损伤。多为飞机投放的集束型子母弹致伤。一次投放爆炸后可飞散出数十万个钢珠或碎弹片，呈"面杀伤"，一人可同时被多个钢珠或碎弹片击中而发生多处伤。

（4）钢珠弹伤（steel pellet wound）：飞散的钢珠击中人体所造成的损伤，是高速小弹片（珠）伤的主要组成部分，其伤情特点和防治同高速小弹片（珠）伤。

（5）炸伤（explosive wound）：各种爆炸性武器，如航弹、炮弹、水雷、地雷、手榴弹等爆炸后对人体所产生的损伤，包括弹片伤及高压气浪所致的损伤。弹片可造成人体任何部位的外伤，重者可立即死亡。高压气浪可造成肢体缺损、断离或其他部位体表撕裂伤。在有些战伤统计中，把"炸伤"作为"弹片伤"的同义词。

（6）地雷伤（mine injury）：由地雷爆炸所致的人体损伤，是炸伤的一种。直接致伤因素是冲击波和弹片。

（7）冲击伤（blast injury）：冲击伤亦称"爆震伤"。核武器及炮弹等爆炸时产生的强冲击波作用于人体而引起的损伤。空气冲击波的致伤因素主要有超压和动压两种。超压可引起内脏出血、骨膜破裂和听小骨骨折等病变，其中以含气的肺组织损伤最重。

3. 挤压伤　人体肌肉丰富的肢体，受重物长时间挤压（一般>1～6h）造成一种以肌肉为主的软组织创伤。受挤压的肌肉因缺血坏死，有的因肌肉坏死逐渐由结缔组织代替而发生挛缩。在受到严重挤压的伤员中，除局部病变外，还可发生挤压综合征，即以肌红蛋白尿和高血钾为体征的急性肾功能衰竭及休克。挤压伤和挤压综合征是同一种伤，严重程度不同而表现不同。

4. 玻璃碎片伤（glass fragment injury）　简称"玻片伤"。因飞散的碎玻璃击中人体而造成的损伤。核爆炸或大型炸弹爆炸时，在相当广阔的地域，建筑物上门窗玻璃会被冲击波击碎，并向四周飞散，击中人体后可造成切割伤，甚至可穿透体腔，形成穿透伤。其伤情和发生率与玻璃片质量、撞击速度和撞击部位有关。

5. 钝挫伤（contusion）　因钝性暴力作用而引起的软组织闭合性损伤。当钝器作用于体表的面积较大时，其力的强度不足以造成皮肤破裂，但却能使其下的皮下组织、肌肉和小血管甚至内脏损伤，表现为伤部肿胀、疼痛和皮下瘀血，严重者可发生肌纤维撕裂和深部血肿。如致伤暴力旋转方向，则引起捻挫伤，其损伤程度更重些。

（二）按创伤有无伤口分类

1. 闭合伤　皮肤保持完整性，表面并无伤口。其伤情并不一定很轻，其难点在于确定有无体腔脏器损伤。如腹部闭合伤，可能引起腹内空腔或实质性脏器伤。闭合性胸部伤，可引起胸内器官损伤，造成肺破裂、血胸、气胸。闭合性颅脑伤，可发生脑挫裂伤，颅内血肿。

2. 开放伤　皮肤完整性遭到破坏，甚至可引起深部器官损伤，有外出血，受伤时细菌侵入，感染机会增多，如刺伤、火器伤等。按有无穿透体腔分以下几种：

（1）非穿透伤（nonperforating wound）：投射物穿入体壁而未穿透体腔的损伤。多较表浅，伤情较轻。但在少数情况下，体腔虽未破坏，体腔内的组织也可因投射物通过体表时能量传向深部内脏而损伤。治疗时应确诊有无内脏损伤，如有应先处理内脏的损伤。

（2）穿透伤（perforating wound）：投射物穿透体腔（颅腔、胸腔、腹腔、盆腔、脊髓腔、关节腔等）而造成的脏器和组织损伤，多为重伤。发生穿透伤时，被穿透的体腔与外界直接相通，细菌易于侵入而发生严重感染。处理方法因致伤部位而异。

（三）按受伤部位分类

损伤的解剖部位可分为头部伤、颌面部伤、颈部伤、胸部伤、骨盆部（或泌尿生殖系）伤、上肢伤和下肢伤。

（四）按伤情轻重和需要紧急救治先后分类

1. 重伤　严重休克，内脏伤而有生命危险者。

2. 中等伤　四肢长骨骨折、广泛软组织损伤。

3. 轻伤　一般轻微的撕裂伤和扭伤，不影响生命，无须住院治疗者。

（五）创伤中常用的分类名词概念

1. 多发伤（multiple injury）　由单一因素所造成的多部位、多脏器严重损伤。常伴有大出血、休克和严重的生理功能紊乱，从而危及生命。诊断时必须做全面检查，以免漏诊。治疗上，首先是保全生命，其次是保全肢体。手术指征是收缩压在12.0kPa（90mmHg）以上、脉率在120次/min以下、手足转暖。如内出血无法控制时，可在积极抗休克的同时施行手术。如复苏效果不佳，需查明有无隐蔽的创伤。凡有危及生命的损伤应优先手术。当数处创伤均有优先手术指征时，可同时多组手术进行。

2. 多处伤　同一部位或同一脏器的多处损伤，包括腹部肝、脾损伤，小肠多处穿孔，上肢多处弹片伤，体表多处裂伤等。多处伤伤情不一，轻者不需特殊治疗（如体表多处擦伤），重者可致死（如肝脏多处挫裂伤）。战伤统计时，常将多发伤与多处伤合称为多处伤。此时主要指某伤员同时有两处以上部位受伤。

3. 多系统伤（multi-systemic injuries）　多个重要生命系统（如神经、呼吸、循环、消化、泌尿、内分泌等）同时发生损伤。严重创伤，特别是多发伤，常表现为多系统伤，如严重肺损伤并发大血管伤，创伤分类统计时，一般不作为专门的分类词应用。

4. 并发伤（associated injuries）　两处以上损伤时，除主要较重损伤外的其他部位较轻损伤。如严重颅脑伤并发肋骨骨折，肋骨骨折为并发伤；肝破裂并发脾脏被膜下血肿，脾脏被膜下血肿为并发伤等。通常不作为分类词应用。

5. 复合伤（combined injuries）　两种以上致伤因素同时或相继作用于人体所造成的损伤。多见于核爆炸时，以及常规战争和意外爆炸时。

6. 混合性（mixed injuries）　由两种以上的致伤因素（如弹片、枪弹、刀器等）所引起的损伤。如某一伤员既有弹片伤，又有枪弹伤，则称此伤员发生混合伤。

7. 联合伤（united injuries）　指同一致伤因素所引起两个相邻部位的连续性损伤，常见的有胸腹联合伤、眶颅联合伤等。胸腹联合伤占全部伤员数的0.0299%，其死亡率约为13.3%。战时多由弹片及枪弹所致，但跳伞着地膝部猛烈屈曲挤压上腹亦可发生胸腹联合伤。诊断要注意伤道的位置、临床表现、伤口流出物性质和X线检查，如从胸、腹部X线检查看到有腹内脏器进入胸腹即可确诊。

（六）创伤的系统检查程序

对出诊的医生来说除了通过检查对创伤做出评估之外，对危重患者还需做创伤范围以外的系统检查，以明确是否存在威胁生命的伤情，并安排及时抢救治疗。因为创伤患者的伤情一般比较危重，要求检查快速、准确、不发生漏诊。通常按如下顺序检查：

1. 头面部 检查重点为判断有无颅脑损伤。

（1）意识状态。

（2）观察有无头皮裂伤、出血。触摸有无头皮血肿及颅骨凹陷。

（3）观察有无面部裂伤、出血。头皮和面部裂伤的出血量常常很大。面部肿胀者需除外上下颌骨骨折。

（4）观察有无眼球损伤，注意瞳孔大小及对光反应。眼窝周围皮下血肿（黑眼圈）提示可能有前颅凹骨折。

（5）鼻腔、外耳道出血及脑脊液外漏提示有颅底骨折。

（6）注意有无发绀，有无口腔内损伤及积血，昏迷者要防止误吸。

2. 颈部 检查重点为判断有无颈椎骨折及高位截瘫。

（1）观察颈部有无畸形及活动障碍，触摸颈椎棘突有无压痛及顺列改变。

（2）判断有无脊髓及臂丛神经损伤。

（3）注意气管位置是否正中。

3. 胸部 检查重点为判断有无肋骨骨折及其并发症。

（1）观察有无胸廓畸形及反向呼吸，注意呼吸次数、样式及胸廓起伏状态。

（2）检查有无胸廓挤压痛，叩诊浊音，呼吸音减弱或消失。检查心界大小、心律心音变化。怀疑肋骨骨折及其并发症存在者需拍摄胸部 X 线片，必要时需做血气分析及心电图。胸部外伤是较常见的，造成危重伤势的外伤，常常严重扰乱心肺功能，应特别重视。多段肋骨骨折可导致反向呼吸及肺挫伤，严重影响通气换气功能。少见的严重损伤如气管支气管断裂、纵隔损伤、心脏压塞等。一旦发现或怀疑，应立即呼请胸外科会诊，采取紧急处理。

4. 腹部 检查重点为判断有无肝脾等内脏破裂及内出血。

（1）腹壁若有损伤，常提示内脏也有损伤。

（2）注意有无腹部膨胀，肝浊音界消失或缩小，腹肌紧张、压痛、反跳痛，肠鸣音减弱或消失，有移动性浊音等。

（3）检查肝区、脾区、肾区有无肿胀、压痛、叩痛等。肝脾破裂常并发大量内出血，导致休克，威胁生命。肾损伤常伴尿外溢，局部反应常较严重。腹壁损伤肠管损伤也是常见的，常有内容物漏出，腹膜刺激明显。

5. 胸腰椎和骨盆 检查重点为判断有无骨折及其并发症。

（1）观察胸腰椎有无畸形、血肿，检查有无压痛、叩痛。

（2）判断有无脊髓或神经损伤。

（3）注意骨盆有无变形、肿胀（局部）、压痛及下肢拒动等。

（4）观察男性患者尿道外口有无滴血及排尿困难等。

6. 四肢 检查重点为有无骨折及严重并发症。在外伤中四肢外伤是发生率最高的，对院外医生来说诊断各种软组织损伤、骨折和关节脱位等是不难的，重要的是要估量这些损伤及其并发症带来的严重后果。以下情况需注意：

（1）在四肢骨折应特别重视有无并发血管、神经损伤，检查肢体远端的血循状况、感觉、运动等。

（2）开放骨折在检查后应予包扎，适当外固定，以减少出血和疼痛。

（3）断肢应视为重度创伤，应立即开放静脉输液、通知有条件医院手术室准备断肢再植术。

（4）对肢体肿胀严重，尤其是前臂和小腿者需警惕骨筋膜间隙综合征的可能性。注意有无 5P 表现：①由疼痛转为无痛（painless）；②苍白（pallor）或发绀、大理石花纹；③感觉异常（paresthesia）；④肌肉麻痹（paralysis）；⑤无脉（pulselessness）。一旦确诊应立即行筋膜切开减压术。

（5）股骨或多发骨折者，若伴有呼吸窘迫和颅脑症状需考虑脂肪栓塞综合征的可能性。体检中要特别注意肩颈和胸腋部皮肤有无出血点。

（6）伤口较深、软组织损伤严重、疼痛剧烈、伤部肿胀范围迅速扩大、加剧，并出现全身中毒症状者需警惕气性坏疽的可能。气性坏疽的潜伏期可短至6h，故凡怀疑其发生可能性时，必须尽快送到医院进行以下三项重要检查：①伤口周围有无捻发音；②伤口内渗出液涂片检查有无大量革兰阳性杆菌；③X线片观察肌内、肌间有无气体。

二、创伤的早期自救互救

据流行病学的统计资料表明，创伤患者的死亡呈现三个峰值分布。第一个峰值一般出现在伤后数秒至数分钟内，称为即刻死亡，约占创伤总死亡率的50%。死因多为严重的颅脑损伤，高位脊髓损伤，心脏、主动脉或其他大血管破裂，呼吸道阻塞等，这类患者基本都死于事故现场，只有其中的极少数患者可能被救活。第二个峰值一般出现在伤后2～3h内，称为早期死亡，约占创伤总死亡率的30%。死亡原因多为脑、胸或腹内血管或实质性脏器破裂，严重多发伤、严重骨折等引起大量失血。这类患者是创伤救治的重点对象，因此，这段时间又在临床上被称为"黄金时刻"。第三个峰值一般出现在伤后数周之内，称为后期死亡，约占创伤总死亡率的20%。死因多为严重感染、毒血症和多器官功能衰竭。由此可见，通过建立完善的创伤救治系统，争取在伤后早期按创伤救治程序对患者实施确定性的抢救是减少创伤死亡率的重要措施。现代创伤应急救援中自救与互救是两种重要形式。

（一）自救

自救指伤情发生后，专业医疗急救人员到达前，现场人员自身采取的保护防御措施，包括受伤者自己实施的救援行为，迅速远离危险地区，对伤口进行简单的压迫止血包扎处理等。自救行为主体是伤者本身，要求伤者熟悉受伤后可能发生的进一步的危险，而采取及时必要的自我保护和自我救治措施。

（二）互救

指伤情发生后，专业医疗急救人员到达前，现场受害人员之间相互的救护，以及其他人员（包括社会救援力量）实施的救援行动。重大伤害事故发生时，往往自身救援力量显得十分有限，所以互救在这时显得尤为重要。轻伤人员可以救助重伤者，在最短时间内给予必要的救助措施，减少更大危险的发生。同时争取他人救助和社会力量的救援也相当重要。

（三）一般应急救治原则

1. 重视和加强早期救治 创伤与失血性休克是创伤伤员常见而严重的并发症，如果不及时有效地治疗，将会导致一系列严重后果，如败血症、急性呼吸窘迫综合征、多脏器功能衰竭综合征，甚至死亡。重视和加强早期救治，对创伤与失血性休克的预后有重大影响。早期救治是以救命为主，采取先救治后诊断或边救治边检查诊断的方式进行抗休克治疗。

2. 科学的抢救程序是抢救成功的关键 外界各种暴力作用于机体时可引起组织器官的解剖结构破坏和不同程度的功能损害。当影响到心血管、呼吸或中枢神经等生命支持系统功能时，机体的生命就受到严重的威胁；而当创伤仅作用于体表、空腔脏器或肌肉骨骼时，虽然不会危及生命，但也可产生明显的伤残作用。临床上容易识别判断和处理机体主要的或明显的创伤，然而对于许多相对次要或隐匿的创伤则不易早期识别和处理。值得注意的是，这种创伤往往还是致命的。创伤对机体造成复杂和多方面的损害作用，增加了临床检查和处理的困难，甚至有时会产生各方面的矛盾。创伤救治程序是对创伤患者进行评估和优先处理的方案，在快速、简捷判断伤情的基础上，进行及时、合理、有效的确定性抢救。

创伤救治程序可分为三个不同阶段的优先方案，即第一优先、第二优先和第三优先。第一优先的目的是维持和（或）恢复患者生命支持系统的功能，包括一系列基本的创伤复苏措施和生命支持系统功能检查。重点是：①判断循环和呼吸系统的稳定性，并及时提供处理，以减轻组织器官的缺氧；②判断颅脑外伤的严重程度，并及时提供处理；③预防脊髓的进一步损伤。第二优先的目的是迅速明确并控制生命支持系统的一系列病理生理性改变，包括实施各种确定性的救治措施和有针对性的检查。第三优先的目的是及时确定并处理一些隐匿的病理生理性变化。

3. 有效的安全及急救教育是重要的预防措施 创伤所引起的社会问题已越来越受到人们的关注。

和平时期，交通事故和各种工伤事故是创伤的主要原因。就交通事故而言，增强公民的广泛参与和防范意识对减少此类创伤发生具有重大的现实意义。而通过建立健全交通法规和管理体制，改善道路运输条件，以及提高行人、驾驶员和警察等道路使用者的素质等，可以最大限度地减少交通事故伤的发生。而在厂矿企业中，重视安全生产教育，严格各项规章制度，加强防范意识和安全措施等对于减少工伤事故的发生具有重要的作用。另外，全民急救知识的普及教育和院前急救技术的提高，对提高创伤早期急救复苏水平，减少创伤急救中的二次损伤作用（如在搬运患者时防止脊髓损伤等），有效预防创伤并发症等均具有重要作用。

创伤死亡有三个高峰。因多发创伤、骨折、脏器破裂、血管损伤引起的难以控制的大出血，多在伤后 1~2h 内死亡。掌握"黄金 1 小时"，这个阶段现场急救、途中转运和急诊救治直接决定着创伤患者的救治结果，目前临床创伤复苏主要集中在这个阶段，应做到迅速、准确、及时而有效。危重的多发伤、严重的创伤性和失血性休克患者的伤后"黄金 1 小时"内，前 10min 又是决定性的时间，此被称为"白金 10 分钟"，比"黄金 1 小时"更宝贵。这段时间内如果伤员的出血被控制和处置，预防了窒息的发生，即可避免患者死亡。"白金 10 分钟"期间是以减少或避免心脏停搏发生为处置目标，为后续的抢救赢得时间。护理人员一定要明确将患者从致命危险中抢救出来，才能争分夺秒在"黄金时机"挽救患者的生命。故着眼于通过伤情评估－紧急救治－明确诊断－进一步救治才是科学的创伤患者抢救程序。因此，健全一整套较为科学的急诊抢救机制以及有效的抢救预案，努力提高院前急救能力是十分必要的。文献指出，如能在伤后 5min 内给予救命性措施，伤后 30min 内给予医疗急救，则 18%~32% 伤员的生命会因此而得到挽救或避免致残。特别是呼吸、心跳停止的伤员，如能及早进行正确的心肺复苏，存活率可达 25%，每延长 1min 病死率增加 3%。

4. 建立完备的创伤救治系统 现代创伤救治系统主要由三个部分构成：院前急救、院内救治和康复医疗，并通过通讯联络系统、患者转运系统和抢救治疗系统三个重要环节，相互密切地连接成为完整体系。现代创伤救治系统的建立是确保创伤患者早期接受确定性救治的关键因素。

三、创伤的现场处理程序

（一）应急实施程序

现场处理以保证和维持患者的生命为主要目的。

（1）迅速脱离致伤区，使伤员免受致伤因子的继续损害。

（2）保持呼吸道通畅，吸氧，必要时做环甲膜（气管）造口术或气管插管，人工呼吸。若心跳呼吸骤停，立即施行心肺复苏术。

（3）体腔开放伤口的处理：开放性气胸立即用大块棉垫填塞、包扎固定，并予闭式引流。颅脑开放伤脑膨出、腹部开放伤脏器脱出，外露的脏器不要回纳，用湿无菌纱布包扎。

（4）控制可见出血：采取伤口内填塞加压包扎，非重要血管可钳扎止血，四肢大血管出血上止血带，但要标明时间。

（5）疑有颈椎损伤者应予以颈托固定，胸腰椎损伤者可用胸腹带外固定或真空夹板固定，应用平板或铲式担架搬运，避免脊柱的任何扭曲。肢体骨折者需用夹板固定。

（6）建立静脉通道，有休克者予以适当液体复苏等处理。对疑有骨盆骨折或腹部损伤者应在上肢静脉置管。

（7）离断指（肢）体、耳郭等宜用干净敷料包裹，有条件者可外置冰袋降温。

（8）刺入性异物应固定后搬运，过长者应设法锯断，不能在现场拔出。

（9）严重多发伤应首先处理危及生命的损伤。

对于群体患者，具体应急程序应首先进行患者分类。就是说医护人员在有大量患者存在，而又无法及时全部处理的情况下，按照伤病情的轻重，将患者分别归类处理的方法，即以需要同类医疗救护和医疗转送措施为标准，将患者分成相应的组别。通过分类，能有计划地在短时间内很快地让患者得到救治，并可以迅速、及时地疏散大量患者。只有将患者疏散到各个不同的专科医院，或尽可能多的医院中去，才能挽救患者的生命。

医疗分类的前提：①由熟练的医师负责承担医疗分类任务；②为医疗分类准备相应的医药器材；③拥有医疗分类的职能单位和机构。医疗分类是在诊断及对损伤发展的预后估计基础上进行的，同时也应考虑必要的预防措施。

医疗分类内容可分成治疗分类和后送分类。治疗分类就是将患者分组，以便实施各种不同性质的医疗救护措施。后送分类是将患者按一定标准分组，以便继续后送治疗，后送分类必须决定：到哪里去，即医疗后送的目标；按什么顺序，即是第一批后送还是第二批后送；用什么运输工具；后送患者采取什么体位，即患者是坐位还是必须卧位。

医疗分类标准分为危害标准、治疗标准和后送标准。

医疗分类的首要任务就是将危害环境和他人的患者与其他患者分开。第二个任务就是分别将轻、中、重患者分开。第三个任务就是判定患者耐受能力和后送的紧急性。后送分类时误判或错判，都会导致患者的误诊，损害患者的健康，或在医疗后送的过程中耽误有效的医疗救护。

当患者数量剧增，以致投入所有的急诊医护力量仍不能满足要求时，即应采取批量患者分类法。鉴于所有批量患者的涌现都是突然的，而且，轻患者总是最先到达，所以只有组织严密，才能有条不紊地完成有目的的分类工作。要防止患者擅自进入抢救区，必须让他们集中在周围较宽阔的区域中，并在此分类。有时需纠察人员维持秩序。患者大批到达时，必须放弃一般原则，以便尽快和尽可能多地救护患者。不要在轻患者和长时间复苏或费时费事的手术上耗费时间。因此，不可避免地要用另一些分类标准，使用与一般情况下不同的另一些治疗原则。总体上讲还是应将患者分成四大组，即立即治疗组、可推迟治疗组，最简单治疗组和观望治疗组。

（二）应急处理注意事项

1. 保证急救物品的齐备　院前急救药品、物品要做到全面，准备到位，急救设备必须随时处于完好状态，由专人检查，专人管理，使用后及时补充，急救人员必须熟练掌握抢救药品的用法、用量、适应证和禁忌证。必须重视院前急救药品的齐全、急救设备的完好，避免因急救器材准备不足、药品不全及使用不当引发相关的法律问题。

2. 严格按照急救工作流程进行　参与急救的医务人员，应在规定时间出车到达患者家中或急救现场；应态度和蔼，仔细询问病史，认真进行体格检查，并做必需的辅助检查，根据病史及体格检查做出疾病诊断；依据诊断进行相应治疗，做到病史、体检、诊断、治疗四个相符合，且转运途中密切观察患者病情变化，并及时给予相应处理；到达医院后详细向接诊医生交代病情及用药情况，办理各种交接手续。

3. 提高院前急救质量　强化急救意识，提高急救业务技术水平，加强技术练兵和严格的组织管理是院前急救成功的关键。医护人员必须树立"时间就是生命"的急救意识，随时处于应急状态，具备较高急救水平，掌握全面的医疗护理知识，具有全科医生的知识水平。在具体技能上，每个急救医护人员必须熟练掌握各种急救仪器的规范操作，如心电监护仪、除颤仪、心电图机、呼吸机等的使用。掌握各种急救技术，如徒手心肺复苏（CPR），气管插管术，电除颤术，呼吸机呼吸支持治疗，止血、包扎，固定与搬运等，且在考核管理上也应将此作为重要内容来体现。

4. 注意全身和局部的关系　造成创伤的原因和伤势的情况有时十分复杂，如果在现场急救中只将注意力集中在处理局部损伤，而忽视了危及生命的并发伤或并发症，有时会导致无法挽回的失误。此失误的出现，主要是抢救者经验不足，在抢救患者时因慌乱和疏忽所致。主要表现在：①忽视询问必要的病史，如致伤原因、受伤时的体位、受伤时间、致伤物的性质及伤后的意识等。②忽视了是否存在创伤性休克及其他损伤，而只忙于处理骨折。忘记骨折本身往往不是致命的原因，而骨折并发症（如股骨干骨折、骨盆骨折往往失血在 800mL 以上，容易致失血性休克或大血管损伤），并发内脏损伤（如颅脑损伤，气胸，肝、脾、肾损伤等）也易造成休克。所以在抢救患者时，应首先了解生命体征是否平稳，有无其他损伤及并发症，在抢救患者生命的前提下，处理局部损伤。

5. 强化法律意识，加强自我保护　院前急救对象均为急、危、重症患者，或随时出现的各类灾害事故，成批伤员可造成紧张甚至恐怖的现场抢救环境，以及酗酒、吸毒、自杀、他杀等现场，抢救时本身带有的法律纠纷。目前，患者不仅对医疗护理质量、服务质量的要求高，而且对医疗消费和自我利益保护观念日益增强，这就要求管理者及院前急救人员增强法律意识，学习有关法律知识，如《中华人民共和国执业医师法》、《医疗事故处理条例》等法律法规，依法办事，将法制教育纳入继续教育的规范化培训中，加强工作的责任心，在工作中应用法律知识保护患者和自身的合法权益，提高遵照法律程序处理医患矛盾的能力。

6. 尊重患者及家属知情权，完善院前急救各项记录　院前急救记录要详细、完整、规范，使用医学术语，执行口头医嘱后及时补充医嘱记录，完善出诊登记和院前急救病情告知书及医嘱记录，详细记录院前急救过程。医护人员向家属交代病情，病情的严重性及可能发生的后果和治疗方案，并签字表示知情。对病情危重，拒绝救治，不配合检查、治疗者，应让其在病历中签字，拒绝签字者急救医生应在急救病历中注明，做到有据可查。急救病历的书写应认真、及时、规范、准确，字迹清楚，所有院前急救的各种记录均应装订交病案室归档保存。

（柏明晓）

第五节　四肢及骨盆骨折

骨折常发生在战争、自然灾害或交通事故。随着社会人口的老龄化，骨质疏松症的发病率增高，在日常生活中老年人摔倒所致的髋部骨折、腕部骨折也日益增多。早期的诊断、正确的处理，可以使骨折患者获得较好的功能恢复，减少骨折的致残率。如果处理不当可能出现严重的功能障碍甚至导致死亡。

一、骨折概论

（一）骨折的定义

骨皮质与骨松质的完整性和连续性中断。其成因可由创伤和骨骼疾病所致。

（二）骨折的常见类型

根据骨折部位是否与外界相通可将骨折分为开放性骨折和闭合性骨折。根据骨折的程度可分为完全骨折和不全骨折。完全性骨折根据骨折线的方向和形态又可分为横行骨折、短斜行骨折、长斜行骨折、螺旋骨折、T型骨折、粉碎骨折、嵌插骨折和压缩骨折等。根据病因可分为外伤性骨折、病理性骨折和疲劳（应力性）骨折。

（三）临床表现

（1）全身表现

1）失血性休克：骨折部位出血，特别是骨盆骨折、股骨骨折和多发性骨折，严重的开放性骨折或并发重要内脏器官损伤常常可导致失血性休克。

2）发热：骨折后一般体温正常，出血量较大的骨折，如股骨骨折、骨盆骨折，血肿吸收时可出现低热。开放性骨折，出现高热时，应考虑感染的可能。

（2）局部表现

1）局部疼痛、肿胀、局部皮肤青紫和肢体功能障碍。

2）骨折的特有体征：①畸形：骨折段移位使患肢外形发生改变，表现为肢体缩短、成角或旋转畸形。②异常活动：正常情况下肢体不能活动的部位，骨折后出现不正常的活动。③骨擦音或骨擦感：骨折端相互摩擦时，可产生骨擦音或骨擦感。

（四）辅助检查

良好的X线或CT等影像学检查可以为诊断提供大量信息，骨折的X线检查一般应拍摄包括邻近一个关节的正、侧位片（图2-1），某些特殊部位还应加摄一些特殊位置的X线片（图2-2）。CT三维成像技术，提供了直观的三维骨折影像，对治疗有很大的指导作用（图2-3）。

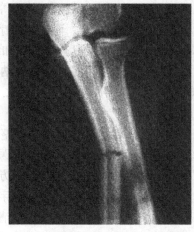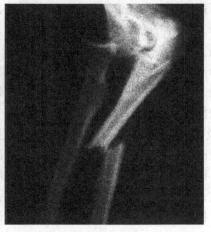

图 2 - 1　尺骨上段骨折并发上尺桡关节脱位正、侧位片

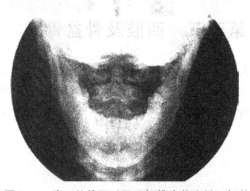

图 2 - 2　张口位片可以显示枢椎齿状突及环枢关节

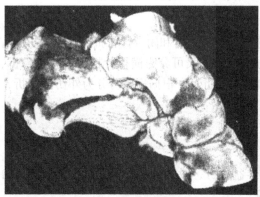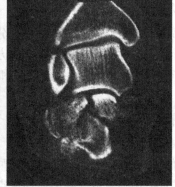

图 2 - 3　CT 三维重建显示跟骨骨折

（五）诊断

　　骨折诊断的基本要求是：尽早发现骨折，明确骨折的部位、类型、严重程度及其对周围组织的影响，并对伤员的全身情况做出判断，据此制定治疗决策和预后评估。多数情况下，骨折不难诊断，特别是移位明显的骨折，根据患者受伤时的病史，仔细体检和 X 线摄片，一般就能确定骨折是否存在。但在以下情况时，容易出现漏诊：①嵌插骨折和不全骨折，疼痛与畸形常不明显，X 线片有时也难以清楚显示。②并发其他脏器损伤时，有时只重视其他重要脏器损伤的诊治而遗漏了骨折。③多处、多段骨折，有时只注意了症状明显部位的骨折，而忽视了症状不明显处的骨折。④昏迷、醉酒、精神患者或智障人士、儿童、老年人、语言表达障碍的患者也容易造成漏诊。对于骨折的诊断，不应只限于骨折本身，同时应了解是否并发其他直接威胁患者生命的创伤。其次应了解骨折本身对患者全身情况的影响。骨折对周围组织损伤的原因有两种：①造成骨折的暴力同时引起的损伤。②骨折后骨折断端和骨折片造

成的损伤。骨折周围软组织损伤中最严重的是重要血管、神经的损伤，必须仔细检查，及时发现。

（六）骨折的愈合过程

骨折后人体是以再生的形式修复，即骨折部最终能被新骨完全替代，恢复骨的原有结构和功能。和其他组织愈合不一样，骨折愈合后不会遗留瘢痕。骨折愈合是一个复杂的过程，受血供、力学环境等多种因素的影响，不同治疗方法和不同部位的骨折愈合过程各有特点。

（1）骨折的愈合方式

1）间接愈合：在局部制动、不进行内固定、骨折端较稳定的情况下，骨折愈合经历其自然的发展过程。一般需先经过三个阶段：①血肿机化期。②原始骨痂形成期。③改建塑型期。最后才被骨完全替代，称为二期愈合。

2）直接愈合：在完全解剖复位和绝对固定的条件下，骨折端之间发生直接愈合，或称一期愈合。X线片上表现为没有外骨痂形成，骨折线逐渐消失。

（2）影响骨折愈合的因素

1）全身因素：①年龄：不同年龄骨折愈合差异很大，如新生儿股骨骨折2周可达坚固愈合，成人股骨骨折一般需3个月左右。儿童骨折愈合较快，老年人则所需时间更长。②健康状况与伴发疾病，特别是患有慢性消耗性疾病者，如糖尿病、营养不良、恶性肿瘤及钙磷代谢紊乱，骨折愈合时间明显延长。

2）局部因素：①骨折的类型和数量：螺旋形和斜形骨折，骨折断面接触面大，愈合较快。横形骨折断面接触面小，愈合较慢。多发性骨折或多段性骨折，愈合较慢。②骨折部位的血液供应：是影响骨折愈合的重要因素，如胫骨干中、下1/3骨折骨折愈合较慢；股骨颈囊内骨折，股骨头血液供应几乎完全中断，容易发生缺血性坏死。③软组织损伤程度：开放性软组织损伤骨折端的血液供应，影响骨折的愈合。④软组织嵌入：组织嵌入两骨折端之间，阻碍了两骨折端的对合及接触，骨折难以愈合甚至不愈合。⑤感染：局部感染可导致化脓性骨髓炎，出现软组织坏死和死骨形成，严重影响骨折愈合。

3）治疗方法的影响：①反复多次的手法复位，可损伤局部软组织和骨外膜，不利于骨折愈合，应予避免。②开放复位时，软组织和骨膜剥离过多影响骨折段血供，可能导致骨折延迟愈合或不愈合，应在严格的手术指征情况下使用，并尽可能少地干扰和破坏局部血液供应。③开放性骨折清创时，过多地摘除碎骨片，造成骨质缺损，影响骨折愈合。④骨折进行持续骨牵引治疗时，牵引力过大，可造成骨折段分离，并可因血管痉挛而致局部血液供应不足，导致骨折延迟愈合或不愈合。⑤骨折固定不牢固，骨折处仍可受到剪力和旋转力的影响，干扰骨痂生长，不利于骨折愈合。⑥过早和不恰当的功能锻炼，可能妨碍骨折部位的固定，影响骨折愈合。

（七）并发症

（1）全身并发症

1）休克：休克多见于多发性骨折、股骨骨折、骨盆骨折、脊柱骨折和严重的开放性骨折。患者常因广泛的软组织损伤、大量出血、剧烈疼痛或并发内脏损伤等引起休克。

2）脂肪栓塞综合征：脂肪栓塞综合征是造成多发性骨折患者死亡的主要原因之一。它也可以发生在髓腔内应用任何外科器械的手术患者。脂肪栓塞综合征的发病机制以机械和化学的联合作用为主，即髓腔中的中性脂肪滴进入血液后引起一系列免疫反应，产生纤维蛋白和其代谢产物诱发的血管内凝血；同时白细胞血小板和脂肪滴互相聚集于肺部毛细血管而形成局部的机械性阻塞。另外入血的中性脂肪酸分解的游离脂肪酸使肺毛细血管通透性增加而产生急性肺间质水肿，从而使肺部损害进一步加重，最终导致呼吸衰竭。最常见的临床表现为呼吸急促、心动过速、发热和神志改变等。这些临床表现可在受伤后即刻出现，也可在于创伤后2～3d后出现。心动过速和呼吸急促是动脉低氧血症的直接表现。另可表现为嗜睡、烦躁、意识模糊直至昏迷。有部分患者可出现咯血。动脉低氧血症是其一个重要特征。在早期可出现血小板减少，血红蛋白下降。胸部X线片可出现暴风雪样肺部渗出阴影。心电图可发现明显的S波、心律失常、T波倒置及右束支传导阻滞。脂肪栓塞综合征的治疗一般应遵循下列原则：保持呼吸道通畅，恢复血容量，维持水、电解质平衡，避免不必要的输液及受伤肢体的制动等。

3）挤压综合征：是一种肢体肌肉组织长时间受到持续挤压而造成的肢体肌肉局部缺血－再灌注损伤，临床上表现为一种以肌红蛋白血症、肌红蛋白尿症和高钾血症为特点的急性肾功能衰竭。本综合征多发生于地震、车祸、长时间应用抗休克裤、断肢再植术后失败、止血带应用时间过长、昏迷及骨筋膜间隔综合征减压以后等。在肢体受压解除后数小时内应在补液的同时使用甘露醇和碱性利尿剂，以维持尿量 8L/d，尿 pH>6.5。防止急性肾功能衰竭。尿液碱化应一直持续应用到尿液中不再存在肌红蛋白为止。受压肢体局部的筋膜切开减压术具有重要的治疗作用。如全身中毒症状明显而危及生命时，则应及时进行截肢术。

4）坠积性肺炎：多发于长期卧床的老年下肢骨折患者。由于长期卧床，胸部活动受限，加上卧位使肺部分泌物难以排出，易发生坠积性肺炎。

5）泌尿系感染及结石：多见于脊柱骨折并发脊髓损伤引起的瘫痪患者。由于此类患者尿潴留及长期留置导尿，很容易产生泌尿系统感染及结石。

（2）局部并发症

1）骨筋膜间室综合征：骨筋膜间室综合征是肢体骨筋膜室组织的微循环和功能受到骨筋膜室内持续增高的压力影响而发生的综合征。可以造成肢体残废，重者危及生命。小腿和前臂是发生骨筋膜室综合征最常见的部位。任何原因造成的骨筋膜室内压力增高，都可导致骨筋膜室综合征。常见为下列两大因素：

A. 骨筋膜室容积减少：①筋膜缺损的修补术；②过紧的捆扎；③局部的压迫。

B. 骨筋膜室内容物增加：①出血、大血管损伤或出血性疾病。②毛细血管通透性增加、缺血后肿胀、剧烈运动或骨科手术创伤等。③毛细血管压力增加、剧烈运动、静脉阻塞、长腿绷带包扎。④肌肉肥厚。⑤渗出性浸润。⑥肾病综合征。

引起骨筋膜间室综合征的主要原因是骨筋膜室组织压力骤增，导致骨筋膜室内的肌肉、神经出现缺血－水肿的恶性循环，最终导致肌肉、神经的不可逆的损害。典型的骨筋膜间室综合征的临床表现可归纳为：疼痛（pain）、苍白（pallor）、感觉异常（parenthesis）、瘫痪（paralysis）和无脉（pulselessness）。

骨筋膜间室综合征的临床诊断较困难，因此直接测量骨筋膜间室内压力成为一种有价值的临床诊断手段。在正常封闭的骨筋膜间室内的组织压为 0kPa。当组织压高于患者舒张压的 1.33～4.00kPa 时，骨筋膜间室内组织发生异常的灌注和相对的缺血。当组织压上升至 4.0～4.67kPa 时，即有切开减压的手术指征。当组织压等于或超过患者的舒张压时，骨筋膜间室内已完全丧失有效组织血液灌注，即使此时远端脉搏仍然存在，也必须急诊切开减压。但必须指出，虽然组织压测定和其他一些客观检测方法在诊断骨筋膜间室综合征中有重要参考价值，但仔细的物理检查及密切的观察在早期骨筋膜间室综合征的诊断和治疗中仍具有十分重要的临床意义。

一旦怀疑本综合征可能发生，应立即去除石膏、夹板等影响循环的外在压迫，同时患肢应放置于心脏水平位，密切观察室内组织压的变化及肢体其他的症状和体征。当组织压持续升高，患者的症状和体征不断加重时，应急诊进行筋膜切开减压术，其目的是抢救具有活力和功能的肢体，因此尽可能地充分减压，而不应该过多地考虑皮肤切口的长短。骨筋膜间室内的每块肌肉都应该仔细检查，肌外膜鞘也必须松解。根据减压当时神经损伤的程度决定是否需要神经的手术探查和减压。充分减压后，不缝合筋膜，如果肢体肿胀影响皮肤缝合，则敞开创口，待日后延期缝合或植皮。肢体切开减压后，肌肉缺血坏死过程中的代谢产物，如血红蛋白、肌红蛋白及其他酸性物质等可能进入血液循环，因此，必须严密观察可能出现的水与电解质紊乱、酸中毒、肾功能衰竭、心律失常及休克等并发症的发生，必要时予截肢以抢救生命。

2）骨折的延迟愈合、不愈合及畸形愈合：骨折部位在应愈合的时间内未能愈合称为骨折延迟愈合。继续固定并加强功能锻炼，可望愈合。因固定不当，骨折局部经常活动，长时间后骨折修复活动停止，骨折端平滑，骨折间隙变宽，骨折端硬化形成假关节，骨髓腔闭塞，称为骨折不愈合。骨折未能通过复位达到解剖位置的愈合叫作畸形愈合。

3）缺血性骨坏死：又称骨缺血性坏死，即骨折后因循环障碍引起骨质坏死，如腕舟状骨骨折后舟状骨坏死，股骨颈骨折后股骨头坏死及距骨骨折后距骨体坏死等。从病因学上，缺血性骨坏死可分为创伤性缺血性骨坏死和非创伤性缺血性骨坏死，但其发病机制基本相同，都是由于在骨的某一区域的血管发生栓塞，引起局部骨组织的血液灌注下降或闭阻而导致局部骨坏死。处理方法是早期复位，固定较长时间，在骨坏死现象消失前不负重。后期可考虑关节融合或人工关节置换术。

4）周围神经损伤：对骨折伤员，都应检查患肢的运动和感觉，判断有无神经损伤。如肱骨干骨折，可损伤桡神经。肱骨内髁或内上髁骨折，可并发尺神经损伤。桡骨下端骨折可伤及正中神经。腓骨颈骨折可伤及腓总神经。骨折并发神经伤，应根据神经损伤的程度，决定进行神经探查或观察一段时间无恢复时再做探查手术。

5）创伤性关节炎：涉及关节面的骨折可损伤关节软骨。一般认为损伤的关节软骨面之间的移位不应该超过关节软骨本身的厚度，否则将导致应力分布异常，骨折畸形愈合或关节周围软组织损伤或导致负重力线的改变。以上因素均可造成承受异常高应力的软骨磨损、软骨退变、软骨下骨硬化，最终导致创伤性关节炎的发生。因此，关节内骨折或关节周围骨折应强调早期解剖复位，恢复关节面平整。其他部位的骨折治疗时也应重视恢复肢体的负重力线，这对防止创伤性关节炎的发生有着十分重要的意义。一旦发生严重的创伤性关节炎，常需做人工关节置换或关节融合术才能改善肢体的功能。

6）迟发性神经炎：迟发性神经炎多继发于骨折畸形愈合、异位骨化或骨痂包绕压迫等。迟发性尺神经炎临床最常见，因为尺神经位于皮下容易损伤，并且位于骨性肘管内。当肘关节屈曲，特别在肘外翻时，肘管容积减少，神经受压更明显。迟发性神经炎的治疗主要是消除压迫神经的原因。

7）创伤性骨化：关节创伤，特别是肘关节骨折脱位可引起关节附近软组织内出现广泛的钙化组织，严重的可影响关节活动。这种因创伤而导致的异位骨化称之为创伤性骨化，亦称为骨化性肌炎。创伤性骨化一般在创伤后3周才可在X线片上发现，但长达1年左右才成熟稳定。文献报道，放射、吲哚美辛（消炎痛）等治疗具有抑制异位骨形成的作用。一般在损伤后6～12个月后骨化范围已局限、骨化已成熟，而患者存在严重的关节功能障碍时，可行手术切除骨化部分，以改进关节的活动度。

8）血管损伤：邻近骨折的大血管可被骨折端刺破或压迫，引起肢体循环障碍，如肱骨髁上骨折可损伤肱动脉；股骨下端骨折及胫骨上端骨折可损伤腘动脉；锁骨骨折可损伤锁骨下动脉。重要的动脉损伤可危及生命，引起肢体坏死或缺血挛缩。重要的静脉伤也可造成严重肢体肿胀等症状。对重要的血管损伤应及时发现和探查处理。

9）脊髓损伤：脊柱骨折脱位常并发脊髓损伤，除脊髓本身在创伤时受到的损伤外，还可由于血肿、破裂的椎间盘、骨折碎片等的局部压迫，以及脊髓受伤后的水肿、出血、坏死等继发性改变造成脊髓的进一步损害。脊髓损伤后除造成损伤平面以下发生截瘫，还可由于患者长期卧床造成褥疮、泌尿系统感染、肺部感染及关节僵硬等。

10）关节僵硬：关节僵硬是关节内、外组织反应性渗出水肿，引起关节内、外纤维粘连，同时关节囊、韧带及周围肌肉发生挛缩，而最终导致的关节功能障碍。通常引起关节僵硬的原因有肢体固定时间过长、缺乏及时和合理的肢体功能锻炼、关节内或经关节骨折和关节感染等。关节僵硬患者常伴有患肢肿胀、肌肉挛缩和局部骨质疏松，临床上将其称为"骨折病"。应积极鼓励患者进行积极的患肢早期功能锻炼，尽量减少不必要的制动时间，配合局部理疗，以预防"骨折病"的发生。严重的关节僵硬常需手术治疗。

（八）治疗原则

骨折治疗的基本要求是及时改善全身情况，妥善处理重要脏器和其他组织的并发损伤；骨折应早期复位、确切固定，立即开始并坚持功能锻炼，以保证骨折在适当的位置尽快愈合；同时防止骨折并发症，使患者尽快康复。

骨折的治疗必须在患者全身情况允许后进行，颅脑、胸腹和其他危及生命的损伤均应优先处理。在不影响抢救生命的前提下，对于开放性骨折、出血不止的患者，可以先进行简单的包扎止血，明显的大血管出血可先进行结扎止血。骨折部位可先用夹板或支具做临时固定，然后再做搬动和接受X线等其他检查，以减少患者痛苦和防止骨折断端造成进一步损伤。

骨折治疗的目标是使骨折在功能和外观都能满意恢复的位置上愈合，且愈合过程应尽可能地缩短，患者在该过程中的疼痛和不便应最大限度减少，尽可能地防止骨折的全身与局部并发症。

骨折治疗的方法有闭合治疗和开放治疗两种。开放治疗常应用于：①开放骨折。②多发性骨折。③骨折线经关节，引起关节面不平整的骨折。④骨折端间软组织嵌入。⑤病理骨折。⑥伴有血管、神经损伤的骨折。⑦闭合治疗失败的骨折。无论闭合还是开放治疗，骨折治疗的三大要素仍是复位、固定和功能锻炼。

在急诊创伤患者中，开放性骨折是临床最为常见的骨折。常按 Gustillo – Anderson 分类系统分为三型：Ⅰ型：低能量所致创伤，创口 <1cm，轻度软组织损伤。Ⅱ型：中等能量创伤，创口 >1cm，中度软组织损伤，无须植皮或用皮瓣移植就可闭合创口。Ⅲ型：高能创伤，骨折移位明显或有粉碎，广泛软组织损伤，污染严重。Ⅲa：软组织损伤广泛，但尚能覆盖骨组织。Ⅲb：软组织广泛损伤，污染重，骨膜撕裂，骨暴露，需皮瓣或游离组织移植覆盖创口。Ⅲc：伴有大血管损伤需及时修补，软组织覆盖差，通常需要皮瓣或肌皮瓣移植。

开放性骨折的治疗原则首先是通过彻底的清创将开放性创口变为闭合性创口，然后按照复位、固定、功能锻炼的原则处理。清创是治疗开放性骨折的关键步骤。伤后 6~8h 以内是清创成功的关键。清创的顺序是由浅入深，按皮肤、皮下组织、深筋膜、肌肉肌腱、神经血管、骨骼的顺序逐一进行。清创后应复位骨折和骨折的固定。固定的方法常采用石膏、牵引、内固定和外固定支架。清创和固定完成后，创口的闭合的方法：①一期缝合关闭创口。②用自体皮肤移植、局部或游离皮瓣肌皮瓣转移一期消灭创口。③不关闭创口，留待二期处理。

二、上肢骨折

（一）锁骨骨折

锁骨内端与胸骨相连构成胸锁关节，外侧与肩峰相连构成肩锁关节，横架于胸骨和肩峰之间，是肩胛带与躯干联系的支架。锁骨骨折多发生儿童及青壮年。间接暴力造成锁骨中段的斜形或横行骨折，直接暴力造成骨折多为粉碎或横型。幼儿多为青枝骨折。临床表现为局部肿胀，压痛或有畸形，可能摸及骨折断端。伤肩下沉并向前内倾斜，上臂贴胸不愿活动，X 线摄片可以明确骨折的类型。治疗：幼儿青枝骨折用三角巾悬吊即可。有移位的锁骨骨折，可在闭合复位后用 "8" 字绷带固定 4 周后了解骨折愈合情况。锁骨骨折并发神经、血管损伤，畸形愈合影响功能，不愈合或少数要求解剖复位者，可切开复位内固定。

（二）肱骨骨折

肱骨骨折可以分为肱骨近端骨折、肱骨干骨折、肱骨远端骨折。

1. 肱骨近端骨折　常发生在肱骨干皮质骨与肱骨头松质骨交接处，好发于中老年人。如果所受暴力大，骨折移位多，可损伤腋神经和臂丛神经，以及腋窝处动、静脉。临床表现为肩部疼痛、肿胀、皮下瘀血、肩关节活动受限。大结节下方骨折处有压痛。根据肩部正位 X 片可显示骨折的类型，必要时可行 CT 重建。无移位骨折无须固定，三角巾悬吊患侧上肢 4 周。移位骨折在麻醉下行手法复位，超肩关节夹板、石膏外固定。手法复位不成功，复位不满意，肱骨近端骨折并发神经血管损伤的患者可以行开放复位内固定。

2. 肱骨干骨折　肱骨外科颈以下至肱骨髁上为肱骨干。肱骨中下段骨折容易并发桡神经损伤。出现垂腕、拇指不能外展、掌指关节不能自主伸直等畸形。肱骨干骨折诊断容易。肱骨中、下段骨折应注意并发桡神经伤（图 2 - 4）。无移位肱骨干骨折可用夹板或石膏托固定，移位骨折行手法复位后采用外固定。神经血管损伤，可以行开放复位内固定。

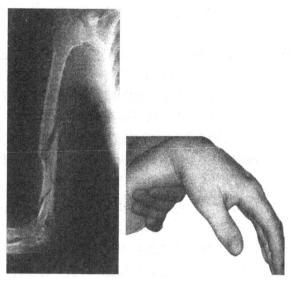

图 2 - 4　肱骨中下段粉碎性骨折致桡神经损伤垂腕畸形

3. 肱骨远端骨折　包括肱骨髁上骨折和髁间骨折。肱骨髁上骨折多发生 10 岁以下儿童，成年人很少见。

（1）伸直型：最多见，容易损伤正中神经和肱动脉（图 2 - 5）。

（2）屈曲型：较少见，肘关节在屈曲位跌倒，较少发生血管、神经损伤。

（3）肱骨髁间骨折，按骨折线形状可分 T 型和 Y 型或粉碎型骨折。

临床表现患者多系儿童。外伤后肿胀、疼痛、功能障碍并有畸形。在诊断肱骨髁上骨折同时要注意手部温度、脉搏、运动及感觉，以明确有无血管，神经损伤。肱骨髁上骨折一般采用手法复位超关节外固定治疗。当有血管、神经伤时，应考虑手术探查血管神经，骨折开放复位内固定。肱骨远端骨折在治疗后常可发生肘内翻畸形，一旦发生通过手术截骨矫正。

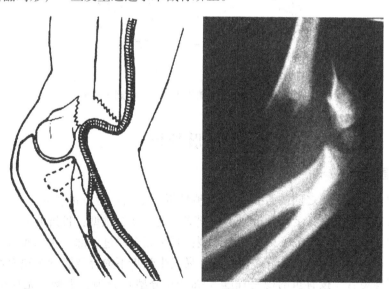

图 2 - 5　伸直型肱骨髁上骨折容易引起肘部血管神经损伤

（三）尺、桡骨骨折

常见，多发生青少年。暴力所造成的骨折常在同一个平面上，断端可有蝶形骨块。间接暴力所致骨折常不在同一平面，常见尺骨骨折面在远侧，桡骨骨折面在近侧。临床常见前臂明显的肿胀和疼痛、畸形、前臂活动丧失。易引起骨筋膜间室综合征。尺、桡骨双骨折是一种不稳定的骨折，不易复位，并且复位后易再移位。因此，有移位的骨折，以切开复位、内固定治疗为主。另外尺桡骨双骨折有下述 2 种特殊类型：

1. 尺骨上 1/3 骨折并发桡骨头脱位　1914 年，意大利外科医生 Monteggia 最早报道了这种类型骨折，称孟氏骨折。孟氏骨折是一种复杂骨折，临床上须做到：①早期准确诊断。②坚强的尺骨固定。③桡骨头准确复位。④术后制动以利环状韧带修复。故常骨折开放复位、内固定，术中观察桡骨头复位及稳定情况，如不能复位或复位后不稳定应行环状韧带修复。

2. 桡骨中下 1/3 骨折并发下桡尺关节脱位　它常是腕关节桡背侧直接受力或跌倒时前臂旋前位撑地造成的，称 Galeazzi 骨折。Galeazzi 骨折是不稳定的骨折，以切开复位、内固定为主。

（四）桡骨远端骨折

桡骨远端骨折常见。多发生于老年妇女、儿童及青年。骨折发生在桡骨远端 2～3cm 范围内，多为闭合骨折。

1. 伸直型骨折（Colles 骨折）　最常见，多为间接暴力致伤。跌倒时腕背伸掌心触地，前臂旋前肘屈曲。骨折线多为横形。儿童可为骨骺分离，老年常为粉碎骨折。骨折远段向背侧，桡侧移位，近段向掌侧移位，可影响掌侧肌腱活动。暴力轻时可发生嵌入骨折无移位。粉碎骨折可累及关节，或并发下桡尺关节韧带断裂，下尺桡关节脱位，分离，或造成尺骨茎突撕脱。

2. 屈曲型骨折（Smith 骨折）　较少见。骨折发生原因与伸直型相反，故又称"反 Colles"骨折。跌倒时腕掌屈，手背触地发生桡骨远端骨折。骨折远端向掌侧移位，骨折近端向背侧移位。

桡骨远端骨折临床表现为：腕部肿胀，疼痛，活动受限。伸直型骨折移位明显时，可见餐叉状及枪刺样畸形（图 2-6）。屈曲型骨折与伸直型骨折症状相似，畸形相反，X 线片显示桡骨远端向掌侧移位。无移位的桡骨远端骨折可采取石膏或夹板外固定，移位的桡骨远端骨折，应尽早复位、固定，开放复位内固定常用于闭合复位不成功患者。

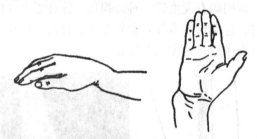

图 2-6　伸直型桡骨远端骨折餐叉、枪刺样畸形

三、下肢骨折

（一）股骨颈骨折

由股骨头下至股骨颈基底部之间的骨折称股骨颈骨折，是老年常见的骨折之一。尤以老年女性较多。按骨折部位分为：①头下型：全部骨折位于头颈交界处。②头颈型：骨折的外上部分通过头下，而内下方带有部分颈内侧皮质，此型最多见。③经颈型：骨折完全通过颈部。④基底型：骨折面接近转子间线。头下型、头颈型、经颈型均是关节囊内骨折，易发生骨折不愈合及股骨头缺血坏死，基底型系囊外骨折，骨折相对容易愈合。按骨折的稳定程度（Garden 分型）分为：Ⅰ型：无移位；Ⅱ型：轻度移位；Ⅲ型：骨折近端外展，骨折远端上移并轻度外旋；Ⅳ型：骨折远端明显上移并外旋。股骨颈骨折常见于老年人，外伤后髋部疼痛，出现患肢短缩、屈曲及外旋畸形。髋关节正、侧位 X 线片可确定骨折类型、部位、移位情况及治疗方法的选择。股骨颈嵌插性骨折和全身情况极差不能耐受手术的老年人可采用非手术治疗，对于移位的股骨颈骨折多需手术，常用闭合复位空心螺钉内固定（图 2-7），对于年龄较大的老年患者，股骨颈骨折不愈合者可行人工髋关节置换术（图 2-8）。

（二）股骨粗隆间骨折

股骨粗隆间骨折系指股骨颈基底至小粗隆水平之间的骨折，多见于老年人，属于关节囊外骨折。骨折多为间接暴力所致。因局部骨质疏松脆弱，骨折多为粉碎性。临床表现为有跌倒等外伤史，局部疼痛、肿胀、压痛和功能障碍均较明显，髋外侧可见皮下瘀血斑，患肢呈外旋畸形，X 线摄片可确诊。对于不能耐受手术的患者采用牵引以纠正下肢短缩，外旋和髋内翻畸形，治疗期间应积极预防卧床引起的一系列并发症。对于一般情况较好的老龄患者可积极手术治疗，常常采用闭合复位髓内钉固定，可以使患者早期离床活动，减少并发症发生。

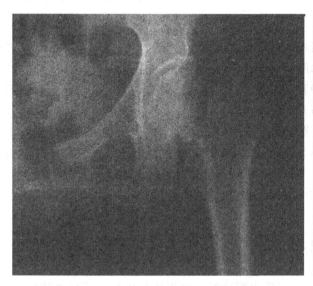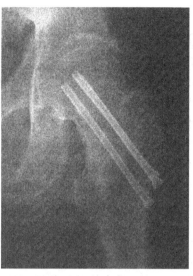

图 2-7　股骨颈骨折闭合复位空心螺钉内固定

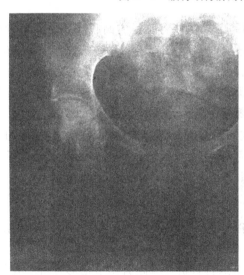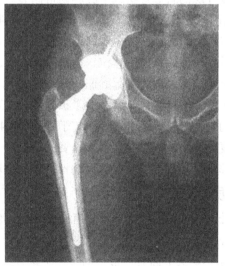

图 2-8　股骨颈骨折不愈和全髋关节置换

（三）股骨干骨折

股骨干骨折是指小粗隆下 2~5cm 至股骨髁上 2~5cm 的股骨骨折。致伤原因多是强大的暴力，可并发失血性休克者或开放性骨折。疼痛、胀肿、畸形和骨摩擦音和肢体短缩畸形较为明显，X 线照片可显示骨折部位、类型和移位方向。股骨干骨折，常有周围软组织严重挫伤，如急救输送时应临时固定伤肢，以防止骨折端移位损伤临近的股动、静脉、腘动静脉。对于股骨干骨折非手术治疗多采用骨牵引复位，6~8 周后改为石膏外固定，开放性骨折、股骨干骨折并发血管神经损伤，非手术复位不满意者常采取开放复位、内固定治疗。

（四）髌骨骨折

直接暴力如撞压、打击等可引起髌骨粉碎性骨折。间接暴力常为膝屈曲位，股四头肌突然强烈收缩而致髌骨横断或上、下极的撕脱。临床表现为：膝关节肿胀积血、疼痛，膝关节不能自动伸直，可摸及骨折块间的间隙。X线照片可明确骨折类型及移位情况。髌骨骨折治疗的目的是恢复关节面的平整，修补断裂的肌腱和破裂的关节囊，防止创伤性关节炎、滑囊炎的发生，恢复膝关节的功能。无移位性骨折，石膏托固定关节伸直位4周，逐渐练习膝关节屈曲活动。移位性髌骨骨折多采取开放复位、内固定治疗。

（五）胫腓骨骨干骨折

直接暴力多致横型或粉碎性骨折，软组织损伤常较严重，易造成开放性骨折。间接暴力多致斜型或螺旋型骨折。由于胫腓骨位置表浅，一般诊断不困难，常可在疼痛、肿胀的局部扪出移位的骨断端。重要的是要及时发现骨折是否并发胫前后动静脉和腓总神经的损伤，同时应该了解是否出现骨筋膜室综合征。将足背动脉的搏动、足部感觉、踝关节及拇趾能否背屈活动作为常规记录。X线检查可确定骨折的类型和移位情况，在摄片的同时应注意膝、踝关节有否骨折。无移位的胫腓骨骨折可采取非手术治疗。移位的闭合性胫腓骨骨折可手法复位、牵引复位，外固定治疗。开放性胫腓骨骨折、非手术治疗不成功和伴有血管神经损伤的胫腓骨骨折多采用开放复位、内固定或支架外固定治疗。无论小腿的闭合骨折还是开放骨折，若有筋膜间隙综合征的现象都应进行骨筋膜室切开减压术。

（六）踝部骨折

踝关节韧带损伤常称为踝关节扭伤。较大的暴力，可引起骨折。踝部骨折多由间接暴力引起。可产生外翻骨折和内翻骨折。

1. 外翻性骨折　暴力使踝关节极度外翻。可致内踝骨折，骨折线呈横形。若暴力持续，距骨将撞击外踝，造成外踝的斜形骨折或下胫腓韧带撕裂。

2. 内翻性骨折　踝部极度内翻，可引起外侧副韧带损伤伴有腓骨尖撕脱或外踝横形骨折，若暴力持续，距骨将撞击内踝，引起内踝斜形骨折。在上述暴力作用的同时，若踝关节处于内收跖屈位，则暴力可同时向后，引起距骨向后移位，撞击后踝，引起后踝骨折。若受伤时，踝关节处于背屈位，可引起胫骨前唇骨折。临床表现为踝部肿胀，呈外翻或内翻畸形，压痛和功能障碍。可根据X线片上骨折线的走向，分析骨折的发生机制，有助于正确复位。踝部骨折是关节内骨折，所以解剖复位、早期功能锻炼。无移位的骨折一般将踝关节外固定于中立位。4周后拆除外固定，开始行走。有移位的骨折在麻醉下，做手法复位和小夹板、小腿管形石膏外固定。手法复位失败者。踝部多处骨折并有胫腓骨下端分离、并发踝部神经、血管损伤或开放性骨折，多采取开放复位、内固定治疗。

（七）跟骨骨折

常由高处坠下或挤压致伤，常伴有脊椎骨折，骨盆骨折，头、胸、腹伤。跟骨骨折根据骨折是否进入关节面可分两类：

1. 骨折不影响关节面者　常见的有：①跟骨结节纵行骨折。②跟骨结节横形骨折。③载距突骨折。④跟骨前端骨折。⑤靠近跟距关节的骨折。

2. 骨折影响关节面者　①部分跟距关节面塌陷骨折：多系高处跌下，骨折线进入跟距关节，常因重力压缩使跟骨外侧关节面发生塌陷。②全部跟距关节面塌陷骨折：最常见，跟骨体完全粉碎，关节面中部塌陷，向两侧崩裂。

跟骨骨折患者多有典型的高处跌下、重物挤压等外伤史，伤后局部疼痛、肿胀、压痛明显，皮下瘀血，出现跟部的畸形，不能负重和关节活动受限等。X线照侧位与纵轴位片、CT三维重建成像对确定骨折类型及选择治疗方式有较大意义。对不影响关节面的骨折常以手法复位、管型石膏固定于轻度跖屈位4~6周，如手法复位失败，则可行切开复位、内固定治疗。对影响关节面的骨折可行切开复位、内固定治疗。

四、骨盆骨折

骨盆骨折是一种严重外伤，多见于交通事故和塌方，由直接暴力所致。多伴有并发症或多发伤。最严重的是失血性休克及盆腔脏器并发伤，救治不当有很高的死亡率。

（一）稳定性骨盆骨折

1. 骨盆边缘孤立性骨折　这类骨折多因外力骤然作用，使肌肉猛烈收缩或直接暴力造成，骨折发生在骨盆边缘部位。①髂前上棘或坐骨结节撕脱骨折。前者因缝匠肌，后者因腘绳肌猛力收缩所致。②髂骨翼骨折。骨折多因直接暴力（如侧方挤压伤）所致，发生在骨盆边缘，未波及骨盆环。骨折可为粉碎性，一般移位不大。③骶骨骨折或尾骨骨折脱位。多为直接暴力所致，不累及骨盆环。

2. 骨盆环单处骨折　骨盆是一闭合环，若只有单处骨折，骨折块移位较少，不致导致骨盆环的变形，故其稳定性尚可。①髂骨骨折。②一侧耻骨上下支骨折。③耻骨联合轻度分离。④骶髂关节轻度脱位。⑤髋臼骨折并发股骨头中心型脱位。

（二）不稳定性骨盆骨折

骨盆环遭受破坏，骨折移位和畸形严重，不仅可有骨盆环的分离，并并发骨折块的纵向移位。

（1）一侧耻骨上下支骨折伴耻骨联合分离。

（2）双侧耻骨上下支骨折。

（3）骶髂关节脱位伴耻骨上下支骨折或耻骨联合分离。

（4）髂骨骨折伴耻骨联合分离或耻骨上下支骨折。

骨盆骨折患者有严重外伤史，局部肿胀，在会阴部、耻骨联合处可见皮下瘀斑，压痛明显。骨盆挤压分离试验阳性。可出现患侧肢体缩短。如出现腹膜后血肿则可有腹痛、腹胀、肠鸣减弱及腹肌紧张等腹膜刺激的症状，应与腹腔内出血鉴别。并发泌尿系损伤患者可出现排尿困难、尿道口溢血现象。X线摄片及骨盆CT三维重建，能明确骨盆骨折的类型（图2-9）。

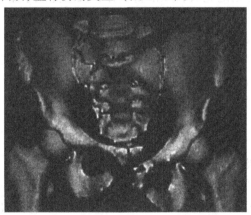

图2-9　骨盆骨折的CT三维重建

骨盆骨折的治疗应首先对休克及各种危及生命的并发症进行处理。对稳定性骨盆骨折可采取卧床休息。骨盆兜带悬吊牵引、下肢持续牵引治疗。对不稳定的骨盆骨折可开放复位、内固定治疗。

（柏明晓）

第三章

术前准备与术后处理

手术是骨科治疗的组成部分和重要手段，也是取得治疗效果的关键环节，但一次成功的手术，可以完全毁于术前准备的微小疏忽和失败于术后处理的不当。因此，骨科医生要像认真对待手术操作一样，重视骨科围手术期的处理。

第一节　术前准备

术前准备的目的应该是使患者以最佳的状态接受手术。术前准备与手术的类型有密切关系。骨科手术种类繁多，但就手术急缓的程度大致可分为三大类：①择期手术：大多数需要骨科治疗的患者，病情发展均较缓慢，短时期内不会发生很大变化，手术时间可选择在患者的最佳状态下进行。如小儿麻痹后遗症的矫正手术等属于择期性手术。这类手术的特点是术前准备时间的长短不受疾病本身的限制，手术的迟早也不会影响治疗的效果，手术可选择在做好充分准备和条件成熟的情况下进行。②限期手术，有些疾病如恶性骨肿瘤等，手术前准备的时间不能任意延长，否则会失去手术的时机。为了取得较好的手术效果，要在相应的时间内有计划地完成各项准备工作，及时完成手术，这类疾病的手术称为限期手术。③急症手术：开放性骨折的清创缝合、断肢再植等，属于急症手术。这类患者病情发展快，只能在一些必要环节上分秒必争地完成准备工作，及时手术，否则将会延误治疗，造成严重后果。三种手术的术前准备基本相同，但急症手术因伤势较重，加之伤口污染、损伤严重继续出血等，通常需要在较短时间内完成必要的术前准备，而后二者可以从容不迫地做完必要检查，待条件适宜再行手术。急症手术因其紧迫的特殊性，以下单独列出。

一、急症手术的术前准备

除特别紧急的情况，如呼吸道梗阻、心搏骤停、脑疝及大出血等外，大多数急诊室患者仍应争取时间完成必要的准备。首先在不延误病情发展的前提下，进行必要的检查，尽量作出正确的估计，拟订出较为切合实际的手术方案。其次要立即建立通畅的静脉通道，补充适量的液体和血液，如为不能控制的大出血，应在快速输血的同时进行手术止血。

骨科医生可按下列三个步骤处理，即首诊检查、再次检查及有效处理措施。

（一）首诊检查

主要是保护生命体征，一般遵循 ABC 原则：

1. 保持气道通畅（airway，A）　在交通事故中，死亡最常见的原因为气道梗阻。急诊首诊医生首先要检查患者的呼吸道是否通畅，排除任何气道梗阻因素。

2. 呼吸支持（breathing，B）　对患者的气道通气功能进行评价，危及生命的急症有张力性气胸、巨大血胸、反常呼吸及误吸等。张力性气胸可通过严重的气胸体征及胸膜腔正压引起的纵隔偏移、静脉回流减少而诊断，此时应立即行胸膜腔穿刺减轻症状。这需要在 X 线检查完成之前进行。反常性呼吸（连枷胸）表现为患者虽能自主通气，但患者有持续发绀和呼吸困难，可通过观察胸壁的反常运动而诊断，需要通气支持治疗。对于呕吐物、血块、脱落牙齿，需要及时清除，处理的措施有向前托起患者颜面部、经鼻腔或口腔气管插管和气管切开等，气管切开一般用于紧急情况，不能作为一种常规方法。另外，对急性窒息的患者还可行环甲膜穿刺，但注意一般不适用于 12 岁以下儿童。

3. 循环功能支持（circulation，C）　检查患者的生命体征，即刻进行循环功能的评价和支持是必需的。控制外出血，加压包扎，抬高患肢，帮助减少静脉出血，增加静脉回心血量，而传统的头低位帮助不大。

4. 功能判定　对清醒的患者，进行快速规范的神经系统检查是必要的。对不清醒的患者，按照 Glasgow 评分（GCS），根据患者的光反应、肢体活动和痛觉刺激反应来评判患者的病情和预后。

（二）再次检查

再次检查的内容如下：

1. 病史　病史应包括外伤发生的时间、地点、损伤机制、患者伤后情况、治疗经过、转送过程及患者既往史，如患者神志不清，应询问转送人员和家属。为便于记忆，可按照"AMPLE"顺序进行：A：过敏史（allergies）；M：药物（medications）；P：过去病史（Past illness）；L：进食时间（Last meal）；E：外伤发生情况（Events of accident）。

2. 详细的体格检查　体格检查应小心、全面，从头到脚依次进行。首先是神志情况，主要根据 Glasgow 评分（GCS）；仔细检查头面部，注意检查可能隐藏在头发内的损伤；对于高位截瘫患者，要注意区分头外伤和颈髓损伤，常规 X 检查是必需的，颈部在明确损伤前一定要固定；血胸、气胸是可预防性死亡的常见原因，注意要监测血压和肺通气功能，详细检查胸部，仔细阅读胸部 X 线片；腹部损伤也是可预防性死亡的常见原因，仔细检查腹部体征和监测生命指征变化，必要时行腹腔穿刺和灌洗术。四肢外伤一般比较明显，但要注意多发伤和合并血管、神经损伤的可能性。

3. 对任何可疑骨折行 X 线检查　对所有的多发伤患者，在初次检查后，都应行胸片、颈椎侧位和骨盆像，如怀疑脊柱骨折，应行正侧位及颈椎张口位像，必要时进一步 CT 检查。对意识有问题的头部外伤患者，常规行头颅 CT 检查。

（三）有效处理措施

在多发伤患者的诊治中，可能会包括许多专家参与的多次手术和操作。应该综合患者全身的病情，适时讨论手术时机、类型和手术操作范围。

二、常规手术准备

在手术前应按以下流程：明确诊断，确定手术指征；术前综合评估患者情况；术前讨论，确定手术治疗方案；术前与患者及家属的交流；调整患者的健康状态最佳化；细化医生准备。

（一）明确诊断，确定手术指征

术者必须全面掌握病史、临床表现和影像化验检查资料，将资料归纳分析后得出明确的诊断，并复验入院诊断是否正确，提出有力的手术指征。

（二）术前综合评估

在确定患者是否需要手术治疗后，需要对患者进行术前综合评估，评价手术的风险，除外手术禁忌，这一阶段的主要目的在于确定患者能否接受手术治疗的问题。评估病史和有重点系统回顾的体格检查，然后决定是否需要进一步检查。根据患者的疾病程度、主要脏器功能状态以及全身健康状态，将手术危险分层化，可将患者对手术的耐受性分成二类四级（表 3-1）。对于第一类患者，经过一段时间的一般准备后即可进行手术。而对于第二类患者，由于其对手术的耐受性差，手术风险非常高，且有可能高于手术的益处，那么需要多科室（例如麻醉科医生、内科医生等）会诊，请麻醉师及内科医生各自提出自己的见解，并最终确定是否存在手术禁忌。如果无手术禁忌，需要对主要脏器的功能进行认真检查，有针对性地做好细致的特殊准备后，才能考虑手术。如有必要可分期手术，暂时改善全身情况后再彻底地手术。

表 3-1 患者耐受性的分类、分级

患者情况	一类		二类	
	Ⅰ级	Ⅱ级	Ⅲ级	Ⅳ级
骨科疾病对机体的影响	局限，无或极小	较少，易纠正	较明显	严重
主要脏器功能变化	基本正常	早期，代偿期	轻度，失代偿期	严重，失代偿期
全身健康状况	良好	较好	差	极差

（三）术前讨论

在明确患者诊断、确定其具备手术指征并除外手术禁忌后，应提请术前讨论。此阶段的主要目的在于解决手术方法的问题。

在术前讨论中，首先由主管医师介绍患者的病史、重要体征以及辅助检查等资料，作出诊断，提出强有力的手术指征，同时提出手术治疗的目的及手术方案（包括术前准备情况、手术操作步骤、需要准备的特殊器械、术后结果评价以及术后护理注意事项等）。科内医生对此提出建议及评价，首先需要再次确认诊断是否正确，是否需要进一步检查；其次，评价手术方案是否合理，例如手术途径是否合理等等；最后，确定最终手术方案。

（四）术前交代

因为患者及其家属的决定才是最终的决定，也只有他们才能决定是否可以接受手术的危险，所以一旦医生方面对治疗的意见达成一致，那么就需要在术前向患者本人及家属或单位交代清楚疾病的治疗原则、手术方案以及预后等，与其协商治疗方案，使患者方面从心理上认清接受手术的必要性，对手术要达到的目的及可能发生的并发症与意外事项等有所了解。如果医生与患者两方面最终对手术方案达成一致，应嘱患者或其监护人、委托人签好手术同意书。

（五）调整患者的健康状态最佳化

任何一种骨科手术，都需要将每个患者的手术前情况调整到最佳状态。这也是术前准备的目的。通常，手术前需要以下准备工作：

（1）患者心理方面的准备：手术对患者是一极严重的心理应激，多数患者怀有恐惧感。患者住院后，由于生活环境的改变和工作、家庭联系的暂时中断，特别是对自身疾病的种种猜疑，患者的思想是很复杂的。对即将进行的手术治疗，怀着各种各样的顾虑：害怕麻醉不满意而术中疼痛；担心手术后不能坚持工作和丧失劳动力；对肿瘤根治性手术的效果悲观失望等。医护人员应和家属、亲友一起共同做过细的思想工作，有针对性地解除患者的各种忧虑，增强患者与疾病斗争的决心。同时，医生和护士要优质服务和满腔热忱、无微不至地关怀，使患者对手术充满信心，让患者从医护人员的言行中，建立起对手术的安全感和必胜的信念。

（2）适应性锻炼：长期吸烟者，住院后应立即戒烟。要求特殊体位下手术的患者（如颈椎前路手术，术中取头后仰、颈部过伸姿势），术前 2~3 天应在医生指导下进行相应的训练。术后病情需要较长时间卧床者，术前应进行卧床大、小便的练习。

（3）饮食的管理：中小手术的饮食一般不需严格限制，但必须在术前 12 小时禁食，术前 6 小时禁饮，以防麻醉和手术过程中发生呕吐而误吸入肺。

（4）肠道的处理：局麻下的一般手术，肠道无须准备。需要全麻和硬膜外麻醉者，手术前一日晚灌肠一次，排出积存的粪块，可减轻术后的腹胀，并防止麻醉后肛门松弛粪便污染手术台。

（5）手术前用药：体质差伴营养不良的患者，术前数日可适当输入适量的白蛋白液、复方氨基酸等，并口服各种维生素。手术复杂和时间较长或在感染区内的手术，术前 48 小时开始预防性抗生素的应用，可使手术过程中血液内和手术野内保持一定浓度的抗生素，对减少术后切口感染的发生率有一定作用。

（6）手术部位的皮肤准备：病情允许时，患者在手术前一日应洗澡、洗头和修剪指（趾）甲，并更换清洁的衣服，按各专科的要求剃去手术部位的毛发，清除皮肤污垢，范围一般应包括手术区周围5~20cm，剃毛时应避免损伤皮肤。备皮的时间多数在手术前一日完成。手术前日晚主管医师应该仔细检查皮肤准备情况，如发现切口附近皮肤有破损、毛囊炎，应推迟手术日期。

（7）如术前应用抗凝药物，则应停用抗凝药物一周以上，并复查出凝血时间。

（8）高血压、糖尿病患者应控制血压及血糖接近正常水平。

（9）术后功能锻炼，器械的学习与使用。由于骨科手术后患者大多需要配合康复锻炼，因此术前应指导患者学习使用。

（10）如预计要输血，查血型，交叉配血试验，备血、预存自体血或准备吸引－收集－过滤－回输装置。

（11）特殊患者的术前准备：术前慢性贫血、营养不良的患者，应给以高蛋白质及高糖饮食，并补给各种维生素，必要时多次少量输血或血浆。幽门梗阻的患者常伴有较严重的水与电解质紊乱，术前应加以纠正，同时每晚用温盐水洗胃一次，共3~5天，有利于胃黏膜炎症与水肿的改善。肝脏疾病的手术前准备应加强保肝措施，以增加肝糖原的储备。

婴幼儿有些器官发育不完善，基础代谢率高，糖原储备量较少，而且总血量明显低于成年人。手术前应特别注意水、电解质失调的纠正；宜常规应用维生素 K，以纠正术中的出血倾向；即使是短时间禁食，术前也应静脉滴注5%~10%的葡萄糖溶液。

老年人的重要生命器官逐渐出现退行性变，代偿和应激能力较差，消化和吸收功能日益减弱。另外，老年人常伴慢性心血管疾病和肺气肿，对手术的耐受力相应较弱。术前应该特别注意改善心功能和肺功能，加强营养，纠正贫血，最大限度地增加手术的安全性。

（六）细化医生准备

1. 术前测量与设计　术前有关的绘图、设计、测量等是术前必须做好的准备工作，例如股骨上端截骨术，截骨线的设计、矫正的角度及矫正后的固定措施等都必须在手术前通过描图、剪纸计划好，以期术中能够达到预期矫正的目的。

2. 手术径路的选择　骨科手术途径非常之多，选错途径将增加手术困难，并有损伤重要结构的可能，一般来说以分开软组织少而能清楚显示病灶的手术途径为最佳途径。

3. 手术体位　手术体位与显露病灶的难易极有关系，为了显露满意，要慎重选择体位和铺无菌巾的方法。

4. 手术部位的定位　在术前要考虑周到，采用何种方法才能做到准确无误，特别是胸椎及胸腰段，如有变形或畸形，术中的定位标志常不明确，易发生错误，应该在术前找好标志，必要时应借助术中 X 线透视或照片定位。

5. 器械准备　骨科手术常需要一些特殊器械和内固定物，为了方便手术，有些器械需要术者亲自选好，交手术室护士灭菌备用。

6. 其他科室准备　术中需要行放射线造影、特殊化验检查和冰冻切片检查时，主管医师应在手术前一日与有关科室取得联系。

（陈　义）

第二节　手术后处理

手术的结束并不意味着治疗的结束，术后处理是手术治疗的重要组成部分之一，忽视术后处理往往会对手术效果产生负面影响。术后处理也有全身和局部之分，短期和长期之别。

一、全身处理

与一般外科手术的术后处理基本相同，骨科手术后当天和短期内，须密切观察和及时处理手术创伤和失血反应、麻醉反应、手术并发症，以及观察是否继续失血、原有病情是否加重等。常规观察血压、脉搏、呼吸、体温、神志、液体出入量，治疗方面包括输液、镇痛及抗菌药物的应用等等。需要强调以下几个问题。

（一）麻醉后反应

骨科手术的麻醉，成人上肢常用臂丛神经阻滞，下肢常用硬脊膜外麻醉，除儿童外，很少对四肢手术应用全身麻醉。脊柱手术或经胸手术的患者，在术后应重点护理。麻醉的改进并不意味着可以放松术后观察和处理。

（二）输液与输血

禁食期间，每日应由外周静脉补入一定数量的葡萄糖、盐水和电解质。成年人每日补液总量为 2 500~3 500ml，其中等渗盐水不超过 500ml，其余液体由 5% 和 10% 的葡萄糖液补充。三日后仍不能进食者，每日可静脉补钾 3~4g，如有大量的额外丢失，应如数补入。术后有严重低蛋白血症者，可间断补入复方氨基酸、人体清蛋白和血浆，以利于手术创口的愈合。慢性失血伴贫血的患者，术后应继续给予输血，以保证手术的成功。

（三）饮食与营养

骨科手术很少干扰胃肠道，多从口服途径给液、给药和补充营养。一般情况下，局部麻醉后饮食不需严格的限制。较大的手术，进食的时间和饮食的种类取决于病变的性质和手术及麻醉的方式。由于手术创伤的影响、麻醉和镇痛药物的作用，术后短时间内患者的食欲有所减退。全身麻醉的患者有正常排气和排便后，开始正常进食。口服饮食的原则是先从容易消化吸收的流质开始，逐步过渡半流质，最后恢复到正常的普通饮食。

（四）抗感染

预防性应用抗生素大大降低了术后感染的发生，但是随便地预防性应用抗生素，非但不能减少感染的发生，反而有促进耐药菌株生长的危险，使医务人员忽视无菌术和手术基本操作的要求，错误地用抗生素来弥补无菌术和手术操作上的缺陷。

一般对于血运丰富的部位，如手部手术、一般软组织手术、时间短、不超过 1~2h 的无菌手术，均不需预防性使用抗生素。但对于人工关节置换术、大关节开放手术、脊柱手术等较大的手术或使用内固定的手术，均可考虑预防性应用抗生素。使用的方法为在麻醉后或作切口前从静脉给予抗菌药物 1 个剂量，若手术时间长或污染严重，可在 4~6h 后再给药一次。一般术后使用 3 天，有内固定物者 5~7 天，体温正常即可停用。

一旦手术部位出现感染迹象，宜及时更换广谱、高效及敏感的抗生素，并给予全身支持疗法，当发现切口内有脓液时，宜及时切开引流或闭合冲洗。

（五）止痛、镇静和催眠药物的应用

几乎所有的骨科急症患者都会有疼痛和焦虑，使患者情绪尽快稳定下来非常重要。用药应根据患者的体表面积、既往药物应用剂量和病情来决定。

理想的止痛、镇静药物用量应使患者保持规律的昼夜作息制度，即白天清醒无痛，夜间安然入眠。日间因可以分散注意力，轻度的疼痛不适可以忍受，而夜间不同，失眠可导致患者虚弱。可考虑在患者入院后应用非成瘾性止痛剂。

1. 止痛剂 应用前应了解患者疼痛的严重程度。最有效的止痛方法是使用由患者控制的胃肠外途径鸦片类止痛剂。胃肠外应用止痛剂，可在避免毒性作用的同时保持血液中最低有效浓度。吗啡和哌替啶是最常用的药物。临床上常用的仍然是阿片类药物，一般在术后可用哌替啶 50~100mg 或吗啡 5~10mg，肌内注射，疼痛持续者必要时可以 4~6h 重复 1 次。患者自控镇痛（PCA）和椎管内给药镇痛法，如硬膜外注药镇痛是近年来发展的较新的镇痛技术，若使用得当，临床效果较好。

2. 麻醉剂 这些药物有共同的不良反应，持续应用 4 周后会产生成瘾性。药物的作用和不良反应都有个体差异，要通过实验性应用药物尽快找出适合患者的最有效的药物。注意，对于慢性疼痛病史的

患者，麻醉剂不能有效地控制疼痛，一般要联合应用止痛剂。药物的不良反应包括抑制呼吸和咳嗽反射、降低膀胱的敏感性和结肠活动、恶心呕吐等，要及早采取干预措施。

3. 镇静催眠药物　对于过度焦虑的患者，镇静药联合止痛剂往往有效。如患者正在接受功能锻炼，要在当天避免使用肌松剂。

（六）预防静脉血栓

血栓栓塞是困扰每个手术者的棘手问题。老年人和卧床超过 1 天者都应采取预防措施，包括抬高患肢、鼓励患者做肌肉收缩功能锻炼改善循环，有条件时可应用弹力绷带和弹力袜或使用足底静脉泵。高危患者包括：既往有血栓病史；既往下肢手术史或慢性静脉曲张病史；口服避孕药；肿瘤；骨盆、股骨骨折；吸烟；下肢行关节置换后等。对这些患者应常规预防性治疗，腰麻或硬膜外麻醉可能会减少深静脉血栓（deep venous thrombosis，DVT）发生的概率。对于高危患者，术前应行多普勒超声检查。华法林及低分子肝素和四肢静脉泵，均可应用于预防性治疗。在预防血栓治疗的同时，要注意抗凝引起的并发症（出血、感染等）。

（七）各种管道的处理

由于治疗上的需要，骨科手术后的患者常常带有各种管道，因放置管道的目的不同，各管道的拔出时间不尽相同。因此，必须认真管理，既要发挥各管道的治疗作用，又要防止因管道所产生的并发症。

1. 留置导尿管　肛门和盆腔手术后常留有导尿管，留管时间长短不等，少数可长达 1~2 周。留管期间应记录每日尿量，定时更换外接管和引流瓶，应防止尿管过早脱出。留置时间较长的导尿管，应用呋南西林溶液冲洗膀胱，拔管前数日可先试夹管，每 4 小时开放一次，以促使膀胱功能的恢复。

2. 体腔引流管　手术后胸腔引流管等在治疗上有重要意义。术后应仔细观察引流物数量和性质方面的变化，定时更换外接管及引流瓶，保持清洁，防止脱出。引流管的留置时间差异较大，确实达到治疗目的后才能考虑拔管。关于拔管的方法、步骤及适应证，可参考各有关章节。

3. 切口引流的处理　部分手术为了防止术后切口内积血或积液，术毕于切口内留置有橡皮条或细橡皮管作为引流用，一般 24~48 小时后拔出。手术创面较大、渗出物较多时，可适当延长时间，但要经常更换已被浸透的敷料，防止切口污染。

二、局部处理

患者从手术室返回病室后，对于手术肢体的局部处理，应注意以下几点。

（一）患者的体位

手术后患者的卧床姿势取决于麻醉方法、手术部位和方式，以及患者的全身情况。全麻未清醒之前应平卧并将头转向一侧，以防呕吐物误吸。硬膜外麻醉和腰麻手术后应平卧 6 小时，可减少麻醉后并发症如头痛的发生。胸部、腹部和颈部的手术，如病情许可常采用半侧卧位，有利于呼吸和循环。脊柱或臀部手术后，常采用仰卧位或俯卧位。对于四肢手术，术后多需抬高患肢，其高度一般应超过心脏平面，以利于淋巴、静脉回流，减轻肢体水肿。

（二）观察患肢血液循环

手术当天与以后几天密切观察患肢血液循环，是骨科术后处理的重要环节。其次，手术后用引流或负压吸引装置将伤口内的渗血渗液引出，对改善患肢血液循环和预防感染也极为重要。除负压吸引装置外，引流条的放置时间不可超过 36 小时，否则可增加伤口感染的机会。

（三）预防褥疮等并发症

患者手术后常需长期卧床休养，容易发生褥疮、肺炎、尿路感染或结石等并发症，故定期翻身、协助四肢活动、鼓励起坐、主动活动、深呼吸、多饮水等，都是重要的预防措施。

（四）手术切口的处理与观察

1. 无感染的缝合切口　缝合切口无感染时应按时拆除缝合线，并根据切口愈合情况，按统一的要求作出准确记录。

（1）拆线的时间：经临床观察无任何感染迹象的切口，不应随意更换敷料。结合患者的年龄、营养状态、手术部位和切口大小等情况，决定缝线拆除的时间。颈部血运丰富，切口愈合较快，术后 4 ~ 5 天即可拆线；胸腹部切口需 7 ~ 10 天；下肢、腰背部切口需 10 ~ 14 天；腹部减张缝合线的拆除时间不得少于两周。切口一旦发生感染，折线的时间应该提前。

（2）切口的分类和愈合的记录：根据手术中的无菌程度，通常将缝合的切口分为三类，分别用罗马字Ⅰ、Ⅱ及Ⅲ来表示。而切口愈合的情况也分为三级，分别用甲、乙和丙来表示。每一个患者出院时都要对切口的愈合等级作出正确的记录，如Ⅰ·甲、Ⅰ·乙、Ⅱ·甲或Ⅲ·丙等。有关分类和分级条件归纳于表 3 - 2 及表 3 - 3。

表 3 - 2　缝合切口的分类

切口	基本条件	表示法
无菌切口	手术基本上在无菌情况下进行	Ⅰ类
污染切口	手术野与消化道、泌尿道及呼吸道相通	Ⅱ类
感染切口	化脓、坏死的手术	Ⅲ类

表 3 - 3　切口愈合的等级

愈合级	愈合特点	表示法
甲级愈合	切口愈合良好，无不良反应	甲
乙级愈合	切口愈合欠佳，如有硬结、积液等，但未化脓	乙
丙级愈合	切口化脓感染及切口裂开	丙

2. 感染切口的处理　切口一旦发生感染，应及时拆除缝线，敞开伤口充分引流。交换敷料时，要仔细清除异物和坏死组织，脓性分泌物应作需氧菌和厌氧菌培养及药敏试验，以便能准确地选用有效的抗生素。若感染逐渐控制，肉芽组织迅速生长，可争取二期缝合，以缩短病程。

3. 观察创口出（渗）血　骨与关节手术后常因骨面继续渗血而创口流血。如渗血面积不大，应加压包扎，流血自止；如流血不止，则需手术探查，予以止血。

4. 观察创口感染　创口疼痛，体温上升，白细胞总数和中性粒细胞百分比上升，切口部位肿胀、波动和压痛等，显示有化脓性感染，治疗原则是有脓排脓。

（五）石膏护理

石膏固定待石膏干硬后才能搬动，注意观察末梢血循环情况，防止并发症，后期还应观察石膏有无松动或折断，防止固定失败。拆石膏的时间，则决定于所做的手术以及 X 线摄片征象。

（六）功能锻炼

功能锻炼可促进局部功能的恢复和全身健康，手术后应尽早活动，活动强度和幅度要循序渐进。早期活动可改善呼吸和循环，减少肺部并发症和下肢深静脉血栓形成的机会，也有利于胃肠道和膀胱功能的迅速恢复。

三、手术后的对症处理

（一）恶心、呕吐

手术后恶心、呕吐是麻醉恢复过程中常见的反应，也可能是吗啡一类镇痛剂的不良反应。随着麻醉药和镇痛药作用的消失，恶心和呕吐即可停止，不需要特殊处理。但频繁的呕吐也可能是某些并发症的早期症状之一，呕吐有阵发性腹痛时，应想到机械性肠梗阻的存在。处理上要有针对性，如果无特殊情况，给以适当的镇静剂或解痉药即可。

（二）腹胀

腹部手术后胃肠道的蠕动功能暂时处于抑制状态，手术创伤愈大，持续时间愈长。胃肠道蠕动功能约在术后 48～72 小时逐渐恢复，大致经过"无蠕动期 – 不规律蠕动期 – 规律蠕动期"三个阶段。胃肠道蠕动功能未能恢复之前，随着每一次呼吸所咽下的空气在消化道内大量积存，是引起腹胀的主要原因。严重的胃肠胀气可压迫膈肌影响肺的膨胀，压迫下腔静脉使下肢血液回流受阻，增加了深静脉血栓形成的机会。非胃肠道本身的手术，防治术后腹胀的主要措施是肌注新斯的明 0.5mg，每四小时一次，能促进肠蠕动的恢复。

（三）排尿困难

多发生于肛门、直肠和盆腔手术后的患者，全身麻醉或脊髓内麻醉后也可引起，前者系由于切口疼痛反射性引起膀胱括约肌痉挛，后者是由于排尿反射受到抑制的结果。少数患者由于不习惯卧床排尿，下腹膨胀有排尿感，但无法排出。处理方法：病情允许时，可协助患者改变姿势（或侧卧或立位）后排尿，也可于膀胱区进行理疗、热敷和按摩，以促进排尿。一般措施无效时，应在无菌操作下予以导尿，并留置尿管 2～3 天后拔除。尿潴留：创伤或术后尿潴留并不少见，如果膀胱已经扩张，需要有数天时间才能恢复至正常的敏感性，因此如果患者需要导尿的话，应使用细尿管，5ml 气囊，留置尿管接引流袋。尿管应放置到患者下地行走或白天不用麻醉剂治疗为止。

（四）便秘

尽量采取有效的措施，保证患者的大便习惯不受影响，饮食习惯改变和止痛剂的应用常会引起便秘。如果患者正常进食后仍有便秘，可口服通便灵或麻仁润肠丸，必要时可用开塞露塞肛或灌肠。矿物油也会有所帮助，但会造成维生素吸收障碍。

（五）肺炎

长期卧床的患者容易发生坠积性肺炎。术后鼓励患者咳嗽、雾化吸入、使用化痰药，防止术后肺不张。一旦发生肺炎，需要使用敏感的抗生素及有效地排痰。

（六）褥疮

褥疮容易出现在高龄、重症疾病及神经系统疾病的患者中，好发部位为腰骶部、足跟、臀部等。褥疮可以成为感染源，甚至危及生命。加强护理、经常变换体位、使用特殊床垫、积极治疗全身疾病及纠正营养不良是预防褥疮的基本手段，一旦发生后，对严重程度达三度者应尽早行清创及肌皮瓣覆盖。

（七）心血管系统并发症

对于老龄患者，术前许多人合并有心血管疾病，术后可以发生心律失常、心绞痛、心肌梗死，严重者可以发生心力衰竭、心搏骤停。术后宜加强监测，必要时送入 ICU 病房，一旦发生意外，需及时处理，并请内科会诊。

（陈　义）

第三节　术后康复

骨科手术后康复治疗的目的是通过综合性康复治疗，巩固和扩展手术效果，改善和恢复功能，预防疾病的复发，使患者重返社会和改善生存质量。广义的术后康复治疗除了功能训练和假肢矫形器辅助治疗以外，还包括物理治疗、心理治疗、康复咨询、药物、护理等。

一、功能锻炼

在骨科临床中常用的功能锻炼在康复医学中也称为运动疗法，是利用运动锻炼，通过促进功能恢复或功能代偿来促进机体康复的方法。功能锻炼对预防并发症及保持整体健康有重要意义，为大部分骨科患者所必需，是骨科康复的基本方法，其他康复疗法则起辅助及补充作用。功能锻炼时的肢体和躯干运动，按运动方式分主动运动、被动运动和助力运动。外力作用于人体某一部分所引起的动作称为被动运动，一般用于维持或增大已受限制的关节活动范围、防止肌肉萎缩和关节挛缩。依靠患者自身的肌力进行运动的方式称为主动运动，主要用于维持关节的活动范围、增强肌力和持久力以及增强肌肉间协调性的训练。助力运动在肌肉主动收缩的基础上施加被动助力，适用于肌力在三级以下或病体虚弱时完成运动，以保持和改善肌力及关节活动度。应用专用的器械，在一定的范围内作持续的被动运动，以改善关节及周围组织的血液和淋巴循环、改善组织营养的方法称为连续被动运动。当肌力和关节活动度恢复到一定程度后，还应通过进一步的功能锻炼，如跑步、行走、骑车、游泳、跳绳、踏车和平衡板等增进机体的运动耐力、运动敏捷性和协调性，为即将回到日常工作和运动中作最后的准备。这些锻炼同时能增进患者的耐力。

（一）肌力锻炼

肌纤维按碱性染色的深浅分为Ⅰ型和Ⅱ型纤维。Ⅰ型统称为慢肌纤维，其收缩较慢，厌氧潜能很低，对抗疲劳的能力很大，是做低强度运动及休息时维持姿势的主要动力。Ⅱ型统称为快肌纤维，其中ⅡB型收缩快，厌氧潜能很高，产生张力高，易疲劳，是做高强度运动时的主要动力。不同的肌力锻炼方式，对运动单元募集率的程度及Ⅰ、Ⅱ型纤维的作用程度不同。一般而言，损伤后首先萎缩的是慢肌纤维，这可能主要是由于慢肌纤维容易反映正常本体感觉的消失，因此，应先做慢速功能的康复治疗，然后做快速功能的康复治疗。肌力锻炼时应正确掌握运动量与训练节奏，根据疲劳和超量恢复的规律，无明显疲劳时不会出现明显的超量恢复，故每次肌肉训练应引起一定的肌肉疲劳，但过大的运动量可引起肌肉急性劳损，过于频繁的练习易使疲劳积累，导致肌肉劳损。肌力锻炼时还应注意无痛锻炼，因为疼痛往往是引起或加重损伤的警告信号。有心血管疾病的患者，在锻炼时还需注意心血管反应和必要的监护。

1. 等长锻炼　等长锻炼是指肌肉收缩但肌肉长度和关节位置没有发生明显改变，是肢体被固定、关节活动度明显受限制或存在关节损伤等情况下防止肌肉萎缩、增强肌力的一种康复技术。优点是容易执行和重复，不需要特殊仪器和花费不多。缺点是有显著的角度和速度特异性，有报道认为这种锻炼对增强肌肉的耐力作用较差，同时对改善运动的精确性、协调性无明显帮助。通过选择一定的角度进行锻炼（多角度等长练习）能最大程度地全面增强肌力，同时减少对组织愈合的影响。通过双侧肢体的锻炼，可最大程度地利用"交叉"效应（cross - effect），即健侧肢体锻炼同样能增强患肢的肌力（大约30%）。每次等长收缩的时间不宜过长，一般不超过5~10秒。对那些因为害怕疼痛而不愿做自主收缩者，可用经皮电神经刺激（transcutaneous electrical nerve stimulation，TENS），刺激强度应介于其感觉和运动阈之间，每次治疗时间约为10分钟。

2. 等张锻炼　等张锻炼时肌纤维长度改变，张力基本不变，同时产生关节活动。根据肌肉在收缩中长度变化的不同，又分为向心性和离心性收缩。向心性收缩时肌肉两端相互靠近，是维持正常关节活动的主要方式；离心性收缩时肌肉被动拉长，主要用于姿势的维持。等张锻炼典型的方法是直接或通过滑轮举起重物的练习，如哑铃或沙袋等。其优点是容易执行，需要的器械很少，能够很好地提高肌肉的肌力和耐力；缺点是等张锻炼时肌力输出和所受的阻力，将随着不断改变的关节角度和力矩而变化，还受到运动加速及减速的影响，阻力负荷不能大于运动周期中最低的肌力输出，否则无法完成全幅度运动。这样，在每一个周期中大部分时间所承受的负荷偏低，影响锻炼效果。

渐进性抗阻训练（progressive resistance exercise，PRE）是 Delorme 于1945年首先提出并逐渐发展起来的经典的等张收缩训练。其原理是基于大负荷、重复次数少的练习有利于发展肌力。先测得某一肌群重复10次所能完成的最大负荷，以此负荷量为基准分三段训练。第一段取50%的最大负荷量重复10次；第二段取75%的最大负荷量重复10次；第三段取100%的最大负荷量重复10次。每天完成三段训练一次。当在最大负荷量下能完成15次时，需提高最大负荷标准。

3. 等速锻炼　1967年首先由 Hislop 和 James Pernne 等提出等速运动的概念，被认为是肌力测试和训练技术的一项革命。等速收缩需依赖特殊的等速肌力仪，锻炼时关节的活动速度恒定，但阻力会随肌力而变化。肌纤维可缩短或拉长，产生明显的关节活动，类似肌肉等张收缩。运动中等速仪提供的是一种顺应性阻力，如果肌肉收缩产生过多的力则为设备所吸收，转化为阻力，阻力和肌肉收缩时产生的力相互适应，即在一定的范围内用力越大，阻力也越大，所以等速收缩兼有等张和等长收缩的某些特点或优点，可使肌肉在短时间内增强肌力。等速技术在临床上主要运用于对肌肉功能进行评定、对各种运动系统伤病后的肌肉进行针对性的康复训练、对康复治疗进行客观的疗效评定等。等速锻炼的优点是安全、客观、重复性好、锻炼效率高等。缺点是这种锻炼是非生理性的，而且设备昂贵，锻炼时花费时间较多，使用过程中最好有康复师指导。

（二）关节活动度练习

疾病和手术后的关节活动障碍主要是因为关节韧带、关节囊和关节周围肌腱挛缩或关节内外粘连所致，属于纤维性挛缩。制动后肌肉发生萎缩，首先发生萎缩的是慢肌纤维，可能是由于慢肌纤维容易反映本体感觉的消失。在制动第5周，股四头肌大约萎缩40%。如果固定在肌肉短缩的位置，其萎缩的速率还可以加快。肌肉萎缩伴随着肌力下降。缺乏运动和负重的刺激，软骨细胞和纤维软骨细胞的营养就会受到影响。产生的废物也不能被消除，因而影响其正常的新陈代谢，表现为软骨细胞的异染性、含水量下降，细胞聚集成团，软骨受到破坏。这种变化超过8周就不可逆。成纤维细胞产生的胶原纤维循着应力方向排列，缺乏应力刺激其排列就会缺乏规律。在关节囊部位，这种变化加上原有胶原纤维的吸收会造成关节僵硬。对于韧带会造成韧带附着部位的吸收，韧带中胶原纤维顺应性和张力下降。制动8周后，韧带止点处的强度减少40%，刚度减少30%。由于制动产生不利于功能恢复的变化，而且制动超过6~8周后，这种变化的结果将非常严重，有些甚至是不可逆的，因此在条件允许的前提下，应该尽早进行主动或被动运动。

关节活动度练习的基本原则是逐步牵伸挛缩和粘连的纤维组织，需要注意的是及早地活动关节能防止关节组织的粘连和萎缩。大多数锻炼能够并且应该由患者单独完成，少数则需在康复师的指导下或借助特殊的器械来完成。应强调依据患者的个体情况决定活动开始的时间和活动范围。方法主要有：

1. 主动运动　动作宜平稳缓慢，尽可能达到最大幅度，用力以引起轻度疼痛为度。多轴关节应依次进行各方向的运动。每个动作重复20~30次，每日进行2~4次。

2. 被动运动　按需要的方向进行关节被动运动，以牵伸挛缩、粘连的组织。但必须根据患者的疼痛感觉控制用力程度，以免引起新的损伤。

3. 助力运动　徒手或通过棍棒、绳索和滑轮装置等方式帮助患者运动，兼有主动和被动运动的特点。

4. 关节功能牵引法　利用持续一定时间的重力牵引，可以更好地牵伸挛缩和粘连的纤维组织，从而更有效地恢复关节活动度。

（三）耐力锻炼

耐力是指有关肌肉持续进行某项特定任务的能力。特点是肌肉维持姿势及作较低强度的反复收缩，主要针对不易疲劳和中度耐疲劳的Ⅰ型和ⅡA型纤维。其能量消耗依靠糖原及脂肪酸的氧化分解来提供，而不同于大强度快速运动时依靠无氧酵解供能，故不易造成体内的乳酸积聚。耐力性运动涉及全身性大肌群时，机体的有氧代谢大大活跃，故也称为有氧运动。有氧代谢能力同呼吸系统的摄氧、循环系统的运氧和参与能量代谢的酶的活力有关，因此有氧训练实质上是一种增强呼吸、循环、代谢功能的方法，其运动强度约为最大耗氧量的40%~70%。有氧运动锻炼可维持或提高患者的有氧运动能力，减少日常活动中的劳累程度，提高日常生活的活动能力，还可以改善心、肺及代谢功能，控制血脂及体重，对防止血管硬化及心血管疾病、提高远期生存率有重要作用。

（四）持续被动锻炼

自Salter在20世纪70年代初提出关节的持续性被动活动（continue passive movement，CPM）的概念以来，CPM已成为关节外科康复中的一个重要内容。CPM被证明能增进关节软骨的营养和代谢、促进关节软骨的修复和向正常的透明软骨转化、预防关节粘连、防止关节挛缩、促进韧带和肌腱修复、改善局部血液淋巴循环、预防静脉血栓、促进肿胀、疼痛等症状的消除等。CPM需用专用的器械进行，关节活动度一般从无痛可动范围开始，以后酌情增加。运动速度一般选择每分钟 1 个周期。运动持续时间原为每天 20 小时，现多缩短为每日进行 12、8、4 小时，也有每日 2 次，每次 1～2 小时。CPM 适用于人工关节置换术或韧带重建术后，也适用于关节挛缩、粘连松解术或关节软骨损伤修复术后、自体游离骨膜或软骨膜移植修复术后、四肢骨折尤其是关节内或干骺端骨折切开复位内固定术后等康复锻炼。

二、物理疗法

物理疗法简称理疗，是康复医学的重要组成部分，主要是利用各种物理因子作用于人体，预防和治疗疾病，促进机体康复。按作用的物理因子分类，一般分为两大类。第一类为自然的物理因子，包括矿泉疗法、气候疗法、日光疗法、空气疗法、海水疗法等；第二类为人工物理因子，包括电疗法、光疗法、超声疗法、磁疗法、冷疗法及水疗法等。骨科康复多采用人工物理因子，主要治疗作用包括消炎、镇痛、改善血循环、兴奋神经及肌肉组织、促进组织再生、促进瘢痕软化吸收、促进粘连松解和调节中枢神经系统及自主神经系统功能等。

（一）光疗法

光疗法是利用日光或人工光线（红外线、紫外线、激光）防治疾病和促进机体康复的方法。

1. 红外线疗法　应用光谱中波长为 0.70～400μm 的辐射线照射人体治疗疾病，称为红外线疗法。红外线治疗作用的基础是温热效应。在红外线照射下，组织温度升高，毛细血管扩张，血流加快，物质代谢增强，组织细胞活力及再生能力提高。红外线治疗慢性炎症时，可改善血液循环，增加细胞的吞噬功能，消除肿胀，促进炎症消散。红外线可降低神经系统的兴奋性，有镇痛、解除横纹肌和平滑肌痉挛以及促进神经功能恢复等作用。红外线还经常用于治疗扭、挫伤，促进组织水肿与血肿消散，减少术后粘连，促进瘢痕软化，减轻瘢痕挛缩等。红外线疗法在骨科多应用于亚急性或慢性损伤、扭伤、肌肉劳损、周围神经损伤、骨折、腱鞘炎、术后粘连等，但有高热、出血倾向及恶性肿瘤者都禁用红外线治疗。

2. 紫外线疗法　紫外线的光谱范围是 100～400nm，应用人工紫外线照射来防治疾病称为紫外线疗法。紫外线的治疗作用包括抗炎、镇痛、加速组织再生、调节神经、脱敏、增强免疫功能等。多适用于各种感染性疾病、术后感染、神经痛和神经炎等的防治，恶性肿瘤、红斑狼疮、光敏性皮炎、出血倾向等都禁用紫外线治疗。

3. 激光疗法　应用物体受激光辐射所产生的光能来治疗疾病，称为激光疗法。激光的生物学效应包括热效应、机械效应、光化学效应和电磁效应。激光的治疗作用为消炎、止痛和促进组织再生。在骨科可适用于伤口感染、扭挫伤、神经炎和肩周炎。

（二）电疗法

1. 直流电疗法　直流电疗法使用低电压的平稳直流，通过人体的一定部位以治疗疾病，是最早应用的电疗方法之一。目前，单纯应用直流电疗法较少。但它是离子导入疗法和低频电疗法的基础。在直流电的作用下，局部小血管扩张，血循环改善，加强组织的营养，提高细胞的生活能力，加速代谢产物的排除，因而直流电有促进炎症消散、提高组织功能、促进再生过程等作用。直流电可改变周围神经的兴奋性，并且有改善组织营养、促进神经纤维再生和消除炎症等作用，因此，直流电常用以治疗神经炎、神经痛和神经损伤。断续直流电刺激神经干或骨骼肌时，在直流电通断的瞬间引起神经肌肉兴奋，而出现肌肉收缩反应。断续直流电可用以治疗神经传导功能失常和防治肌肉萎缩。直流电疗法在骨科适用于骨折、骨折延迟愈合、周围神经损伤、神经痛、神经炎、术后瘢痕粘连等的治疗。急性湿疹、急性化脓性炎症、出血倾向禁用。

2. 直流电药物离子导入疗法　在直流电场的作用下，使药物离子从皮肤黏膜进入体内以治疗疾病的方法，称为直流电离子导入疗法。该疗法的作用是直流电和药物的综合作用，适用于周围神经炎、神经痛、骨折、术后瘢痕粘连等。

（三）超声波疗法

频率大于 20kHz 的高频声波对组织有温热和机械作用。与其他热疗作用一样，超声波也具有镇痛、缓解肌肉痉挛和加强组织代谢的作用。此外，还能促进骨痂生长。对新鲜的软组织损伤，超声波可以止痛、弥散血肿和软化瘢痕组织。在骨科可用于腕管综合征、急性腰扭伤、肩周炎、腱鞘炎、网球肘等，但若使用过量，可能会损伤组织，须格外小心。

（四）传导热疗法

利用各种热源直接传给人体，达到防治疾病和康复目的的方法称为传导热疗法。以蜡疗常用。石蜡加热融化后涂布于体表，将热能传至机体。石蜡的温热作用能促进局部血液循环增快，使细胞通透性增强，有利于血肿吸收和水肿消散，提高局部新陈代谢，从而具有消炎作用。由于石蜡在冷却过程中凝固收缩，对皮肤产生柔和的机械压迫作用，能防止组织内的淋巴液和血液渗出，促进渗出液的吸收，并使热作用深而持久。此外，石蜡内含有油质，对皮肤和结缔组织有润滑、软化和恢复弹性的作用。适用于扭挫伤、肌肉劳损、关节功能障碍、瘢痕粘连及挛缩、局部循环障碍。但恶性肿瘤和有皮肤感染者禁用此法。

（五）磁疗法

利用磁场作用于人体治疗疾病，称为磁疗法。不同强度的磁场具有镇痛、镇静、消肿和消炎作用。适用于软组织损伤、肌纤维组织炎、创伤及术后疼痛、肩周炎及网球肘等。

（六）冷疗法

利用寒冷刺激人体皮肤和黏膜治疗疾病，称为冷疗法。冷疗法的作用为消炎止痛、抗高热和抗痉度降低，感觉敏感度减弱。常用的冷疗法是局部冰袋或冰水湿敷，还可用雾状冷却剂。适用于扭挫伤、撕拉伤、肩周炎、肌肉痉挛等。但有感觉缺失、闭塞性脉管炎、雷诺病、高血压时禁用。

三、心理康复

骨科患者常伴有一定的心理障碍，他们悲观失望、情绪低落，甚至有轻生念头。对这些患者应做好心理康复工作。心理康复的原则是观察患者各阶段的心理反应，采取必要的对策。通过宣传解释、讨论交流、经常鼓励等方法，给予心理支持，使患者建立康复信心，提高功能锻炼的积极性，克服悲观、抑郁、消极情绪及各种思想负担。必要时使用行为疗法及抗抑郁、抗焦虑的药物治疗。

医师与患者之间应建立相互信任。对患者讲述病情和预后要简练、通俗，有说服力。避免模棱两可的意见或使用威胁性语气。目的是使患者了解病情，得到安慰和稳定情绪，增强战胜疾病的希望。在对患者解说病情和治疗方案时不应夸大其词，因为对疾患的过度忧虑往往会加重病情，甚至使患者产生逆反心理，拒绝治疗。心理康复要因人而异，对患有同一种疾患的不同患者，其心理治疗的方法是不同的。

此外，对严重功能障碍的患者应鼓励其参加力所能及的活动和工作。使他们感到自己是一个有用的人，这对心理康复也极有帮助。

四、作业疗法

作业疗法是针对身体、精神、发育上有功能障碍或残疾，以致不同程度地丧失生活自理和原有职业能力的患者，进行个体化治疗和作业训练，使其恢复、改善和增强生活、学习和劳动能力，在家庭和社会中重获有意义的生活。作业疗法其实就是将脑力和体力综合运用在日常生活、游戏、运动和手工艺等活动中进行治疗。

作业疗法的适应证十分广泛。凡需要改善四肢与躯干运动功能（特别是日常生活活动和劳动能力）、身体感知觉功能、认知功能和情绪心理状态、需要适应生活、职业、社会环境者，都适宜作业疗法训练。骨科的许多疾病都是作业疗法的适应证，例如截瘫、肢体残缺、周围神经损伤、手外伤和老年性骨科疾病患者等。

专门的作业疗法活动包括：①教授日常生活技巧；②提高感觉－运动技巧，完善感觉功能；③进行就业前训练，帮助就业；④培养消遣娱乐技能；⑤设计、制作或应用矫形器、假肢或其他辅助器具；

⑥应用特殊设计的手工艺和运动，来提高功能性行为能力；⑦进行肌力和关节活动锻炼和测试；⑧帮助残疾人适应环境等。

五、假肢、矫形器

对于伤残者可通过康复工程的方法和手段提供功能替代装置，促使功能恢复、重建或代偿。这类装置主要包括假肢、矫形器等。

（一）假肢

假肢是为恢复原有四肢的形态和功能，以补偿截肢造成的肢体缺损而制作和装配的人工上、下肢。

1. 上肢假肢　目的是为了在上肢截肢或缺失后，用类似于上肢外观的假体改善外观形象，并利用残存功能或借助外力代替部分功能。

上肢假肢包括假手指、掌部假肢、前臂假肢、肘离断假肢、上臂假肢、肩离断假肢。按动力来源可分为自身动力源与外部动力源假手，按手的使用目的分为功能手、装饰手和工具手。

（1）功能手：假肢有手的外表和基本功能，动力源来自自身关节运动，分随意开手、随意闭手二类。

（2）装饰手：假肢无自动活动功能，只为改善仪表或平衡重力。

（3）工具手：为了从事专业性劳动或日常生活而设计、制造的。由残肢控制与悬吊装置、工具连接器和专用工具构成，一般不强调其外观，但很实用。

（4）外部动力假手：分电动和气动两类。电动手以可重复充电的镍镉电池为能源、微型直流电机为动力驱动假手的开闭。按其控制方法可分为开关控制和肌电控制，后者即肌电假手或称生物电假手，其控制原理是利用残存的前臂屈肌、伸肌群收缩时产生的肌电讯号，由皮肤表面电极引出，经电子线路放大，滤波后控制直流电机的运动。肌电手开闭假手指随意、灵活，功能活动范围较大，但结构复杂，费用高，使用前应经较长时间的训练。

2. 下肢假肢　目的是为了满足负重，保持双下肢等长和行走。下肢假肢除需模拟下肢一定的活动度外，要求有很好的承重及稳定性能，并坚固耐用。与上肢假肢相比，下肢假肢发展更早，使用更普遍。随着科学技术的进步，专家们提出了较完善、系统的假肢装配理论，使假肢学逐步成为涉及面颇广的一门学科，并不断地发展和完善。近几年在下肢假肢的研究中，值得注意的是不满足于使患者站立和行走这两个基本要求，而且发展了适应不同需要的、具有各种不同功能的假肢，以及直接与骨骼相连的种植型假肢。与此同时，围绕着改善患者步态、节省体力、适应不同截肢残端等要求，进行了大量的研发工作。

（二）矫形器

矫形器又称辅助器，用于人体四肢、躯干等部位，通过外力作用以预防、矫正畸形，治疗骨关节及神经肌肉疾患并补偿其功能。

矫形器的主要作用包括：①通过限制关节的异常活动或运动范围，稳定关节，减轻疼痛或恢复承重功能；②通过对病变肢体或关节的固定促进病变痊愈；③防止畸形的发展或矫正畸形；④可减少肢体、躯干的轴向承重，减轻关节受力，保护关节。

1. 脊柱矫形器　主要用于限制脊柱运动、稳定病变节段、减轻疼痛、减少椎体承重、促进病变愈合、保护麻痹的肌肉、预防和矫正畸形。可分为颈椎矫形器、固定式脊柱矫形器及矫正式脊柱矫形器。值得注意的是各型脊柱矫形器都具有制动作用，长久使用必然引起肌肉萎缩、脊柱僵硬等不良后果，故应掌握好适应证，尽可能避免长期使用。并注意使用期间配合主动运动锻炼。

2. 上肢矫形器　主要作用是保护麻痹的肌肉，防止拮抗肌挛缩，防止或矫正关节畸形，改善功能。按其主要功能分固定性、矫正性和功能性三大类。

（1）固定性上肢矫形器的主要作用是局部相对制动，用于辅助治疗骨不连、关节炎或保护愈合组织等。

（2）矫正性上肢矫形器对某些关节的挛缩畸形起持续矫正作用，或限制关节的异常活动以防止畸形。

（3）功能性上肢矫形器可用于上肢肌肉瘫痪时，通过稳定松弛的关节来改善功能活动。

3. 下肢矫形器　主要用于辅助治疗神经肌肉疾患、骨与关节疾患。按其功能分为承重性、稳定性和矫形性，按其覆盖范围分为足矫形器、踝足矫形器或称短腿支具、膝踝足矫形器或称长腿支具、带骨盆带的长腿支具等。

（陈　义）

第四章

关节损伤的修复和治疗原则

第一节 概论

关节损伤特别是严重的关节损伤除可造成关节内和关节周围骨折外，还可能同时伴有关节内外各种致密结缔组织（如韧带、关节囊、软骨、半月板等）及重要神经、血管和淋巴管的损伤，而上述这些组织损伤的治疗远比骨折的治疗要困难得多，造成肢体残疾程度也要严重得多。

本章首先描述关节损伤修复的一般病理过程，然后对软骨、致密纤维组织损伤和松质骨骨折的修复作较详细的描述，最后就经（近）关节骨折及关节脱位的诊治作一概述。

急性关节损伤导致的组织细胞和基质损伤及出血可激发一系列组织反应。在血供较好的组织、大多数致密纤维组织和肌肉组织可出现炎症、修复和改建等组织学阶段，上述组织修复过程是一个由细胞、基质和血管组织参与的连续修复过程。在血供较差的软骨和半月板某些区域，炎症阶段并不明显，但这些组织可通过其他途径来修复组织损伤。

急性组织损伤后即刻出现局部炎症反应，从坏死组织中释放出来的血管活性介质可促进血管舒张并增加损伤局部的血管通透性，局部形成的血肿具有充填损伤创口的作用，而血肿内的纤维蛋白形成及血小板使胶原纤维原纤丝凝固，最终局部停止出血。随着凝血系统激活和血小板黏附、聚集，血小板释放有效的血管活性介质包括 5 - 羟色胺、组胺和血栓素 A_2。血小板同时也释放生长因子，特别是转移生长因子和血小板衍生生长因子，这些生长因子能影响细胞游移、增殖和基质合成。

多核白细胞是最早出现在损伤部位的炎症细胞，随后是单核细胞和 T 淋巴细胞。损伤部位附近的血管内皮细胞也开始增殖并形成新的毛细血管向损伤部位侵入。从炎症细胞内释放出来的各种酶有助于清除坏死组织。从单核细胞和其他炎症细胞内释放的趋化性因子和生长因子有助于刺激血管增殖及间充质细胞向损伤部位游移和增殖。巨噬细胞、间充质细胞和血管内皮细胞释放的生长因子不仅能影响其他细胞，而且对这些细胞本身产生的产物也有影响。血管内皮细胞能释放血小板源性生长因子，巨噬细胞也能释放血小板源性生长因子和转移生长因子。此外，不同细胞类型对各种生长因子有着相同反应。这些观察解释了损伤后不同细胞类型在损伤部位的有序集聚现象。

修复是一个坏死或损伤组织被细胞增殖和新基质合成替代的过程。一般来说，参与修复的细胞来源于炎症过程中向损伤部位游移的未分化间充质细胞或成纤维细胞。这些细胞具有形成骨、软骨、纤维组织、血管组织、脂肪或肌肉组织的潜能，它们最初的功能是在损伤部位增殖并合成新基质，以后分别分化为成软骨细胞、成骨细胞和其他类型的细胞。损伤部位组织内的各种信号包括各种生长因子的类型和浓度、溶素、营养、pH、氧张力、电和应力环境等，都能影响细胞的增殖与分化及基质的合成。

急性损伤的修复可能产生较多的细胞成分和缺乏组织化的基质成分。各种修复组织的改建可通过去除过多的细胞和基质成分而使修复组织得以塑形。随着组织的改建，细胞密度降低和基质塑形，最终修复组织基质内胶原纤维呈高度组织化，其排列方向往往按其应力线分布。大多数组织的改建过程通常可以在受伤后几个月内完成，但某些组织的改建过程也可持续数年。

（陈　义）

第二节 致密纤维组织损伤的修复

致密纤维组织通常指肌腱、韧带、关节和筋膜等。这些组织由紧密排列且高度组织化的 I 型胶原纤维基质和散在的成纤维细胞组成。虽然这些组织在外形、存在部位、组成成分及功能上有些差异，但它们都具有良好的抗张能力。致密纤维组织损伤的修复过程与骨折的修复过程基本相似，从组织学上也可分为炎症、修复和改建三个阶段，但与骨折修复不同的是其基质不发生矿化。

一、肌腱损伤的修复

虽然肌腱损伤可以发生在肌腱附着处、肌腱组织及肌肉肌腱连接处，但大多数肌腱损伤修复的研究主要集中在发生于肌腱组织的损伤，特别是发生于腱鞘内的屈指肌腱损伤。当肌腱损伤后，间充质细胞首先从周围组织向肌腱损伤处游移，紧接着局部出现炎症反应，包括炎症细胞渗出、毛细血管增殖等。损伤后数周左右，成纤维细胞分泌大量Ⅲ型胶原纤丝，在损伤部位形成的肉芽组织不仅包绕损伤断端，而且穿过两断端，从而使断裂的肌腱得到暂时的连接。如果损伤的肌腱已做缝合，缝线与肉芽组织共同维持着肌腱断端，直到成纤维细胞产生足够的胶原纤维，最终在肌腱损伤部位形成"肌腱骨痂"（tendon callus）。约损伤后 4 周，修复肌腱内的胶原纤维呈纵向较紧密排列，提示此时修复肌腱已具有一定的生物力学强度。修复肌腱的改建过程一般需要经过数个月才能完成。

最近有许多研究表明，内在的肌腱细胞有能力修复肌腱损伤，这些内在的肌腱在损伤后能分泌胶原纤维，从而证实这些细胞参与肌腱的修复。但是目前还不清楚这些内在的肌腱细胞修复的肌腱，在缺乏从损伤部位之外游离而来的间充质细胞参与到炎症反应和血管侵入的情况下，能否恢复肌腱的原有强度。但是已有研究证实，肌腱能够在腱鞘内愈合而不与周围修复组织发生粘连。这个研究非常重要，因为肌腱功能恢复不仅需要肌腱发生愈合，而且需要防止阻碍其活动的过多修复组织形成。

已修复的肌腱早期有控制的活动，能减少肌腱与周围组织的瘢痕粘连。早期活动和负载同时可以促进肌腱愈合，但过大的负载可以损害肌腱修复。最佳的肌腱修复不仅需要良好的肌腱缝合外科技术，而且需要在肌腱缝合断端周围形成一个良好的力学环境，这种力学环境具有防止肌腱粘连的足够活动和刺激肌腱组织沿应力线改建的足够负载。

二、韧带和关节囊损伤的修复

关节活动时，附着在关节附近的韧带和关节囊是提供关节活动稳定的静力结构。韧带和关节囊与肌腱一样，也主要由高度组织化的胶原纤维组成。所以，韧带和关节囊损伤的修复过程也同肌腱修复过程相似，主要由外源性细胞参与修复。修复韧带的早期活动和负载也能促进愈合和改建。由于韧带和关节囊松弛而导致的关节不稳定可以损害关节的功能，以及增加关节再次损伤和退行性关节疾病的发生率，因此，恢复和维持正常或接近正常的韧带和关节结构以及保持正常关节活动是治疗的最终目标。

（陈 义）

第三节 松质骨骨折的修复

人类骨骼可以分为松质骨和皮质骨。皮质骨骨折可经一期和（或）二期骨折愈合方式修复。研究表明，松质骨骨折愈合在许多方面与皮质骨不同。松质骨主要分布于长管骨干骺端、脊柱和跗骨等人体负重等部位，其在应力传递和分散中起重要作用。

骨组织发生学和组织形态学研究表明，骨骼主要由皮质骨和松质骨组成，两者都由成熟的板层骨构成，其细胞和基质成分基本相同，但由于皮质骨与松质骨两者在骨孔隙率、骨量、骨表面、血供等方面的不同，使其者在骨转换、矿物质平衡、骨修复方式、骨改建及骨力学性能等方面存在着明显的差异。

松质骨骨折临床极为常见，特别是在患有骨质疏松症的老年人中。但以往对骨折愈合的研究绝大多数偏重于皮质骨。有关皮质骨骨折愈合的研究已在组织学、组织化学、组织形态测量学、超微结构和生物力学等方面进行了广泛深入的研究。目前已经证实，皮质骨骨折可通过一期或二期愈合的方式来完成，力学环境对骨折愈合有着重要的影响，然而迄今为止尚无有关松质骨骨折愈合的系统研究。为此，我们采用光镜、核酸原位杂交、超微结构、偏光显微镜和生物力学等方法，对松质骨骨折愈合作较全面系统的观察研究。研究发现，兔股骨髁间截骨后的松质骨骨折可通过直接骨形成和间接骨形成两种修复方式来完成，不同固定方法对松质骨骨折修复过程中的超微结构、胶原的 RNA 基因表达及生物力学性能等都有不同的影响。

一、直接骨形成

这种松质骨骨折愈合方式主要通过骨性骨痂直接修复骨小梁，其愈合速度较快。主要发生在兔股骨髁间截骨后采用松质骨螺钉固定条件下。骨折断端采用松质骨螺钉内固定后，经显微测量，其骨折间隙极小，一般在 $200 \sim 350 \mu m$，且骨折断端具有稳定加压固定。在光镜下可见到直接骨形成的两种愈合形式。

（一）早期

骨折后 3 天，骨折间隙内有少量炎性细胞和纤维性组织，骨折后 1 周，骨小梁间隙内的纤维组织中出现原始骨小梁，其表面有成骨细胞排列。骨折后 3 周，骨小梁已基本修复。核酸原位杂交显示，骨折间隙中的成纤维细胞出现Ⅲ型胶原 mRNA 表达，同时在众多的骨髓基质细胞内出现Ⅰ型胶原 mRNA 表达。而从骨折后 1 周起，Ⅰ型胶原 mRNA 在成骨细胞内有广泛表达，整个愈合过程无Ⅱ型胶原 mRNA 表达。

（二）后期

此种骨小梁修复方式在某些断裂的骨小梁之间出现时间较晚，一般在骨折后 1 周才出现。成骨细胞首先出现在断裂的骨小梁两端骨表面，随着成骨细胞不断沉积新骨，骨小梁两端呈鸟嘴样突起，骨折间隙逐渐变小，而间隙内无任何其他细胞成分。骨小梁在骨折后 3 周时吻合重建，骨小梁两端鸟嘴样突起消失。核酸原位杂交观察显示，Ⅰ型胶原 mRNA 主要在骨小梁表面的成骨细胞内表达，Ⅲ型胶原 mRNA 表达较少，而整个修复过程中无Ⅱ型胶原 mRNA 表达。

二、间接骨形成

这种松质骨骨折愈合方式主要通过典型的软骨内成骨方式来修复骨小梁，但一般无骨痂出现。根据骨折愈合过程中的细胞和基质成分特征，可将其分为炎症阶段、修复阶段和重建阶段。上述三个阶段的分隔是人为的，事实上，骨折愈合过程中各阶段在时间和空间上有部分重叠。发生间接骨形成的兔股骨髁间截骨部位的间隙较大，经显微测量一般在 $1\,000 \mu m$ 以上，而且骨折断端较不稳定。

（一）炎症阶段

骨折后 3 天，骨折间隙内存在着较多炎症细胞浸润，这些细胞大小不一、分布也不均匀。在炎症组织内还有许多血管和纤维性组织。核酸原位杂交观察发现，骨折后 3 天，除在骨折间隙内的一些成纤维细胞内出现Ⅲ型胶原 mRNA 表达外，还在某些骨髓基质细胞中出现Ⅰ型胶原 mRNA 阳性颗粒，而无Ⅱ型胶原 mRNA 表达。

（二）修复阶段

骨折后 1 周，骨折间隙内炎症细胞逐渐减少，纤维性组织增多，并在纤维性组织中出现许多较骨细胞性小岛，其中的软骨细胞大小不一，软骨陷窝内可有一个或多个圆形的软骨细胞，分布也不均匀，骨小梁断端表面成骨细胞开始出现。骨折后 2 周，骨折间隙内已由大量软骨性骨痂连接，在软骨性骨痂边缘出现少量原始骨小梁雏形，原始骨小梁中可见许多退变的软骨细胞痕迹。骨折后 3 周，骨折间隙内出现大量原始骨小梁，但大部分原始骨小梁中仍可见到许多软骨细胞变性痕迹。

修复阶段的核酸原位杂交显示，骨折后 1 周，除Ⅲ型胶原 mRNA 在骨折间隙内广泛表达外，尚可见Ⅱ型胶原 mRNA 在软骨细胞内表达，但数量不多。骨折后 2 周Ⅱ型胶原 mRNA 在软骨细胞内有较广泛的表达，但以后随着软骨细胞变性死亡，其表达逐渐减少。在骨折后 3 周，仍可见Ⅱ型胶原 mRNA 在某些原始骨小梁中软骨细胞内出现表达。到修复阶段后期，Ⅰ型胶原 mRNA 在原始骨小梁表面的表达范围扩大，而此时Ⅲ型胶原 mRNA 则表达不明显。

（三）重建阶段

骨折 3~6 周，原始骨小梁经不断改建，其骨小梁中的软骨细胞退变痕迹逐渐消失，骨小梁表面成骨细胞继续增多，并可见多个破骨细胞出现。此阶段内Ⅰ型胶原 mRNA 在骨小梁表面的成骨细胞内表达增加，而无Ⅱ型、Ⅲ型胶原 mRNA 表达。

（陈　义）

第四节　经（近）关节骨折的治疗原则和方法

经（近）关节骨折是临床最常见的骨折，如股骨颈、股骨转子间、胫骨平台、踝关节、肱骨外科颈、桡骨远端等部位发生的骨折，都属于经（近）关节骨折范畴。经关节和近关节骨折严格来说不属于同一概念。经关节骨折是指骨折线的一部分经过关节软骨，与关节腔相通，亦称为关节内骨折。经关节骨折导致的关节软骨损伤以及关节面不平整，可造成关节功能障碍，严重的可产生创伤性关节炎。近关节骨折一般指关节周围的骨折，常发生在于骺端，其骨折或不与关节相通。近关节骨折虽然不影响关节软骨，但骨折如移位可导致关节面倾斜，好发生于儿童，还可造成骺板软骨的损伤，最终造成关节负重力线及关节面应力分布异常，也可造成创伤性关节炎的发生。然而相对于骨干骨折来说，经（近）关节骨折主要发生在松质骨，其骨折愈合过程及骨折治疗原则和方法与骨干骨折有所不同，松质骨骨折过程已在本章第三节介绍，本节主要论述经（近）关节骨折的治疗原则和方法。

一、骨折机制和分类

经（近）关节骨折的发生可由直接或间接暴力引起。临床常见以间接暴力为主。经关节骨折还常伴有关节脱位。根据骨折的特点，经关节骨折可分为：

（一）关节面塌陷

关节软骨面下陷，软骨下骨也发生压缩塌陷。

（二）关节面劈裂或分离

关节面劈裂部分可呈单髁、T 形或 L 形骨折，可伴有关节面塌陷。

上述两类骨折常由于关节面受纵向、内外翻、内外旋等复合暴力引起，常伴有关节内、外、韧带及半月板等致密纤维组成的损伤。

（三）关节面掀起或脱落

关节软骨面受外力冲击可发生关节面大小厚薄不等的掀起或脱落，如不带有软骨下骨，普通 X 线平片难以发现，常需借助其他检查手段如关节镜、MRI 等才能明确诊断。

（四）撕脱骨折

关节受到内、外翻及内外旋或侧面移位等外力时，可造成关节一侧软组织紧张，从而有可能引起韧带、关节囊或肌腱附着处的撕脱骨折。

近关节骨折发生于长骨的干骺端。长骨干骺端由大量松质骨和很薄的皮质骨包绕而构成。由于负载的需要，此处除受较大的各种应力外，有时还承受较大的弯矩（如股骨转子间）。由于此处的松质骨较早地发生骨质疏松，因此为老年人骨折的好发部位。

二、治疗原则及方法

（一）早期诊断和早期处理

经（近）关节骨折后，由于干骺端血供丰富，可造成关节内出血及关节周围严重肿胀。同时，关节液也可进入骨折间隙，因而有可能影响骨折愈合的早期进程。所以，经（近）关节骨折要获得良好的治疗效果，必须早期诊断和早期处理。同时要注意可能伴有的关节内外韧带和半月板等致密纤维组织的损伤。早期的关节应力位 X 线摄片、MR、关节镜检查等都有利于关节损伤的早期诊断。必须指出的是，临床上经（近）关节骨折伴有的关节内外各种致密纤维组织（如韧带、半月板、软骨等）损伤的早期漏诊率甚高，而上述这些致密纤维组织的后期治疗效果远比早期治疗效果差得多。

（二）尽可能获得关节面解剖复位

可在关节镜监视或手术切开直视下，通过在塌陷骨折下方凿开的骨窗，用骨科特制的冲头器械使塌陷的软骨关节面及软骨下骨复位。关节软骨面被撬起复位后，在干骺端会形成一个骨缺损，可用自体骨或异体骨充填，也可用人工骨充填，一般使用带垫圈的 1~2 枚松质骨螺钉横穿即可支持保持复位的关节面平整。

对劈裂或分离的 T 形或 L 形骨折，如伴有软骨面塌陷，可在撬起塌陷的软骨面及植骨后，用解剖型支持钢板固定。较小的软骨面掀起或脱落，可摘除。较大的关节软骨特别是与软骨下骨一起游离的，应先予复位，然后用埋头可吸收螺钉固定或松质骨拉力螺钉自关节处逆行穿入固定。

（三）恢复关节负重力线

近关节骨折产生的骨移位可改变关节的负重力线及关节面的应力分布。如未能充分纠正，早期可导致关节活动和负重功能障碍，后期将产生创伤性关节炎。

（四）可靠固定和功能锻炼

经（近）关节骨折复位后应采用合适及有效的内固定，如螺钉、支持钢板、角钢板、动力髋螺钉（DHS）、动力髁螺钉（DCS）及记忆合金骑缝钉等。有效可靠的内固定可避免或明显缩短外固定时间，为早期关节功能活动和肢体锻炼创造条件。

（五）尽早开始康复治疗

手术前应教会患者进行肌肉的主动舒缩活动，术后次日即可开始患肢肌肉的主动活动，必要时可采用持续被动活动器（CPM）。CPM 活动幅度应由小到大逐渐增加。骨折愈合后应开始部分负重或负重行走。动物实验证明，兔股骨髁间松质骨骨折采用螺钉内固定后 12 周时，骨折部位的抗剪强度已恢复到正常的 80% 左右，生物力学研究表明，此时骨折断端已能承受正常生理性载荷。

（陈 义）

第五节　关节脱位的治疗原则和方法

关节脱位是指组成关节的各骨关节面失去正常的生理对合。所有关节周围都有关节囊、韧带和肌肉等软组织附着。一旦发生关节脱位，这些维持关节稳定的软组织，根据损伤暴力的大小，可发生部分或完全损伤，有时还可损伤关节软骨面。上述这些损伤在普通 X 线片上往往是看不到的，特别在某些关节半脱位或脱位后又自动复位的情况下，这些软组织损伤（包括软骨面损伤）更容易被忽视。而关节脱位的治疗效果，不仅取决于及时正确地恢复关节的正常生理对合，更重要的是恢复维持关节稳定的周围软组织的正常结构和功能。

一、关节脱位分类

1. 病因分类　如下所述。

（1）创伤性脱位：正常关节受到暴力而发生脱位。

（2）先天性脱位：因胚胎发育异常而发生关节发育不良所致的脱位。

（3）病理性脱位：关节结构遭受破坏而发生的脱位。

（4）复发性脱位：反复多次发生的脱位。

2. 脱位程度分类　如下所述。

（1）完全脱位：组成关节的各关节面已完全失去正常对合。

（2）不完全脱位：组成关节的各关节面部分失去对合。

3. 脱位时间分类　如下所述。

（1）新鲜脱位：发生在 3 周以内的脱位。

（2）陈旧脱位：发生在 3 周以外的脱位。

二、关节脱位的临床表现及诊断

关节脱位的临床表现除了有关节局部疼痛肿胀及关节功能障碍等一般症状和体征外，还具有关节畸形、弹性固定及关节空虚等三大特有体征。在诊断关节脱位的同时还应注意有无伴发血管神经和骨骺的损伤，在儿童应注意有无骺板的损伤。X 线摄片有助于明确脱位的程度、方向和有无合并骨折等。

三、关节脱位的治疗原则及方法

关节脱位的治疗原则为早期复位，有效固定和积极的功能锻炼。

（一）早期复位

早期复位包括手法复位和切开复位。手法复位要在适当的麻醉下进行，这样不仅可以使肌肉松弛，有利于获得复位成功，而且也可减少或消除因疼痛而施加暴力手法造成的继发损伤。切开复位一般在手法复位失败后，关节腔内有骨折碎片及软组织嵌顿影响复位、脱位合并血管神经损伤和明显移位的骨折，陈旧性骨折手法复位失败等情况下进行。

（二）有效固定

一旦脱位获得整复，关节应固定于稳定的位置，使损伤的关节囊、韧带和肌肉等软组织得以修复。一般固定时间为 3 周左右。陈旧性脱位复位后固定时间适当延长。

（三）积极的功能锻炼

固定期间应指导患者进行关节周围肌肉的张力锻炼。解除固定后，应进行积极的关节被动活动，同时可辅以各种理疗，使关节功能得以早日恢复。

（陈　义）

第六节　关节软骨损伤的治疗

关节软骨的全层损伤通常分为两类：软骨损伤和骨软骨损伤，后者包括软骨及软骨下骨的损伤。股骨内外髁最常受累及，可以表现为骨软骨骨折、剥脱性骨软骨炎及伴有缺血性坏死病变。骨软骨骨折可导致关节软骨及软骨下骨缺损，常复合严重的韧带损伤，因此常在前交叉韧带重建术中发现这种病变。这种损伤的存在使手术治疗复杂化，从而显示出了关节镜术处理这类损伤的极大优越性。迄今为止，针对软骨损伤的各种治疗方法疗效均不理想。

关节的透明软骨可以承受持续作用于其上的反复冲击和剪力负荷，是一种对关节功能起重要作用的复杂材料。与其下的软骨下骨不同，软骨组织没有血供，因此修复能力有限。虽然有很多方法可以促进股骨髁关节软骨的再形成，但最常用的是钻孔和关节刨削成形术。关节缺损空洞处关节镜下钻孔具有较好的短期疗效，尤其是边缘较硬的小缺损。在家兔关节软骨全层损伤的实验研究中，可通过钻透软骨下骨板提高血管化程度以达到刺激纤维软骨形成的目的。尽管早期修复材料生长较好，但在第 12 个月进行组织学检查时发现修复材料仍为纤维软骨成分。无论在较大的骨钻孔面（如关节镜下刨削成形）还是多个独立的钻孔点都获得了同样的实验结果。

由于关节镜钻孔术、刨削术或其他治疗方法的长期疗效不够稳定而不尽如人意，寻找其他更有效的治疗方法就引起了人们的很大兴趣。同种异体骨软骨移植是其中的一种方法，是从新鲜供体取下相匹配的关节部分取代缺损的关节软骨及软骨下骨。通常认为软骨组织是没有免疫特异性的，但是长期研究表明受体骨细胞可以通过骨重建替代同种异体的移植骨，而移植的软骨则逐渐变性。同种异体骨移植的最大顾虑是传播疾病的可能。理想的移植骨应该是未经冷冻、放射线照射或化学处理的新鲜骨。然而，目前大多数确保能够消除移植组织传播疾病的方法至少需要 24 小时。一旦移植物经快速冷冻、化学处理或放射线照射，大多数细胞将不能存活。假如我们能够发展一种新的方法可以在数小时内消除移植组织传播疾病的可能，那么将来新鲜同种异体骨移植就会成为治疗此类损伤的最佳方法。

以前曾有人进行过自体骨软骨移植的开放手术，术中将股骨后髁的一部分移植到负重区。最近，有人用聚对二氧环己酮（polydioxanone）钉将大的软骨游离体固定于其相应的关节负重区缺损部位，由于愈合只能发生在带有活软骨下骨的软骨，因此，仅有 1/3 的部位愈合。前交叉韧带重建及切迹成形术为治疗股骨髁关节软骨全层损伤这一难题带来了新观念。即从髁间切迹处取一骨软骨柱（直径 5mm，长度 8mm），将其移植至股骨髁负重区缺损处。目前，初步结果表明此法成功率为 80%～85%，大多数患者疗效很好，因此，这一方法已成为治疗此类损伤的较可行的方法之一。

目前，骨软骨缺损、关节软骨缺损及半月板损伤是正在进行的众多研究的主要内容，目的在于寻找更恰当的治疗方法。正如 Jackson 在《关节镜进展》的前言中提到：光激发联结技术、基因酶和 DNA 的调控技术将来很可能被用来提高这些损伤的治疗效果。相信未来定会有更多的研究来应对这一挑战。

（陈　义）

第五章

手部损伤

第一节　掌骨骨折

掌骨骨折占手部骨折的 1/3。这些骨折可以分为两类：第一掌骨和第二至第五掌骨。二者之间的区别在于第一掌骨的功能有别于其他掌骨。

解剖要点：第二至第五掌骨可以分成 4 个部分——头部（最远端的部分）、颈部、干部和基底部。

掌骨间韧带紧密连接掌骨的头部，而在基底部则有很大的活动性。第四和五指的掌骨在前后位上有 15°~20° 的前后活动度。第二和三掌骨的基底部则没有活动性，是手部的"固定中心"，其余的手指可以悬吊在上面。在复位掌骨骨折时，首先要考虑正常的活动度。第四和五掌骨的骨折成角移位，不需要很精确的复位，因为它们正常的活动度就可以代偿。第二和三掌骨的骨折必须要准确的复位，因为成角会影响正常的功能。

除此之外，骨折越靠近远端可接受的成角范围越大。换句话说，骨折越靠近近端，造成的掌骨远端的畸形越大。比如，第五掌骨颈部的骨折可以接受的掌侧畸形为 30°。但是在骨干水平的 30° 掌侧畸形就是不能接受的，因为它会导致掌指关节异常过伸。

一、掌骨头骨折

即使是最适宜的治疗，这些骨折仍有可能会出现致残性的并发症。这些骨折位于侧副韧带附着点以远（图 5-1）。

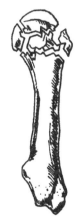

图 5-1　掌骨骨折——头部（第二至五指）

（一）损伤机制

最常见的机制是直接的暴力打击或者是碾压伤导致的粉碎性骨折。

（二）查体

受伤的掌指关节出现肿胀和压痛。沿手指轴向施压可使疼痛加重且疼痛局限在掌指关节。

（三）影像学检查

在前后位、侧位片上即可以发现骨折。有些时候需要斜位片明确骨折情况。旋前 10°的斜位片有助于诊断第二和第三掌骨的骨折。旋后 10°的斜位片有助于诊断第四和第五掌骨的骨折。侧副韧带的撕脱骨折可以通过 Brewerton 位观察，即掌指关节屈曲 65°，掌侧面靠近感光板，以 15°投照。

（四）合并损伤

掌骨骨折的合并伤包括：①伸肌腱损伤。②因骨间肌的挤压伤而形成的纤维化。③侧副韧带撕脱伤。

（五）治疗

急诊处理包括抬高、冷敷、镇痛药，以及用大量的软敷料包扎手部。

所有的掌骨头的骨折需要会诊。掌骨头的骨折伴有关节内缺损的多数要术中固定并恢复接近正常的关节位置。小的关节内骨折，多数专家建议将手部固定很短的一段时间后就开始功能锻炼。这些骨折大多需要后续的关节成形术。

骨折伴有邻近的撕裂伤应归为开放性的，需要请矫形外科急诊会诊，进行手术探查，冲洗，并进行修复。

（六）并发症

（1）旋转移位产生的力线不良，必须早期诊断和纠正。
（2）因挤压伤产生的骨间肌的纤维化是一种延迟的并发症。
（3）这种骨折可能伴有伸肌腱的损伤和纤维化。其症状和体征可能早期就出现，也可能晚期出现。
（4）掌关节僵硬。

二、掌骨颈骨折

掌骨颈骨折也被称为"拳击手骨折"，常累及第五掌骨。颈部的骨折多数是不稳定的，并有不同程度的掌侧成角（图 5 - 2）。即使在复位后，通常在掌侧方的排列也与正常不同。掌骨成功复位是指解剖学活动性的恢复。在第五掌骨，允许有 15°～25°，最高可以到 30°的成角而没有正常功能的受限。在第四掌骨接近 20°的成角都是可以接受的。这就是与第二和第三掌骨骨折的不同之处，它们需要解剖复位，以恢复正常的功能。

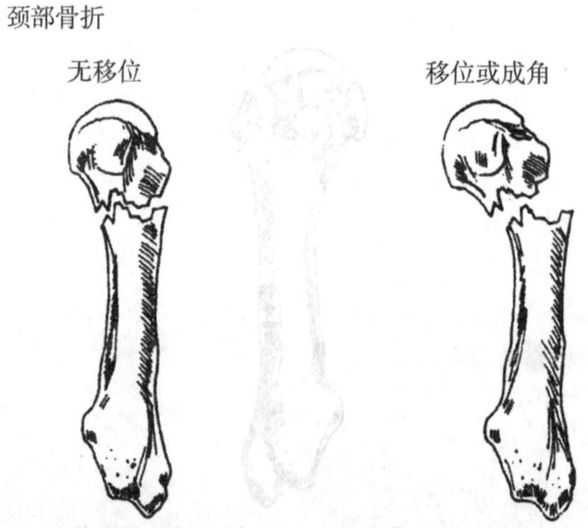

图 5 - 2　掌骨骨折——颈部（第二至五掌骨）

（一）损伤机制

直接的挤压力，例如握紧拳头击拳时常导致颈部的骨折。

（二）查体

受损的掌指关节出现压痛及肿胀。这些骨折常伴有旋转畸形，必须早期诊断和纠正。

（三）影像学检查

前后位、侧位和斜位片常用于诊断骨折和确定成角的度数和移位程度。旋前10°的斜位片有助于第二和第三掌骨骨折的诊断。旋后10°的斜位片有助于第四和第五掌骨骨折的诊断。

（四）合并损伤

这些骨折很少合并有其他的损伤。偶尔会伴随有指神经的损伤。

（五）治疗

掌骨颈骨折的治疗可以分为两组：第四、五指一组，另一组是第二和第三掌骨。

注意事项：

在治疗所有的掌骨颈骨折时，有三点必须要注意。①旋转畸形必须早期诊断和治疗。②掌侧成角可以接受程度取决于受损的掌骨的正常活动度。不良的骨折复位可能导致掌指关节过伸和指间关节屈曲。③骨折伴有邻近的撕裂伤应归为开放性损伤，需要请矫形外科急诊会诊，进行手术探查，冲洗，并进行修复。

1. 掌骨颈骨折——第四、五指的治疗 如下所述。

（1）无移位、无成角骨折：第四或第五掌骨颈无移位、无成角的骨折治疗方法包括冷敷，抬高，以及覆盖至掌横纹的掌侧夹板和背侧不包括指间关节的夹板固定。要将腕背伸15°~30°，掌指关节屈曲90°。通常建议早期开始近端指间关节和远端指间运动。保护性的掌指关节运动开始于第3~4周。

有证据支持第2~5指单个掌骨颈骨折时在带有功能性石膏（允许腕和手指的活动）后立即开始运动。这种方法可在矫形外科会诊后实施。

（2）成角骨折：第五掌骨颈骨折成角>30°，第四掌骨颈骨折成角>20°需要复位。这些骨折在复位时应遵循以下步骤。

1）腕部阻滞麻醉即可达到满意效果。

2）牵引受伤的手指10~15min，纠正嵌塞。

3）纠正嵌塞后，掌指关节和指间关节屈曲90°（图5-3）。

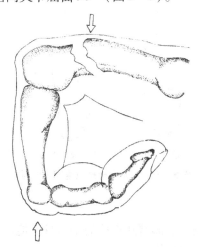

图5-3 掌骨骨折90-90复位法
用近节指骨推挤掌骨骨折维持良好复位

4）在掌骨干的掌侧施加直接的压力，同时在屈曲的近端指间关节直接施加背侧的压力。使用这种方法可以完全的复位。

5）覆盖至掌横纹的掌侧和背侧夹板不包括近端指间关节的夹板固定。要将腕背伸30°，掌指关节屈曲90°。也可以用尺侧的沟形夹板替代。

6）复位后一定要拍X线片，以确保位置良好。1周后要重拍X线片，以确保复位后的稳定性。

这些骨折需要密切的随访，因为尽管有固定，但是仍有向掌侧成角的趋势。如果复位后不稳定，就需要用钢针固定，并且早期的转科治疗。

2. 掌骨颈骨折——第二和第三指的治疗　如下所述。

（1）无移位和成角：第二或第三掌骨颈无移位和成角的骨折，推荐的治疗方法为冷敷，抬高，桡侧的从肘关节到近端指间关节的沟形夹板固定。腕关节背伸20°，掌指关节屈曲50°~60°。必须密切随访，确定有无成角和旋转移位。注意：超过1周后才发现的移位会很难纠正。这些骨折在损伤后4~5d要随访X线片，以排除延迟的移位。

（2）移位的或者成角>10°的骨折：第二或第三掌骨颈有移位和成角>10°的骨折，推荐的治疗方法为冷敷，抬高，掌侧或者桡侧沟形夹板固定。这些骨折必须精确的复位，并且都需要用钢针固定。

（六）并发症

掌骨颈骨折伴有几种致残性的并发症。

（1）侧副韧带损伤和偏移常常继发于骨折块的移位。

（2）伸肌腱损伤。

（3）旋转移位必须早期诊断和治疗。

（4）背侧骨突常损伤伸肌结构。正确的固定可以避免这种并发症，复位后密切随访确保正确的位置，抬高手部减轻水肿。

（5）如果复位不完全或不稳定，会产生手指的移位或爪形手。

（6）握拳时疼痛。

三、掌骨干骨折

掌骨干骨折可分为四型：简单的横形骨折（无移位）、移位或成角的横形骨折、斜形或螺旋形骨折、粉碎性骨折（图5-4）。临床医生应该意识到和颈部相比，干部的骨折有小范围的成角是可以接受的。每一种骨折在治疗方法上将单独论述。

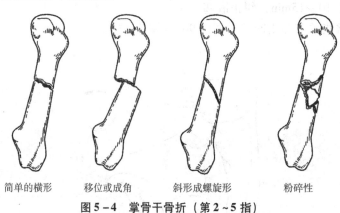

简单的横形　　移位或成角　　斜形成螺旋形　　粉碎性

图5-4　掌骨干骨折（第2~5指）

（一）损伤机制

掌骨干部的骨折有两种受伤机制。手部遭到直接的暴力打击能产生粉碎性、横形骨折，或者由于骨间肌的牵拉形成的向背侧成角的短斜形骨折。

间接暴力下产生的旋转分力常引起掌骨干部的螺旋形骨折。螺旋形骨折很少有成角，因为掌骨间的深横韧带有使骨折短缩和旋转的趋势。

（二）查体

手背出现压痛和肿胀。活动时疼痛加重，多数情况下患者不能握拳。在处理这些骨折时，必须早期排除旋转畸形。例如，掌骨干仅仅5°的旋转就会使手指产生1.5cm交叠。

（三）影像学检查

前后位，侧位和斜位片就可以准确地显示骨折情况。10°的旋前侧位有助于显示第二和第三掌骨的骨折。10°的旋后侧位有助于显示第四和第五掌骨的骨折。越靠近骨干近端的骨折，越容易产生向背侧的成角。当骨干部的直径有差异或者掌骨短缩时要考虑是否有旋转移位。

（四）合并损伤

这些骨折偶尔会有神经的损伤。

（五）治疗

掌骨干骨折常伴有旋转移位。旋转畸形在临床可以通过以下试验中的一个或多个检测出：①辐辏试验。②甲板平行试验。③X线片上骨折片的直径。

第二和第三掌骨干的成角畸形是不可接受的，但是第四掌骨超过10°的成角，第五掌骨20°的成角都是可以接受的。

1. 无移位的横形骨折的治疗　无移位的横形骨折可以用从前臂到手指末端的沟形夹板固定。腕关节背伸30°，掌指关节屈曲90°，近端指间关节和远端指间关节伸直。建议早期转科和重复X线检查。

2. 移位的或者成角的横形骨折　移位的或者成角的横形骨折需要抬高、冷敷、固定、切开复位以及随访。如果无法转诊，可以按照以下的方法行急诊闭合复位。

（1）腕部的阻滞麻醉就可以达到满意的麻醉效果。

（2）持续牵引的同时在掌侧向远端成角的骨折片施力。这时也要把旋转畸形矫正。

（3）塑形良好的掌侧和背侧夹板覆盖整个掌骨干，但是不包括掌指关节。腕关节背伸30°。

（4）患者需要密切的随访，复位后拍摄X线片，以后经常复查以保证正确的位置。

3. 斜形或螺旋形骨折　斜形或螺旋形的骨折需要冷敷、抬高、大块的加压敷料包扎固定，转科行切开复位或者用针固定。

4. 粉碎性骨折　掌骨干的粉碎性骨折处理方法有冷敷、抬高、大块加压敷料包扎固定和早期的转科治疗。在处理这些骨折时矫形外科医生更喜欢掌侧夹板固定。

（六）并发症

这些骨折的并发症常常是致残性的。

（1）旋转不良必须早期诊断和矫正。

（2）背侧的骨性突起常损伤伸肌结构。

（3）损伤后继发骨间肌纤维化。

（4）复位不良、不当的固定或者骨折处的骨髓炎常会产生骨不连。

（5）握拳时的慢性疼痛可能是由于骨折远端的掌侧成角。

四、掌骨基底部骨折

掌骨基底部骨折通常是稳定的骨折（图5-5）。旋转性力线不良在手指末端会表现得更明显。

横形骨折　　粉碎性骨折　　撕脱骨折

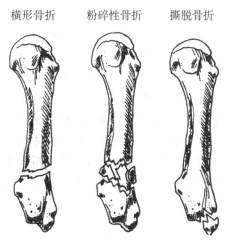

图5-5　掌骨骨折——基底部（第二至五指）

（一）损伤机制

两种机制可以产生掌骨基底部的骨折。一种是基底部遭受直接暴力打击；手指扭伤间接造成的骨折不很常见。

（二）查体

掌骨基底部有肿胀和压痛。腕关节屈伸活动或纵向受压时会使疼痛加重。

（三）影像学检查

前后位和侧位 X 线片可以确诊这些骨折。为了准确的评价腕掌骨的关系，关节内基底部骨折通常要进行 CT 检查。CT 同样也可以鉴别掌骨基底部的骨折和腕骨骨折。

（四）合并损伤

第四和第五掌骨基底部的骨折常会引起尺神经运动支的损伤，导致除小鱼际肌以外的手部内在肌的麻痹。这种神经损伤多是由于挤压伤造成的，早期可能没有表现，常继发于肿胀和疼痛。

这些骨折的急诊处理包括冷敷、抬高、大块敷料包扎固定然后转科。在处理这些骨折时矫形外科医生更喜欢掌侧夹板固定。如果关节内骨折移位明显时常需要关节成形术。

（五）并发症

掌骨基底部骨折常伴有几种严重的并发症。

（1）伸肌腱或屈肌腱损伤。
（2）旋转不良必须早期诊断和矫正。
（3）慢性腕掌关节僵硬。

（代朋乙）

第二节　中节和近节指骨骨折

一、概述

中节和近节指骨的骨折在解剖、损伤机制以及治疗上有很多相似性，因此把它们放在一起讨论。

近节和中节指骨骨折可以分为两类：关节外的骨干骨折和关节内骨折。关节外的骨干骨折可以分为 3 个亚型：①无移位的。②移位的（成角的）。③螺旋形的。无移位的，稳定的骨折急诊科医生可以处理。有移位的骨折在复位后可能稳定也可能不稳定，需要矫形外科医生的进一步处理。螺旋形骨折属于不稳定骨折，常并发有旋转畸形，需要复位和固定。

（一）解剖要点

近节指骨没有肌腱的附着，但是肌腱紧贴于近节指骨，使骨折的处理变得复杂化。近节指骨的骨折常会因骨间肌和伸肌腱的牵拉而出现掌侧的成角。

中节指骨的骨折比近节要少见。因为绝大部分的轴向应力被近节指骨吸收，因而近节指骨的骨折和近端指间关节的脱位的发病率要高于中节指骨骨折。中节指骨的骨折多发生于狭窄的骨干处。

指伸肌腱在近节指骨的附着仅仅局限在背侧面的近端。指浅屈肌肌腱分裂成两部分，分别附着于几乎整个中节指骨掌侧面的两侧缘，是中节指骨的骨折发生形变的主要力学因素。因此，中节指骨基底部的骨折会出现典型的骨折远端部分向掌侧移位，而远端骨干的骨折会出现骨折近端向掌侧移位。

还有一个要注意的解剖结构是中节指骨基底部的软骨样掌板。掌板的损伤可能并发有关节内的骨折。

（二）查体

每一位患者都要彻底地检查，并且要记录骨折点远侧的神经功能。必须及早发现和纠正旋转移位造成的力线不良。如前所述，当握拳后所有的手指不是指向近端的舟骨，或者甲板平面不同时就要考虑是否有指骨的旋转畸形。

（三）影像学检查

旋转畸形可以通过比较 X 线片上指骨骨折段的直径来判断。如果不对称则说明有旋转畸形（图 5 – 6）。

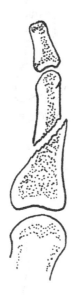

图 5 – 6　骨折旋转移位，骨折断端两侧骨干直径不对称

（四）治疗

在治疗中节和近节的指骨骨折时有两条原则要注意。

1. 绝对不要把手指固定在完全伸直位　手指要固定在功能位，即掌指关节屈曲 50° ~ 90°，指间关节屈曲 15° ~ 20°，这样能够防止手指的僵硬和挛缩。如果只有在完全伸直时才能维持复位，那么在固定于屈曲位之前就要做好内固定。在屈曲位时，侧副韧带是拉紧的有利于维持骨折的复位。

2. 石膏或者夹板固定不要超过远侧的掌横纹　如果需要远端的石膏固定，如近节和中节指骨的骨折，可以使用沟形夹（在桡侧或者尺侧）把骨折的手指和邻近的正常手指固定在一起。

3. 对于中节和近节指骨骨折的治疗有三种方法　动力性夹板、沟形夹和内固定。各种方案的选择取决于骨折的类型、稳定性以及医生的经验。

（1）动力性夹板：这种方法是把受伤的手指和邻近未受伤的手指固定在一起，最大限度地利用手的功能，早期的运动，防止出现手指的僵硬。这种方法仅适用于无移位的、稳定的骨折，如压缩骨折和横形骨折，累及关节的斜形、旋转和不稳定的骨折不适用动力夹板固定。

（2）沟形夹：桡侧和尺侧的沟形夹板适用于无旋转和成角的稳定骨折。沟形夹板比动力性夹板更加牢固。桡侧沟形夹板适用于第二和第三指骨折，而尺侧沟形夹板适用于第四和第五指骨折。

（3）内固定：内固定多采用克氏针固定，主要适用于不稳定骨折或者需要精确复位的关节内骨折。

有开放性骨折的患者术前要应用抗生素。虽然有污染伤口的患者应使用广谱抗生素，但是我们推荐预防性应用头孢类抗生素。清创术前常规棉拭子培养的价值仍值得商榷，并没有被广泛地采纳。推荐在手术室里探查、冲洗和固定。

二、近节指骨骨折：关节外骨折

（一）损伤机制

近节指骨关节外骨折常见的损伤机制有两种（图 5 – 7）。直接的暴力打击可以造成近节指骨的横形或粉碎性骨折。间接暴力的力矩沿手指的纵轴作用，常引起螺旋形骨折。

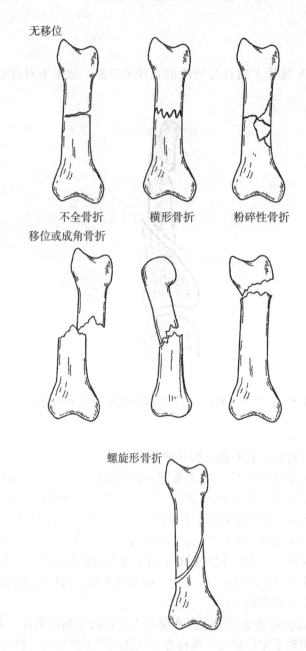

无移位

不全骨折　　横形骨折　　粉碎性骨折

移位或成角骨折

螺旋形骨折

图 5 - 7　近节指骨骨折——关节外骨折

（二）查体

骨折处疼痛和肿胀。纵向压缩手指引起骨折处的疼痛。近节指骨常常伴有旋转畸形。临床上一定要识别手指的旋转骨折，因为任何程度的旋转畸形都是不能接受的。

（三）影像学检查

需要有正位、斜位和侧位片。如前所述，若手指骨折部位的直径不一致，要考虑是否有旋转畸形。

（四）合并损伤

近节指骨骨折常合并有指神经损伤，包括挫伤和横断伤。罕见的有肌腱的损伤，包括肌腱的断裂和部分肌腱断裂后粘连引起的延迟活动受限。

（五）治疗

近节指骨骨折可能出现的功能障碍常被低估。彻底体检，纠正成角和旋转并固定后，大多数情况下能够完全恢复手指的功能。临床上表现不明显的旋转畸形，通过以下的三个试验可以检查出来：①朝向手舟骨的辐辏试验。②对比手指和甲板。③测量 X 线上骨折处的直径。

1. 无移位 无移位的近节指骨干骨折包括青枝骨折、横形骨折和粉碎性骨折。

青枝骨折属于稳定的骨折，因为它的骨膜是完整的，不会有移位和成角的趋势。这种骨折应该选用动力性夹板，早期开始运动锻炼，7～10d 后要复查 X 线片，排除延迟出现的移位和旋转。

无移位的粉碎性或者横形骨折因为骨膜不完整是不稳定的。这些骨折根据其稳定性的不同，可以选择以下两种方案中的一种。

（1）我们推荐使用沟形夹板，如果 10～14d 后复查 X 线片，骨折断端位置良好，那就可以使用动力性夹板。

（2）应用动力性夹板，早期功能锻炼，5～7d 后复查 X 线片，确定骨折位置良好。

2. 移位或成角的骨折 常见的近节指骨有移位的关节外骨折包括有移位和成角的横形骨干部或者颈部的骨折（图 5-7）。这些骨折是不稳定的，需要进一步的复位。这些骨折的急诊处理包括沟形夹固定、冷敷、抬高手指和转诊到矫形外科。如果没有矫形外科，那么急诊医生也可以复位这些骨折。复位方法如下。

（1）麻醉可以选用腕部或者掌部的局部阻滞麻醉。

（2）掌指关节屈曲 90°使外侧韧带紧张，可以减轻手内在肌产生的使骨折移位的力。当掌指关节屈曲时，纵向牵引可以增加长度。

（3）保持近端指间关节屈曲 90°持续牵引：在这个位置骨折可以复位。如果近节指间关节没有复位并有轻度的过伸，说明骨折不稳定，需要内固定。若用这种方法不能复位，就要考虑是否骨折断端间有软组织的嵌入。

（4）如果复位后能保持稳定，可以使用长度至掌纹的短臂石膏（指间关节背伸）或者掌指关节屈曲位的沟形夹板固定。屈曲掌指关节的目的是最终达到解剖学的复位。复位术后需要拍摄 X 线片记录位置。

（5）请矫形外科进一步处理。

3. 螺旋形骨折 螺旋形骨折（图 5-7）的急诊处理包括沟形夹板固定、冷敷、抬高手指和矫形外科治疗。多数情况下需要进行内固定。

（六）并发症

近节指骨骨折可能产生永久性的残疾。包括以下并发症：

（1）旋转造成的力线不良是一种致残的并发症，在后续的检查时必须排除。

（2）伸肌结构靠近骨膜，在损伤后容易发生粘连。常见于有移位的和螺旋形骨折，结果会导致部分运动功能丧失，可能需要外科手术治疗。

（3）固定后深屈肌腱和浅屈肌腱之间常发生粘连。这些损伤需要手术治疗来恢复肌腱的功能。

（4）除非是开放性骨折或固定不当，骨不连很少见。

三、中节指骨骨折：关节外骨折

（一）损伤机制

直接的暴力打击是中节指骨骨折最常见的原因（图 5-8）。间接创伤，如沿纵轴的扭转力常造成近节指间关节的脱位而不是中节指骨的螺旋形骨折。

这些骨折常伴有因屈指肌腱和伸肌腱的牵拉而导致的成角畸形。屈肌结构施加主要的力，能把较大的骨折片向掌侧牵拉。

（二）查体

骨折处出现疼痛和肿胀。在临床和影像学检查中应注意旋转畸形。

（三）影像学检查

前后位、侧位以及斜位 X 线片能够辨认骨折线、成角和旋转畸形。

（四）合并损伤

在中节指骨骨折时，手指的神经血管组织可能受损伤。此外，在这些骨折中可能会有肌腱（急性或延迟）断裂以及肌腱粘连形成。

（五）治疗

中节指骨骨折的治疗方法取决于骨折是无移位的、有移位的（成角）或者是螺旋形的。

1. 无移位骨折　这种骨折可以用动力性固定或者沟形夹板固定 10~14d 后，复查 X 线片，确定骨折是否愈合。

无移位横形骨折

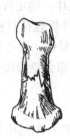 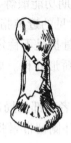

移位或成角骨折

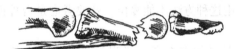 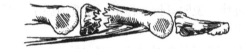

螺旋形骨折

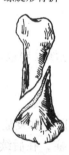

图 5 - 8　中节指骨骨折——关节外骨折

2. 有移位的或成角骨折　这些骨折是不稳定骨折，即使是在复位后仍可能不稳。这些骨折的急诊处理方法包括沟形夹板固定、冷敷、抬高患肢以及矫形外科手术。如果无法急诊会诊，那么急诊医生可以尝试复位。有移位的、成角的骨折复位方法如下。

（1）采用腕部或者掌部局部阻滞麻醉。

（2）轻柔地纵向牵引，并屈曲和推拿远端的骨折块使其复位。

（3）如果骨折不稳定并有轻度的过伸，则需要内固定。

（4）如果复位后骨折稳定，使用沟形夹板固定 4~6 周。复位后要拍摄 X 线片记录复位后的位置。

（5）请矫形外科进一步处理。

3. 螺旋形骨折　螺旋形骨折的急诊处理包括沟形夹的固定、冷敷、抬高手指和矫形外科的治疗。

（六）并发症

和近节指骨外伤的并发症相似。

（1）旋转造成的力线不良必须早发现、早纠正。

（2）复位后并发伸肌结构的瘢痕形成。

（3）屈肌腱粘连的发生是一种致残的并发症。

（4）骨不连继发于固定不当和复位不良。

四、近节指骨骨折——关节内骨折

这些关节内骨折可以分为两类：①无移位的。②移位的、粉碎的或者是累及＞20%的关节面（图5-9）。无移位的骨折不常见，需要闭合复位。而有移位的和粉碎性的骨折较为常见，需要手术切开复位。

无移位骨折

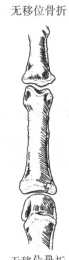

无移位骨折

移位或粉碎性骨折

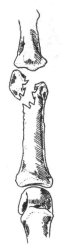 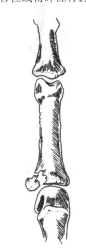 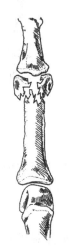

螺旋形骨折　　　　移位的边缘骨折　　　　粉碎性骨折

图5-9 近节指骨骨折——关节内的

（一）损伤机制

最常见的机制是继发于侧副韧带的牵拉引起的撕脱骨折。沿纵轴间接传导的力可能会产生髁的骨折。

（二）查体

受损伤关节会出现梭形肿胀和压痛。关节不稳表示有侧副韧带撕脱。

（三）影像学检查

前后位、侧位和斜位片常用来诊断这些骨折。

（四）合并损伤

撕脱骨折可能会产生侧副韧带的脱离及继发的关节不稳。

（五）治疗

1. 无移位骨折　第二至第五指的近节指骨基底部的关节内撕脱骨折，如果骨折稳定并且累及 < 20% 的关节面时，可以保守治疗。在密切监护的条件下可以采用动力性夹板，早期开始主动功能锻炼。

2. 移位的粉碎骨折，累及 > 20% 关节面　急诊处理包括沟形夹板固定、冷敷、抬高患肢，采用切开复位内固定。

（六）并发症

最常见的并发症是慢性关节僵硬或关节炎。

五、中节指骨骨折：关节内骨折

这些骨折可分为三类：①无移位的髁骨折。②移位的髁骨折。③粉碎的底部骨折（图 5 - 10）。撕脱骨折单独讨论，因为它和前述的三种骨折在治疗原则上不同。

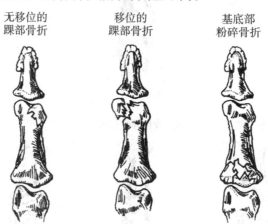

图 5 - 10　中节指骨骨折——关节内的

（一）损伤机制

在中节指骨的关节内骨折中有两种常见的机制。但是，很少有直接的创伤导致这些骨折。最常见的机制是从远节指骨传来的纵向力。

（二）查体

受损伤的关节出现梭形肿胀和压痛。

（三）影像学检查

前后位、侧位和斜位 X 线片即可发现这些骨折。

（四）合并损伤

很少会有合并伤出现。

（五）治疗

1. 无移位的髁部　推荐用动力性夹板，并且早期开始功能锻炼。
2. 移位的髁部急诊处理　包括沟形夹板固定、冷敷、抬高和手术用钢针固定。
3. 基底部粉碎性　急诊处理包括沟形夹固定、冷敷、抬高和手术用钢针固定。

（六）并发症

最常见的并发症包括关节僵硬或者关节退变，尽管采用最适合的治疗方法，仍有可能出现。

六、中节指骨骨折：关节内撕脱骨折

这些骨折分为三组：①伸肌腱中央腱束的撕脱骨折，如果不治疗，就会产生纽状指畸形。②掌板的撕脱伤（Wilson骨折）。③侧副韧带的撕脱伤（图5-11）。

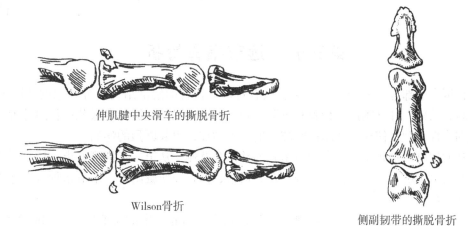

伸肌腱中央滑车的撕脱骨折

Wilson骨折

侧副韧带的撕脱骨折

图5-11　中节指骨骨折——撕脱伤

（一）损伤机制

每一种撕脱骨折都有不同的损伤机制。伸肌腱中央腱束的撕脱伤是由于伸直位时强烈屈曲引起的。近节指间关节的极度过伸会导致掌板的撕脱伤。常伴随中节指骨的背侧半脱位或脱位。近端指间关节在受到内侧或外侧的极度外力时，由于侧副韧带的牵拉会出现撕脱骨折。

（二）查体

该类骨早期诊断困难。早期指间关节处可有压痛点，不伴有肿胀和畸形。随后，指间关节处出现弥漫性肿胀和压痛。早期诊断可在手指麻醉后检查关节的活动度和稳定性。掌侧撕脱骨折使安全伸直受限。如指间关节松弛则可能有侧副韧带损伤。

（三）影像学检查

前后位和侧位就可以发现骨折。

（四）合并损伤

在伸肌腱的中央束完全撕裂时可以没有骨的撕裂伤。近端指间关节的半脱位和脱位常伴有掌板的破裂。在临床上仅依靠疼痛和肿胀很难诊断。侧副韧带的撕脱伤常会出现关节的侧方不稳。

（五）治疗

撕脱骨折的固定时间应短，以减少关节僵硬的发生。在愈合过程中重复X线检查以确保位置良好，并需要早期转诊。

1. 伸肌腱撕脱骨折　背侧面撕脱骨折需要内固定，因而需要紧急手术。无骨折的肌腱撕脱伤可以用夹板固定近端指间关节5~6周。远端指间关节不用固定，在夹板固定期间进行主动和被动功能锻炼。

2. 掌板撕脱骨折（Wilson骨折）　如果骨折片累及<30%的关节面，可以采用保守治疗。在复位半脱位或移位后，可以用夹板把近端指间关节固定在45°~50°的屈曲位4周。这种方法是有争议的，因为对这些骨折手外科医生会选择内固定，以修复掌板。对于没有半脱位的关节处的骨折采用保守的治疗方法。因此，建议早期会诊，以选择一种恰当的治疗方案。

3. 侧副韧带撕脱骨折　大多数的外科医生建议手术固定。强烈地建议早期会诊，以选择一种最恰当的治疗方案。

（六）并发症

撕脱骨折常伴有几种致残性的并发症。

（1）继发于韧带损伤的关节不稳。

（2）慢性退行性关节炎。

（3）骨不连造成的伸肌腱功能的丧失。

（4）若背侧面的撕脱骨折漏诊或者不恰当的治疗会产生锤状指畸形。

（代朋乙）

第三节　远节指骨骨折

远节指骨骨折占手部骨折的 15% ~30%。只有对远节指骨的解剖结构十分熟悉的情况下才能对这些骨折进行诊断和治疗。纤维隔连于骨膜和皮肤之间，形成间隔，能够稳定远节指骨的骨折。在这些间隔之间常形成创伤性血肿，使这些密闭性间隙内的压力增加，引起剧烈的疼痛。

指屈肌腱和伸肌腱分别止于每一个远节指骨的掌侧和背侧。从第二指到第五指，指深屈肌腱附于手指的掌侧，指伸肌腱末端附着于手指的背侧。在大拇指，拇长屈肌腱附着于末节指骨基底部的掌侧，拇长伸肌腱止于基底部的背侧。

当遭受过度的应力时，这些肌腱能够撕裂指骨，临床上引起一定的功能丧失，同时 X 线片经常能够看到沿指骨基底部的撕脱骨折。这些骨折被认为是关节内骨折。远节指骨骨折在分类时既有关节外骨折也有关节内骨折。

一、关节外骨折

远节指骨的关节外骨折可分为纵向的、横向的、粉碎的或者横向并伴有移位（图 5 - 12）。

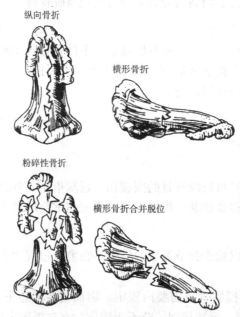

纵向骨折

横形骨折

粉碎性骨折

横形骨折合并脱位

图 5 - 12　关节外骨折

（一）损伤机制

损伤的机制为对远节指骨的直接打击。打击的力量决定了骨折的严重程度。最常见的骨折为粉碎性骨折。

（二）查体

典型的症状为末节手指肿胀和压痛，包括指腹。常能发现指甲下有血肿，提示有甲床的撕裂伤。

（三）影像学检查

为了明确是否有骨折和移位通常做前后位和侧位片检查。

（四）合并损伤

常见甲下血肿和甲床的撕裂伤。末节指骨的横行骨折常伴有指甲（甲板）的不完全撕脱伤。

（五）治疗

无移位的骨折治疗可以选用夹板固定，抬高患肢以及服用止痛药。简单的夹板或者是发夹样的夹板可以适应有不同程度的肿胀的骨折。这些骨折需要夹板固定 3 ~ 4 周。粉碎性骨折的疼痛可能要持续几个月。

有明显的成角或者移位的横形骨折要把远端的骨折片向背侧牵引复位，然后在掌侧用夹板固定，复查 X 线片记录位置。可能会因为有软组织嵌入骨折端之间而使复位比较困难。如果没有成功，就可能会产生骨不连，因此，矫形外科会使用克氏针固定。

伴有甲下血肿时，不论血肿的大小，只要甲板保持完整，就不需要摘除指甲。利用电灼或者 18 号的注射针头钻透指甲，就可以缓解患者的痛苦。

伴有甲板破裂或者撕裂的远节指骨骨折被认为是开放性骨折，但是在急诊治疗时可以遵循以下的指导方针。

（1）手部消毒后，选用手掌部的区域阻滞麻醉。

（2）使用锋利的剪刀把甲板直接从甲床上剪下。

（3）当把指甲去掉后，就可以暴露出甲床的撕裂伤，用生理盐水彻底地冲洗。骨折复位后用 5 - 0 的可吸收线间断缝合甲床。因为甲床连接着远节手指的背侧，缝合甲床后有利于保持骨折的复位。

（4）用合适的、干纺薄纱放在背侧基质和甲床之间隔离，或把患者刚摘除的指甲放回甲襞处，并在两侧各缝两针固定住，防止其移位。将甲床和顶部隔离开后能够防止其粘连出现以及出现指甲的畸形再生。

（5）整个手指都用纱布包扎并用夹板固定。外面包扎的纱布可以根据需要更换，但是隔绝甲床与基质的材料应该保留 10d。

（6）抗生素要使用 7 ~ 10d。

（7）复查 X 线片记录复位的情况。如果骨折仍不稳定，骨科医生就需要使用钢针固定。

（六）并发症

远节骨折能产生严重的并发症。

（1）开放性骨折可能会出现骨髓炎。

（2）骨折断端间有甲床嵌入时会出现骨不连。

（3）粉碎性骨折常出现延迟愈合。

二、关节内背侧面骨折

这些骨折分类是根据骨折累及关节面的程度和是否有移位（图 5 - 13）。

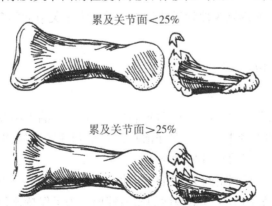

累及关节面＜25%

累及关节面＞25%

图 5 - 13 远节指骨关节内撕脱骨折——背侧面

（一）损伤机制

这些外伤多是由于远节手指在绷紧伸直时受到暴力屈曲引起，受伤后多形成"锤状指"。这些骨折在篮球、棒球和垒球运动员中很常见，由于球突然撞击手指的末端引起过度屈曲所致。伸肌腱可能会遭受三种合并伤（图5-14）。

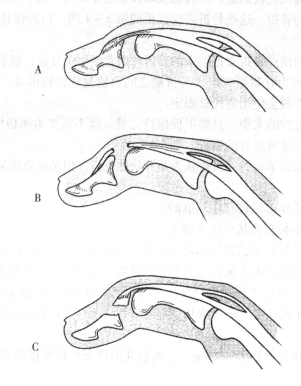

图 5 – 14 伸指肌腱断裂的三种方式

A. 肌腱牵拉伤，断端未分离；B. 肌腱在远节指骨止点处断裂，远节手指屈曲 40°畸形，患者不能主动伸直远侧指间关节；C. 随肌腱撕脱的远节指骨骨块

（1）肌腱被拉长，结果在伸直时会产生 15°~20°的屈曲。

（2）肌腱可能断裂，在伸直时产生 45°的屈曲畸形（软组织锤状指）。

（3）肌腱可能从远节指骨上撕脱一小块骨碎片，在伸直时产生 45°的屈曲畸形（骨性锤状指）。

（二）查体

主要的表现是关节背侧面的肿胀和压痛。远端指间关节主动伸展功能的丧失。

（三）影像学检查

侧位 X 线片是必需的，要明确撕脱性骨折的骨折片是否大于关节面的 25% 和有无移位。

（四）合并损伤

这些骨折常伴有甲板的损伤。

（五）治疗

这些骨折的治疗主要由三个因素决定：患者的合作性、骨折块的大小及移位的程度。

1. 无移位骨折　在合作的患者中，采用保守治疗，在掌侧或者背侧用夹板固定。手指的背侧夹板固定较牢固，因为在夹板和骨折间的软组织较少。

远端指间关节保持伸展位，近端指间关节可以屈曲。手指必须保持这种位置 6~8 周。在这段时期内，远节指间关节任何程度的屈曲都会产生慢性的屈曲畸形。为了保持这种位置，在更换夹板时也要求患者把手指的末端压在桌子上保持伸直位。6~8 周后，夹板可以在白天去掉，要求患者注意在剩余的 4

周不要屈曲手指。

如果患者不合作，就必须在手部和手指石膏固定，保持远节指间关节于伸直位。石膏必须固定6周，然后再用夹板把手指固定2~3周。

2. 移位并且超过25%关节面的骨折 这种骨折常伴有不同程度的远端指间关节的半脱位。处理方法包括按照矫形外科的要求给予背侧的夹板固定。对于持续的固定和手术治疗哪种方法更有益存在着争议，但是闭合复位和克氏针内固定通常是必需的。

如果骨折没有正确处理，那么由于破裂的伸肌腱和对应的末端屈肌腱的失衡可能产生近端指间关节的过度伸展畸形（鹅颈）。

三、关节内掌侧面骨折

指深屈肌腱附于远节指骨的基底，肌腱牵拉形成的撕脱伤被归入关节内骨折（图5－15）。

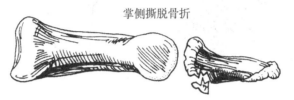

掌侧撕脱骨折

图5－15 远节指骨的关节内撕脱骨折——掌侧面

（一）损伤机制

这是一种很罕见的损伤，是由于指深屈肌腱强烈收缩时被动过度伸展造成的。

（二）查体

患者的远节指骨无法屈曲。远节指骨或手掌的掌侧有压痛，并且断裂后的肌腱可出现短缩。

规则：患者远节指骨的掌侧有外伤性的肿胀和压痛，并伴有手掌的疼痛，除非能通过别的方法证明没有损伤，那么一定是有指深屈肌腱的断裂。

（三）影像学检查

侧位X线检查是确认是否有骨折最好的方法。

（四）合并损伤

这种骨折很少有合并伤。

（五）治疗

急诊处理包括指骨掌侧的夹板固定和矫形外科早期的手术固定。

（六）并发症

远端指骨掌侧关节内的撕脱骨折常会出现畸形愈合。

（代朋乙）

第四节 手部韧带损伤

手部最常见的韧带损伤是拇指掌指关节尺侧侧副韧带损伤，常造成拇指对指力和精细指捏能力丧失。1961年，Weller就确认这是滑雪运动中特别常见的一种损伤，Cantero、Reill和Karutz报道的资料分别有53%和57%是由滑雪所致。因此，该损伤又称为滑雪拇指。

一、手部韧带损伤的功能解剖

拇指掌指关节是单一的铰链式关节，平均屈伸活动为10°~60°。关节旋转轴为偏心性，关节囊两侧各有两个强有力的侧副韧带加强，即固有侧副韧带和副侧副韧带，维持关节的被动稳定性。

固有侧副韧带从第一掌骨小头的背外侧向远掌侧行走，止于近节指骨基部的外侧结节，宽 4 ~ 8mm、长 12 ~ 14mm，相当厚，能承受 30 ~ 40kg 外力。副侧副韧带从第一掌骨髁上固有侧副韧带的掌侧起，部分越过掌侧籽骨，至掌侧纤维软骨，当关节伸直位时紧张（图 5 - 16）。

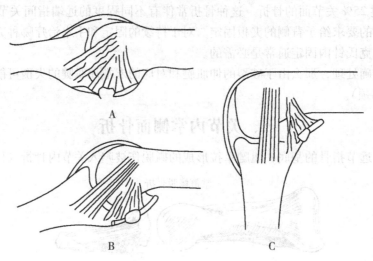

图 5 - 16　拇指掌指关节的功能解剖示意图

二、手部韧带损伤机制

拇指掌指关节尺侧侧副韧带损伤可由拇指用力外展、旋转和过伸所致。在滑雪损伤时，多由不正确的握雪杆滑行引起。打球时，尤其是在接球时，可能为球的直接创伤所致。使用手杖也可致慢性损伤。在手着地跌倒时，处于外展位的拇指使尺侧侧副韧带过度负重，而滑雪杆柄在拇指和示指之间更加重了这种负重（图 5 - 17）。韧带损伤的程度主要取决于作用力的方向、受力瞬间拇指所处的位置和关节所受的压力。

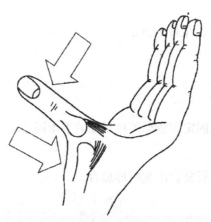

图 5 - 17　拇指掌指关节尺侧侧副韧带的损伤机制示意图

外力所致侧副韧带断裂一般有 3 种类型（图 5 - 18）：
（1）远侧止点附近断裂。
（2）远侧小骨片撕脱。
（3）韧带中间断裂。

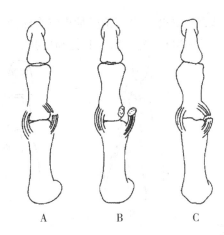

图 5 – 18　拇指掌指关节侧副韧带损伤的类型示意图

三、手部韧带损伤的临床表现

患者有典型的外伤史，拇指掌指关节的损伤侧疼痛、肿胀、大多伴有局部皮下青紫、运动明显受限。局部明显压痛，特别是掌指关节侧方运动时可引起剧烈疼痛。通常情况下，拇指掌指关节向外翻约25°，即是侧副韧带断裂的可靠征象。如果关节能在伸直位侧翻，表明掌板和侧副韧带均已断裂；如轻度屈曲的关节外翻约20°，表明仅有侧副韧带损伤。陈旧性韧带损伤者，在瘢痕区行走的皮神经常引起放射性疼痛。

拍摄拇指掌指关节正侧位 X 线片，伴有骨性韧带撕脱时，可以确定骨片的大小和部位，为临床治疗方法的选择提供参考。

四、手部韧带损伤的治疗

（一）非手术治疗

单纯挫伤、扭伤、部分韧带断裂而无拇指掌指关节过度外翻和不稳定时，可用石膏托将整个拇指直至指间关节固定 3 周即可。

（二）手术治疗

新发侧副韧带损伤应在损伤后行一期修复，根据损伤的情况不同，采用不同的方法（图 5 – 19）。

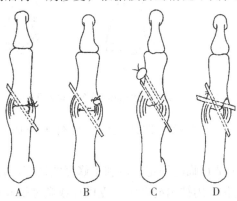

图 5 – 19　拇指掌指关节侧副韧带损伤的治疗方法示意图

韧带断裂可在伤后立即或 4~7 天局部肿胀消退后，进行直接缝合。延迟的一期缝合，可在伤后 2 周内进行。手术在臂丛神经阻滞麻醉和止血带下进行，跨越拇指掌指关节的尺侧背部弧形切口，切开皮肤及皮下组织，保护行走于切口内的桡神经分支。纵向切开拇收肌腱，在其深面显露断裂的侧副韧带，一般多见于韧带的中部和远端。将其直接缝合，也可钢丝抽出缝合法或者带线锚钉将撕脱的侧副韧带固定于近节指骨基部的骨粗糙面处（图5-20），缝合拇收肌腱和皮肤。

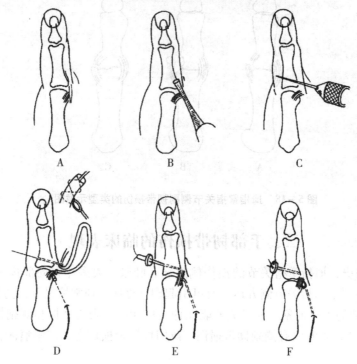

图5-20　拇指掌指关节侧副韧带损伤的手术修复示意图

陈旧性侧副韧带损伤无法直接修复时，可行自体肌腱移植，于拇指掌指关节内侧行"8"字形韧带成形术或用筋膜片移植修复（图5-21）。

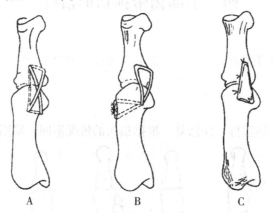

图5-21　陈旧性侧副韧带损伤修复术示意图

关节进行性疼痛性畸形关节炎伴不稳定性活动时，可行关节固定术，将掌指关节固定于屈曲20°位。

术中可用一枚克氏针将掌指关节行临时固定，以利于修复的韧带愈合；或术后用前臂石膏托将拇指于内收位固定4~5周；小骨片撕脱而用抽出缝合法、克氏针或微型螺丝钉行骨固定者，术后固定6周。拆除石膏托时，拔除抽出钢丝，开始进行拇指功能锻炼。

（代朋乙）

第五节 手部肌腱损伤

手部外伤时，常伴有肌腱损伤，可与手部多种组织损伤同时存在。有时仅有很小的皮肤伤口，也有肌腱损伤的潜在可能性。肌腱是关节活动的传动装置，是手部功能正常发挥的重要环节。即使手部各关节的功能均正常，肌腱损伤后，手部功能也会完全丧失。因此，肌腱损伤的治疗十分重要。然而，手部肌腱的结构复杂，其修复方法多样，治疗效果有时也难以令人满意，必须予以高度重视。

一、肌腱修复的前提条件

（1）手部任何部位的肌腱损伤，只要局部条件良好，如切割伤或伤口清洁，清创后估计伤口不会发生感染，或肌腱损伤范围较小，肌腱残端容易寻找，或肌腱无缺损和张力，均应在清创后立即行肌腱一期修复。

（2）为保证肌腱愈合和防止术后粘连，肌腱修复对无创技术和显微外科技术要求很高。因此，肌腱修复手术最好由专职手外科医师进行，即使是兼职手外科医师，也应经过适当训练，熟练掌握肌腱外科的基本技术。

（3）肌腱正常功能的发挥特别需要良好的滑动功能。因此，肌腱修复处应有完整、柔软而健康的皮肤覆盖。

（4）肌腱修复的最终目的是恢复手部各个关节的正常功能，如有关节活动障碍，术前必须经过适当的功能锻炼，使关节的被动活动达到正常范围。

（5）肌腱修复时，近端的动力肌必须具有正常的神经支配，并且具有足够的肌力。

（6）要求患者具有功能锻炼的能力，并适当考虑年龄对功能锻炼的影响，以便术后能更好地恢复手的功能。

二、肌腱修复的方法及其选择的原则

肌腱损伤修复的方法有多种，应根据其损伤的情况和程度而适当加以选择。

（一）不予治疗

肌腱部分损伤，损伤范围小于肌腱的50%，修复后由于固定而可能发生的粘连影响功能者；损伤肌腱的功能可被其他肌腱所替代者，如单纯指浅屈肌腱损伤，其功能可被指深屈肌腱所替代，均可不予以修复。

（二）肌腱端端缝合

肌腱损伤时断端比较整齐，又无明显缺损，可行端端缝合。这是肌腱修复最常用的方法，也是用得最多的方法。

（三）肌腱前移

肌腱损伤的部位位于距止点 1.0~1.5cm 处，可将近端的肌腱残端向远端牵拉，将其重新固定于肌腱止点，称为肌腱前移。主要用于近止点处的指深屈肌腱损伤。

（四）肌腱移植

肌腱损伤伴有一定的肌腱缺损，不能直接缝合者，以及陈旧性屈肌腱鞘内的指深、浅屈肌腱损伤者，常需行游离肌腱移植予修复。通常采用来源于掌长肌、跖肌和趾长伸肌的自体肌腱移植，也有应用异体肌腱移植或人工肌腱者。

（五）肌腱移位

肌腱损伤的范围较大，不宜进行肌腱移植者，以及肌腹完全破坏或麻痹而无法进行自身修复者，可将邻近功能正常的肌腱移位于损伤的肌腱，与损伤的肌腱远端缝接予以修复。此时，除了上述肌腱修复的前提条件外，还要求移位的肌腱是损伤肌腱的功能相同或功能协同肌，而且移位后该肌原有的功能能被其他肌肉所替代或对其原有功能无明显影响。

（六）肌腱固定或关节固定

肌腱损伤难以采用上述各种肌腱修复方法予以治疗者，可采用简单的肌腱固定或关节固定，以改善手指的功能。如单纯的指深屈肌腱损伤，可采用远端肌腱固定或远侧指间关节固定，以改善远侧指间关节在用力捏物时的稳定性。

（七）截指

手指的肌腱、神经、血管、骨与关节和皮肤等组织中，已有多种组织损伤无法修复者；手指严重损伤，即使肌腱修复也难以恢复功能，而且患者付出极大的生理、心理和经济代价而又效果不佳者，可考虑截指。

三、肌腱的缝合方法

肌腱的缝合方法很多，如 Bunnell 钢丝抽出缝合法、Kessler 肌腱缝合法、Kleiner 肌腱缝合法、Tajima 肌腱缝合法、Tsuge 单套和双套肌腱缝合法、Beker 肌腱缝合法（图5-22），以及编织缝合法和鱼口状缝合法（图5-23）。

缝合方法的选择应根据肌腱损伤的情况和所采用的修复方法而定，既要求缝合牢固，又要有利于肌腱愈合。肌腱手术后的主要问题是粘连，为尽量减少粘连的可能性，肌腱缝合时应特别强调无创技术。

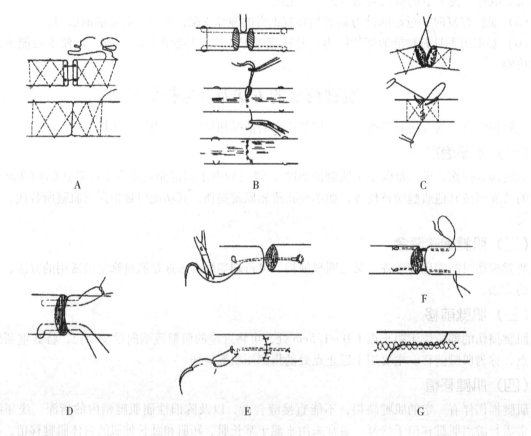

图5-22　肌腱缝合方法示意图

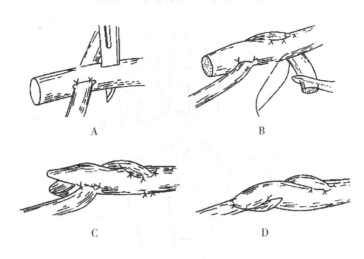

图 5-23　肌腱编织缝合法示意图

四、屈肌腱损伤

（一）概况

手部屈指肌腱损伤多因锐器伤所致，如玻璃割伤、刀刺伤。多位于手指和手掌部，伤口比较整齐，一般污染也不严重。严重的手外伤，肌腱损伤常合并其他组织如神经、血管以及骨关节损伤，可能有肌腱或皮肤缺损。

手部屈肌腱损伤致使手指屈曲功能障碍，即当手处于休息位时，伤指呈伸直状态，但是其各关节被动屈曲功能正常。如为单纯指浅屈肌腱损伤，伤指屈曲功能无明显影响。单纯指深屈肌腱损伤，则仅表现为手指远侧指间关节屈曲障碍。指深、浅屈肌腱同时损伤，表现为近侧指间关节和远侧指间关节屈曲功能障碍，然而，由于骨间肌和蚓状肌的作用，掌指关节的屈曲功能仍然存在。

屈肌腱损伤时，肌腱断端的位置与受伤时手指所处的位置有关。如受伤时手指处于伸直位，伤后手指呈伸直位，肌腱远侧残端即位于伤口处；手指于屈曲位受伤时，伤后手指呈伸直位，则肌腱远侧残端移向手指远端。而肌腱的近侧残端由于肌肉的牵拉，则向近端移位至手掌部，手术寻找肌腱断端时应予注意。

（二）不同分区损伤的处理原则

屈指肌腱损伤的治疗和损伤的情况与部位有关。以往认为腱鞘内屈肌腱损伤，由于一期直接修复后常引起肌腱粘连，而仅行伤口闭合，肌腱行二期游离肌腱移植修复，故将此区称为"无人区"。随着显微外科技术的发展，以及对肌腱愈合机制的进一步认识，目前认为，损伤的肌腱只要具有修复的前提条件，即使是"无人区"的肌腱损伤，也均应进行一期修复。损伤部位与肌腱损伤的修复密切相关，根据解剖部位，屈指肌腱的分区（图 5-24）及其损伤的处理原则如下。

Ⅰ区　远节指骨基底部指深屈肌腱止点至中节指骨中部，此区内仅有指深屈肌腱，损伤后仅产生手指末节屈曲功能障碍。如未行一期修复，二期可行肌腱前移术或肌腱固定或远侧指间关节固定术。如行肌腱移植，可能因术后粘连而影响指浅屈肌腱的功能，因此不宜采用。

Ⅱ区　中节指骨中部至掌横纹，即指浅屈肌腱中节指骨的止点到掌指关节平面屈肌腱鞘的起点，也即所谓的"无人区"。该区内指深屈肌腱于近端位于深面，随后通过指浅屈肌腱的分叉后，走向指浅屈肌腱的浅面。在该区，单纯指浅屈肌腱损伤，其功能可由指深屈肌腱所替代，无须修复（单纯指深屈肌腱损伤，晚期可行远侧指间关节固定术）；指深、浅屈肌腱均损伤，只要局部条件允许，并有一定的技术条件，均应尽可能行一期修复；如果受条件限制而丧失了一期修复的机会，应争取在伤后 1 个月内行延迟的一期修复，即切除指浅屈肌腱，直接缝合修复指深屈肌腱，其腱鞘则根据其完整性予以修复或切除，但一定要保留 A_2、A_4 滑车。晚期肌腱不能直接缝合或有肌腱缺损者，可行游离肌腱移植予以修复。

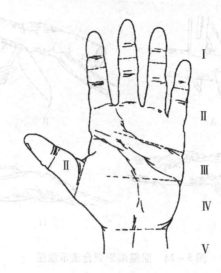

图 5－24 屈指肌腱的分区示意图

汤锦波等根据Ⅱ区屈肌腱系统的解剖和功能特点将此区分为 4 个亚区：Ⅱa，从指浅屈肌腱止点终末处到止点近侧缘；Ⅱb，指浅屈肌腱止点近侧缘到 A_2 滑车的远侧缘，应争取同时修复该亚区内指浅屈肌腱；Ⅱc，A_2 滑车覆盖的区域，该亚区内可不缝合或切除指浅屈肌腱；Ⅱd，A_2 滑车近侧缘至滑膜鞘近端反折处，对于该亚区内的切割伤，指浅屈肌腱可予缝合，损伤严重者，则不缝合指浅屈肌腱，以免指深、浅屈肌腱发生粘连（图 5－25）。

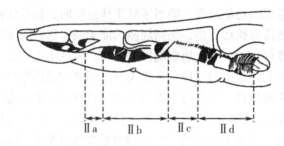

图 5－25 指屈肌腱Ⅱ区的亚区示意图

Ⅲ区 掌横纹至腕横韧带远侧缘，即屈指肌腱掌中部。该区皮下脂肪丰富，指浅屈肌腱位于指深屈肌腱浅面，其近端掌腱膜下即为掌浅弓。肌腱与神经、血管关系密切，肌腱损伤时常伴有神经、血管损伤。此区内指深、浅屈肌腱损伤时，可分别予以修复或仅修复指深屈肌腱，伴随的神经损伤应同时进行修复。

Ⅳ区 即腕管区。此区内有指深、浅屈肌腱和拇长屈肌腱共 9 条肌腱以及正中神经通过，其肌腱损伤常伴有正中神经损伤。腕管内多条肌腱损伤时，应主要修复指深屈肌腱和拇长屈肌腱，其伴随的正中神经损伤应同时予以修复。

Ⅴ区 即前臂区，位于腕管近端。此区组织较多，除 9 条屈指肌腱外，还有 3 条屈腕肌腱、正中神经、尺神经、尺动脉和桡动脉。该区内，特别是前臂远端的腕部，其肌腱损伤伴神经、血管损伤多见。损伤的肌腱可分别予以修复，但应优先修复指深屈肌腱和拇长屈肌腱。有肌腱缺损时可行肌腱移植或肌腱移位进行修复。应特别注意对损伤神经的修复。尺、桡动脉损伤，虽然不一定影响手的血液供应，有条件者仍应尽可能修复。

（三）修复方法

屈指肌腱损伤的修复方法有：肌腱一期修复、肌腱固定术、游离肌腱移植术和肌腱粘连松解术。

1. 肌腱一期修复 特别是鞘内屈指肌腱损伤的一期修复，打破了以往"无人区"的概念。即在伤口较整齐、清洁，肌腱和腱鞘损伤较轻，如切割伤，可在清创后立即采用"Z"字形扩大伤口，分别于腱鞘内找出肌腱的近、远两断端，将其从伤口中拉出，然后将其两断端用Kessler缝合法直接予以缝合，如腱鞘较完整也应予以修复。闭合切口，行伤指动力性夹板固定，即用石膏托将伤手于腕关节屈曲30°、掌指关节屈曲50°~60°位固定，指甲尖部用橡皮筋牵引患指于屈曲位。术后在医师指导下，进行主动伸指、被动屈指的早期活动功能锻炼（图5-26）。

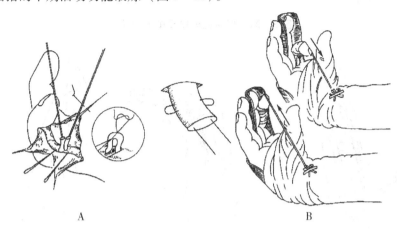

图5-26　屈肌腱一期修复（A）及术后固定方法（B）示意图

2. 肌腱固定术　即采用手指侧正中切口，显露中节指骨及其腱鞘，切开腱鞘，找到指深屈肌腱远端，用Bunnell钢丝抽出缝合法，将其固定于中节指骨远段的粗糙面上，使远侧指间关节处于屈曲15°~20°位，可用一枚克氏针将远侧指间关节暂时固定或用外固定维持（图5-27）。采用克氏针临时固定者，伤口愈合后即可带针进行功能锻炼。4周后在拆除钢丝的同时拆除外固定。

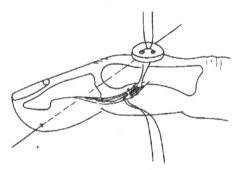

图5-27　肌腱固定术示意图

3. 游离肌腱移植术　移植肌腱最常取自掌长肌腱、跖肌腱，同时需要多根移植肌腱时可切取趾长伸肌腱，也有采用异体肌腱移植者。通常是采用手指侧正中切口和手掌部与掌横纹平行的横形或弧形切口，显露屈肌腱鞘和屈肌腱。切除腱鞘，仅于中节指骨中部保留约0.5cm和近节指骨近端1/2处约1cm宽的腱鞘作为滑车，若该处腱鞘损伤而无法保留滑车时，也应取一段肌腱在以上部位重建两个滑车（图5-28）。然后在远侧指间关节远端切除指深屈肌腱，近侧指间关节的关节囊近端切除指浅屈肌腱。指浅屈肌腱远侧残端既不能过长，也不能太短。若残端过长，术后屈指位固定时，其残端与近节指骨粘连，影响近侧指间关节伸直，出现近侧指间关节屈曲畸形；若残端太短，则容易引起近侧指间关节过伸畸形（图5-29）。再将移植的肌腱用Bunnell钢丝抽出缝合法于劈开的指深屈肌腱止点间，固定在末节指骨凿开的粗糙面上。将移植肌腱近端穿过滑车引入手掌的切口内，调整张力，伤指在手的休息位时略屈于其他手指，将其与指深屈肌腱近端在蚓状肌附着处行编织缝合，缝合处用蚓状肌覆盖以减少粘连。缝合伤口，石膏托将患手于腕关节屈曲和手指半屈位固定（图5-30）。

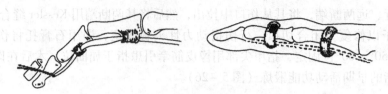

图 5 – 28　保留或重建滑车示意图

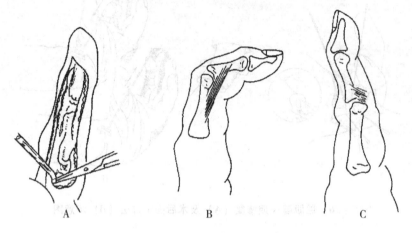

A　　　　　　　　　　B　　　　　　　　　　C

图 5 – 29　切除指浅屈肌腱示意图
A. 切除指屈肌腱移位；B. 指浅屈肌腱残端过长；C. 指浅屈肌腱残端过短

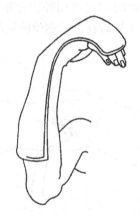

图 5 – 30　游离肌腱移植术后固定方法示意图

（四）术后处理

　　术后 10 天拆除缝线，3 ~ 4 周后拆除石膏托及缝合钢丝，积极进行功能锻炼，并辅以物理治疗和中药熏洗。一般需 3 ~ 6 个月的功能锻炼，以恢复屈指功能。术后半年屈指功能不满意者，应考虑行肌腱松解术，以改善手指屈曲功能。

　　方法是：手指侧正中或指掌侧 "Z" 字形切口，显露肌腱及其周围的瘢痕。锐性分离和切除瘢痕，将肌腱从粘连中分离出来。应特别注意肌腱背侧的粘连，并注意保留其滑车，最好是保留中节指骨中部、近节指骨中部及掌指关节近侧的三个滑车。注意保证肌腱完全游离，为进一步证实粘连已彻底松解，可在前臂远端做一个小切口，找到相应的肌腱并向近端牵拉，如伤指各关节能完全屈曲，被动牵伸能完全伸直，则表明肌腱松解已经完全，即可闭合伤口。术后第 1 天即应在医师的指导下开始功能锻炼。一般来说，从功能锻炼开始，即应达到手术中所能达到的最好效果，并通过继续的功能锻炼维持其效果。

五、伸肌腱损伤

（一）伸指肌腱的分区

手部伸肌腱结构较为复杂，不同部位损伤出现不同的典型畸形。根据其解剖结构，伸指肌腱的分区有两种，即8区分区法和5区分区法（图5-31）。

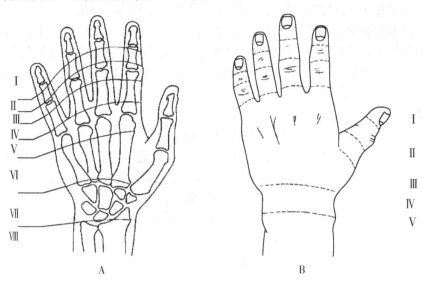

图5-31 伸指肌腱的分区示意图

A.8区分区法；B.5区分区法

1. 伸指肌腱8区分区法 如下所述。

（1）Ⅰ区：位于远侧指间关节背侧。此区内两侧腱束融合成一薄的终末腱，其活动范围仅5mm或更小。闭合性损伤可致肌腱从止点处撕裂或伴止点处撕脱骨折，可导致远侧指间关节伸展功能障碍，即锤状指畸形。开放性损伤可伤及皮肤、肌腱和关节。

（2）Ⅱ区：位于中节指骨背侧。侧腱束融合成终末伸肌腱，斜支持带在侧腱束的外侧融合，该区内伸肌腱损伤或粘连固定，可致锤状指畸形或远侧指间关节屈曲障碍。由于远侧指间关节的关节囊完整，远侧指间关节的屈曲畸形较不明显。

（3）Ⅲ区：位于近侧指间关节背侧。中央腱束和来自内在肌肌腱的侧腱束通过伸肌腱帽的交叉连接，共同伸近侧指间关节。该区损伤，中央腱束断裂或变薄，侧腱束向掌侧移位，近节指骨头向背侧突出，形成扣眼状畸形，侧腱束变成屈近侧指间关节，并使远侧指间关节过伸（图5-32）。

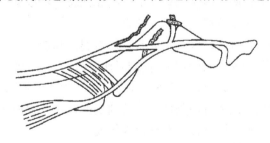

图5-32 中央腱束断裂伤致扣眼状畸形示意图

（4）Ⅳ区：位于近节指骨背侧。此区中央腱束损伤，可引起近侧指间关节屈曲畸形，但较易修复。

（5）Ⅴ区：位于掌指关节背侧。伸肌腱帽将伸指肌腱保持在掌指关节背侧中央，伸掌指关节。该区损伤可导致：

1）伸肌腱损伤，使掌指关节伸展受限而呈屈曲畸形。其特点是伸肌腱由于腱帽的连接而较少回缩，易于修复。

2）腱帽近端一侧横形纤维损伤，致使伸指肌腱向掌指关节的另一侧脱位，也导致掌指关节伸展受限。只有将伸指肌腱用手法复位，掌指关节才能伸直；一旦屈曲手指，伸指肌腱又将立即再次滑向一侧，严重影响手的功能。

（6）Ⅵ区：位于手背部和掌骨背侧。此区内示指和小指各有两条伸肌腱，其中一条损伤，则不表现出症状。如指总伸肌腱在联合腱近端损伤，则伤指的伸展功能仅部分受限。

（7）Ⅶ区：位于腕部伸肌支持带下。闭合性损伤可见于 Lister 结节处的拇长伸肌腱断裂。该区开放性损伤，修复的肌腱易于滑膜鞘内产生粘连，肌腱修复处最好不位于腱鞘内或将其鞘管切开。

（8）Ⅷ区：位于前臂远端。该区内有 13 条伸肌腱，拇指伸肌的肌腱最短，指总伸肌的肌腱可在前臂中 1/3 内予以修复，伸腕肌的肌腱最长。

2. 伸指肌腱 5 区分区法　如下所述。

（1）Ⅰ区：末节指骨基底部背侧至中央腱束止点之间。

（2）Ⅱ区：中央腱束止点至近节指骨近端伸肌腱帽。远端此区伸肌腱分为 3 束，即中央腱束和两侧腱束。若中央腱束断裂，近节指骨头向背侧突出，侧腱束向掌侧移位，起屈近侧指间关节的作用，形成扣眼状畸形，即近侧指间关节屈曲和远侧指间关节过伸（图 5 - 33）。

（3）Ⅲ区：伸肌腱帽至腕背侧韧带（伸肌支持带）远侧缘。

（4）Ⅳ区：腕背侧韧带下，腕背纤维鞘管内。

（5）Ⅴ区：腕背侧韧带近侧缘至前臂伸肌腱起始部。

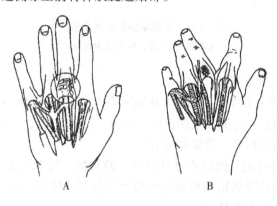

图 5 - 33　伸肌腱帽的损伤机制示意图

（二）拇指伸肌腱的分区法

1. Ⅰ区　位于拇指指间关节背侧。该区闭合性损伤引起锤状拇指少见，开放性损伤致指间关节屈曲畸形。由于是拇长伸肌腱止点，肌腱较粗大，易于缝合。

2. Ⅱ区　位于拇指近节指骨背侧。该区拇长伸肌腱若断裂，其近端回缩少，较易修复。

3. Ⅲ区　位于拇指掌指关节背侧。该区损伤可能同时伤及拇长、短伸肌腱引起拇指指间关节和掌指关节伸展受限。单纯拇短伸肌腱损伤类似于近侧指间关节背侧的中央腱束损伤，出现掌指关节屈曲畸形。

4. Ⅳ区　位于第一掌骨背侧。该区有两条伸肌，特别是拇长伸肌腱损伤，近端常会回缩至前臂，直接修复应尽早进行，否则应采用示指固有伸肌腱移位来修复。

5. Ⅴ区　即拇指腕区。损伤及修复原则同上。

（三）伸肌腱损伤的治疗方法

由于手背皮肤薄、弹性大，与伸肌腱间有一层疏松结缔组织，伸肌腱无腱鞘并有腱周组织，除伸肌支持带之外，伸指肌腱很少发生严重粘连。因此，只要局部条件许可，均应进行一期修复，效果良好。手指部伸肌腱损伤的晚期修复方法较多，但有些疗效并不满意。因此，更应强调一期修复的重要性。

1. 锤状指的治疗　新鲜闭合性肌腱断裂所致锤状指畸形，伤后应立即用夹板将伤指于近侧指间关节屈曲、远侧指间关节过伸位固定5~6周（图5－34A）。伴末节指骨背侧撕脱骨折时，采用Bunnell钢丝抽出缝合法将撕脱骨块固定（图5－34B），即采用远侧指间关节背侧"S"形或"Y"形切口，显露伴有撕脱骨块的伸肌腱，用克氏针在骨块复位的情况下，穿过远节指骨至其掌侧，将一根抽出钢丝从背侧穿至掌侧，垫上纱垫后在纽扣上打结，露出抽出钢丝，闭合伤口，并用夹板于近侧指间关节屈曲、远侧指间关节过伸位固定。对于陈旧性肌腱断裂损伤，可行肌腱修复术，即采用远侧指间关节背侧"S"形或"Y"形切口，显露已被瘢痕连接的伸指肌腱远端止点，将其于近止点处切断，自近端连同瘢痕组织一起向近侧稍加游离，切勿切除瘢痕，否则将因肌腱缺损而无法缝合，然后在手指末节伸直位，将两断端重叠缝合后，可用一枚克氏针暂时将远侧指间关节在过伸位、近侧指间关节屈曲100°位固定，或用夹板在上述位置固定。病程长、疼痛明显的体力劳动患者，可行远侧指间关节固定术。关于远侧指间关节固定的位置，如从手指屈曲时的功能上考虑，应将其固定在屈曲15°~20°位；若从手的美观方面考虑，则将其固定在平伸位。

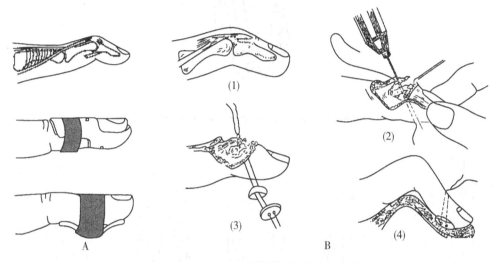

图5－34　锤状指撕脱性骨折的治疗示意图

A. 保守治疗；B. 骨折固定术

　　2. 中央腱束损伤　新发损伤，只要局部条件允许，应行直接缝合一期修复，方法简单，效果良好。陈旧性损伤，侧腱束正常者，可采用侧腱束进行修复：以近侧指间关节为中心，在手指背侧做一个弧形切口，显露指背的伸肌结构，可发现损伤的中央腱束已被瘢痕组织连接；探查两侧腱束，如侧腱束完好，可将其向近、远两侧游离，使其向近侧指间关节背侧靠拢；在近侧指间关节伸直位，于其背侧将两侧腱束缝合在一起，固定两针或将两侧腱束于近侧指间关节近端切断，将其远侧段在近侧指间关节背面交叉，在近侧指间关节伸直位，再分别与对侧的侧腱束近端缝合。侧腱束也有损伤者，可采用肌腱移植修复术（图5－35）。

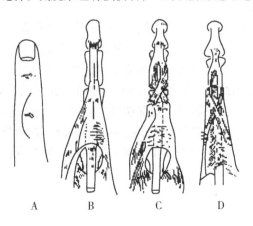

图5－35　中央腱束断裂的修复示意图

3. 伸肌腱帽损伤　新发损伤，可行直接缝合。损伤不久，腱帽组织还完整者，仍可直接缝合（图5-36）。陈旧性损伤，不能直接缝合时，可采用伸指肌腱瓣修复法或伸肌腱帽自身修复法或联合腱修复法等进行修复（图5-37）。术后将掌指关节于伸直位固定3周。

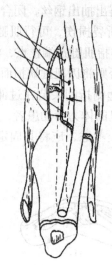

图 5-36　伸肌腱帽损伤的直接缝合示意图

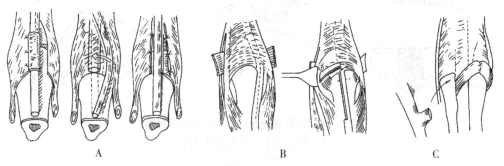

A　　　　　　　　　　　　　　B　　　　　　　　　　　　　　C

图 5-37　伸肌腱帽损伤修复法示意图
A. 伸肌腱帽自身修复法；B. 伸指肌腱瓣翻转修复法；C. 联合腱修复法

4. 手、腕及前臂伸肌腱损伤　新发损伤，均应尽可能行一期修复。损伤时间较短，肌腱无缺损者，二期仍可行直接缝合；若伤后时间较久或肌腱有缺损，不能直接缝合者，则可行肌腱移植或肌腱移位予以修复。腕背部的伸指肌腱位于腱滑膜鞘内，此处肌腱损伤修复时，为避免修复的肌腱与其粘连，肌腱缝合部最好不在腱鞘内或将腱鞘切开。

5. 拇长伸肌腱损伤　新发损伤患者，一期修复效果良好。晚期肌腱回缩，不能直接缝合，则行示指固有伸肌腱移位修复。方法是：在示指掌指关节背侧做一个小横切口，在示指指总伸肌腱的尺侧和深面找到示指固有伸肌腱，并在其止点处切断，远端缝于示指指总伸肌腱上。于腕背偏桡侧做一个小横切口，将已切断的示指固有伸肌腱从此切口中抽出（图5-38）。在拇长伸肌腱损伤处附近做一个弧形切口，分离出拇长伸肌腱远侧断端，在此切口与腕部切口之间打一个皮下隧道，将示指固有伸肌腱通过皮下隧道拉出。在腕背伸、拇指外展、掌指关节和指间关节伸直位，将示指固有伸肌腱近端与拇长伸肌腱远端做编织缝合。术后于拇指外展、掌指关节和指间关节伸直位用石膏托固定3周。

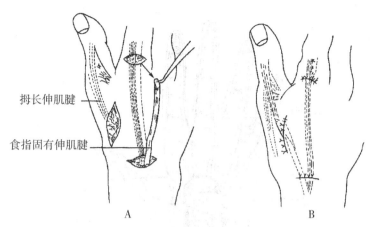

拇长伸肌腱

食指固有伸肌腱

图 5-38 拇长伸肌腱损伤，示指固有伸肌腱移位修复法示意图

六、肌腱损伤的术后处理

（一）固定

将患肢固定是肌腱损伤术后处理的重要措施，原则是将已缝合的肌腱于松弛状态用石膏托将患肢予以固定，即屈肌腱修复后固定于腕关节屈曲、掌指关节屈曲和指间关节轻度屈曲位，其屈曲程度视肌腱缝合是否有张力而定。伸肌腱于掌指关节近端以上修复后，患肢应固定于腕关节背伸、掌指关节伸直位。中央腱束修复后则近侧指间关节也应于伸直位固定；侧腱束终末腱修复后应于近侧指间关节屈曲、远侧指间关节过伸位固定。固定时间根据肌腱缝合的情况而定，一般为 4~5 周。

（二）应用抗菌药物

适当应用抗菌药物以预防感染，特别是在新发外伤时，应在彻底清创的前提下，应用抗菌药物以保证伤口一期愈合，避免因感染而致肌腱粘连或坏死。

（三）功能锻炼

功能锻炼是手部功能恢复的重要保证，拆除固定后即应在医师指导下进行正确的功能锻炼，并辅以适当的物理治疗。功能锻炼的好坏，直接决定功能恢复的程度。

（代朋乙）

第六节 手部血管损伤

一、手部血管损伤的解剖学基础

手部的动脉主要来源于桡动脉和尺动脉。骨间掌侧、背侧动脉与尺、桡动脉的分支形成腕背动脉网，有时伴正中神经行走的正中动脉十分粗大，成为手部血供的主要来源之一。

尺动脉终末支与桡动脉浅支形成的掌浅弓，位于掌腱膜深面，从其发出的指总动脉与来自正中神经和尺神经的指总神经伴行，在屈指肌腱两侧向远端行走，在掌指关节平面穿出掌腱膜，成为指固有血管神经束，分别至两手指的相邻侧。

桡动脉主干在桡腕关节处，绕过桡骨茎突远侧，于拇长展肌和拇短伸肌腱深面进入鼻咽壶，穿过第一掌骨间隙至手掌，发出拇主要动脉，分为 3 支分别至拇指两侧和示指桡侧，形成各自的指固有动脉。其终末支与尺动脉深支在屈指肌腱深面和骨间肌浅面形成掌深弓，由其发出掌心动脉向远端行走，并与指总动脉吻合（图 5-39）。

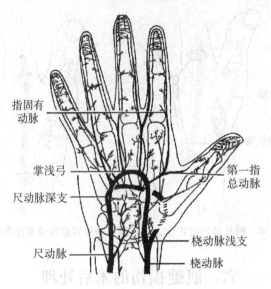

指固有动脉

掌浅弓
尺动脉深支

尺动脉

第一指总动脉

桡动脉浅支
桡动脉

图 5 – 39　手掌的动脉示意图

桡、尺动脉的腕背支，掌侧骨间动脉的背侧支和背侧骨间动脉，在腕背形成腕背动脉弓，从其发出 4 条掌背动脉，向远端于指背两侧形成指背动脉，并在指蹼间隙与指掌侧动脉吻合（图 5 – 40）。

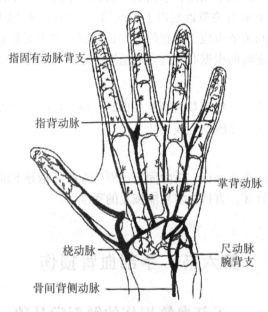

指固有动脉背支

指背动脉

掌背动脉

桡动脉

尺动脉腕背支

骨间背侧动脉

图 5 – 40　手背的动脉示意图

手部动脉间有丰富的吻合支，但仍有掌浅弓和指总动脉构成的变异（图 5 – 41），手部血管损伤时，应注意观察手指的血供状况。

手的静脉主要在背侧，从指甲下和指端形成静脉网，逐渐在指背汇集成较粗的静脉，指背两侧较粗的静脉间有横形的静脉弓相连。然后向近端于手背形成手背静脉弓，桡侧者汇入头静脉，尺侧汇入贵要静脉。腕背正中还有 1 ~ 2 条浅静脉至前臂。

尺动脉和桡动脉损伤多见于腕部切割伤，常伴有屈腕和屈指肌腱、正中神经和尺神经损伤，严重者可有广泛的软组织挫伤或软组织缺损，伴血管、神经、肌腱缺损。

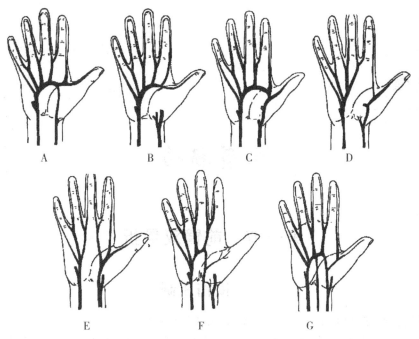

图 5 - 41 掌浅弓的变异示意图

二、手部血管损伤的临床特点

手部血液循环十分丰富。一般情况下，单纯尺动脉或桡动脉断裂不会影响手部的血液循环。但由于尺、桡动脉形成的掌浅弓可能存在变异，有时尺动脉或桡动脉损伤可能会危及部分手指的血供，仍应引起重视，并应予以仔细检查。有时尺动脉和桡动脉同时完全断裂，只要腕部背侧软组织完整，如骨间背侧动脉及其侧支循环能够代偿，也不会影响手部的血供。在这种情况下，即使不修复损伤的桡、尺动脉，一般不会引起缺血性坏死。尽管如此，手部主要动脉的损伤，虽然可能不会引起手的缺血性坏死，但毕竟会导致手部血供不足，对手部功能带来一定的影响。

三、手部血管损伤的治疗

手部的主要血管损伤，即尺、桡动脉损伤的处理原则是：不管是尺动脉或桡动脉的单一损伤，还是尺动脉和桡动脉同时损伤，不论其损伤后是否影响手部的血供，只要具备血管修复的必要条件，均应进行一期血管修复，如有必要还需进行血管移植，以保证手部充足的血液供应，利于手部各种功能恢复。

血管修复术后应将伤肢于腕关节屈曲位，用前臂背侧石膏托予以固定。并适当应用抗凝解痉和抗菌药物，以防血管痉挛和血管栓塞，以及伤口感染。一般于术后 2 周拆除石膏托固定，并同时拆除缝线，开始进行功能锻炼。

（代朋乙）

第六章

前臂损伤

第一节 前臂双骨折

一、损伤机制

引起桡骨和尺骨骨折的机制很多。可分为以下几种类型：

1. 直接暴力 打击、碰撞等直接暴力作用在前臂上，能引起尺桡骨双骨折，其骨折线常在同一水平，骨折多为横行、蝶形或粉碎形。见图6-1。

2. 间接暴力 暴力间接作用在前臂上，多系跌倒，手着地，暴力传导至桡骨，并经骨间膜传导至尺骨，造成尺桡骨骨折。骨折线常为斜形、短斜形，短缩重叠移位严重，骨间膜损伤较重。骨折水平常为桡骨高于尺骨。见图6-2。

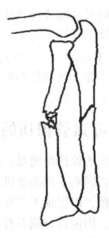

图6-1 直接暴力引起的尺桡骨双骨折

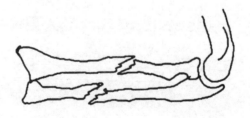

图6-2 传导暴力造成的尺桡骨双骨折

3. 机器绞伤 骨折为多段粉碎。常合并肘、腕、肱骨骨折及肋骨骨折，并有严重软组织损伤包括皮肤肌肉肌腱及神经血管损伤。见图6-3。

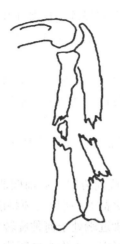

图 6 - 3 绞轧暴力造成的尺桡骨双骨折

二、临床症状

外伤后前臂肿胀，疼痛，活动受限，可出现成角畸形。前臂局部有压痛感，骨折有移位时，可触及骨折端，并可感知骨擦音和骨折处的异常活动。骨擦音和异常活动并无必要特意检查，因其有可能造成附加损伤。

尺桡骨骨折的诊断多可依靠以上的临床体征而确定。但骨折的详细特点必须依靠 X 线片来了解。所拍 X 线应包括腕关节及肘关节，并须拍摄正、侧 2 个位置的 X 线片。X 线片包括腕及肘关节，既可避免遗漏上下尺桡关节的合并损伤，又可判断桡骨近折段的旋转位置，以利整复。

临床检查中容易遗漏对上下尺桡关节的检查和对手部血运、神经功能的检查。成人无移位的前臂双骨干骨折少见。患者常有疼痛、畸形及前臂和手的功能丧失。在骨折处可局部肿胀，引出触痛。

体格检查应该包括详细的桡神经，正中神经及尺神经运动和感觉功能的神经学评价。在闭合骨折中神经损伤不常见。检查时除肿胀情况之外也应该检查前臂的血管状态。如前臂肿胀且张力较大时，筋膜间室综合征可能发生或正在发生。一旦诊断筋膜间室综合征，应立即行筋膜切开减压治疗。

前臂 X 线片应包括肘和腕以确定是否合并脱位或关节面骨折。造影对于确定是否存在关节脱位或半脱位可能是需要的。在前臂双骨折患者中对上述两关节的造影检查可发现共存的上、下尺桡关节损伤。任何肘部 X 线片上，经过桡骨干、颈、桡骨头画一直线应该通过肱骨小头中心。这对于合并桡尺关节损伤的诊断是重要的，因为它严重地影响预后和治疗。通常，在正位和侧位 X 线中确定前臂旋转的排列是困难的。肱二头肌桡骨止点影像可能对此有帮助。

下尺桡关节脱位或半脱位的程度最好由 CT 评估。进行下尺桡关节 CT 检查时，应包括双腕对比确定前臂位置。

三、分类

前臂双骨折通常依照骨折水平、方式、移位程度、是否有粉碎或多节段骨缺损，以及是否开放或闭合进行分类。每一因素都可能产生一不同类型的骨折。明确是否有上或下尺桡关节损伤对治疗和预后有重要意义。确定骨折是否合并关节损伤是必要的，因为有效的治疗要求骨折和关节损伤是作为一个整体被治疗的。

四、治疗

前臂主司旋转功能，其对手部功能的发挥至关重要。因此对前臂骨折的治疗不应该作为一般骨干骨折来处理，而应像对待关节内骨折一样来加以处理。这样才能最大限度地恢复前臂的功能。

1. 闭合复位外固定 在内固定物出现之前，闭合复位外固定是治疗的主要方法。时至今日，一些移位不显著，或较为稳定的尺桡骨骨折，在有经验的医师手中也仍然可以采用闭合复位外固定（夹板或石膏）的方法治疗而获得较好的结果。但桡骨上 1/3 骨折、不稳定骨折以闭合复位外固定方法来治疗则常会遇到困难，失败率较高。

强求闭合复位，反复多次的整复，常会事与愿违，甚至创伤加重，肿胀严重，出现水疱。既未能达到闭合复位的目的，又失去了早期手术的时机。其结果反不如早期手术者。

正确的闭合复位应注意以下各点：

（1）良好的麻醉：使患者在无痛的情况下能与术者满意的配合，并使肌肉松弛，减少整复时的困难，以臂丛阻滞为最常用。

（2）纠正旋转畸形：由于前臂存在着旋前方肌、旋前圆肌、旋后肌等，故不同水平的骨折，两骨折端所处的旋转方位不同（受旋转肌牵拉之故），所以必须将前臂远折端置于与近骨折段相同的旋转位置上，再开始复位，为此必须首先判明桡骨近端处于何种旋转位置。Evans（1945 年）采用以肘关节正位片上桡骨上端在不同旋转位置上的不同形态，来作为判断旋转位置的依据，曾在临床上广泛应用。更为准确的判断方法：根据肘关节的侧位片和腕关节的正侧位片上桡骨结节、尺骨茎突的形态，下尺桡关节的形态不同来判断尺桡骨所处的旋转方位。

（3）牵引纠正短缩、重叠、成角畸形：牵引应由 2 名助手进行（1 名牵引，1 名做反牵引）。远骨折段仍应保持在与近骨折段相同的旋转方位上。

（4）分骨并纠正侧方移位：分骨是在远、近骨折端，尺桡骨之间的掌背侧以手指捏压，其目的是使尺桡骨之间距离加大，使骨间膜紧张，利用骨间膜对尺桡骨骨间距离的限制作用，使远近骨折端的尺桡骨骨间距离相等，旋转方位一致。在此基础上，纠正侧方移位，方能达到满意的复位。

（5）外固定：在复位满意的基础上，应用石膏外固定，前臂中段以下的骨折可使用"U"形石膏夹，前臂中段以上的骨折，可使用长臂石膏前后托。在石膏凝固之前，尺桡骨骨间掌背侧以手指指腹塑形，使之呈双凹状，起到分骨的作用。复位后的前臂应尽量固定于中立位，以利旋转功能的恢复。特殊情况下，必须置于非功能位时，应待骨折端初步粘连后更换中立位石膏。应用小夹板固定时，应密切观察、随诊、及时调整松紧度。密切注意压力垫、分骨垫的位置及是否造成了压疮。

闭合复位、石膏固定治疗前臂双骨折，其愈合情况不理想。Knight 和 Purvis（1949 年）报告的 41 例保守治疗者，不满意率高达 74%，功能优良者仅 3 例；Bolton 及 Quinlou（1952 年）报告的 90 例中结果有功能障碍者 37 例（41%），不愈合为 4.4%，迟缓愈合为 4.4%。Bohler（1951 年）报告的 15 个前臂骨折中 6% 不愈合。De Buren（1962 年）报告的 131 个前臂骨折中 6.3% 不愈合。

闭合复位外固定治疗前臂骨折，其后果不理想，除方法本身所固有弊病外，与对前臂功能的认识不深，可接受的整复标准过低也有密切关系（特别是对尺骨的成角畸形、旋转畸形的忽视）。

我们通过新鲜尸体实验，制定了更为严格的复位标准。这个标准是：桡骨近端的旋后畸形不得大于30°；尺骨远端的旋转畸形不得大于10°；尺桡骨的成角畸形不得大于10°；桡骨的旋转弓应予恢复。低于此标准，将会造成明显的功能障碍。

总之，保守疗法治疗成人前臂骨折，充满了困难，其结果并不理想。因此，多数人的观点是：对成人前臂骨折的治疗应持积极手术的态度。我们认为保守治疗应仅限于移位不著或稳定型的前臂双骨折，应该避免反复多次的闭合复位。

2. 髓内固定　Rush（1937 年）和 Lambrinudi（1939 年）首先使用克氏针做前臂骨折的髓内固定以治疗 Monteggia 骨折。1940 年以后，骨折的髓内固定流行起来，各种尺桡骨髓内固定物相继出现。1957年 Smith 和 Sage 收集了 555 例前臂骨折髓内固定病例，使用的内固定物包括克氏针、Rush 针、史氏针、"V"形针。其总的不愈合率为 20%（克氏针不愈合率高达 38%，而其他更坚固的髓内固定物的不愈合率为 14%）。

1959 年 Sage 基于尺桡骨解剖的认识，介绍了三角形剖面的 Sage 前臂髓内钉，尺骨者为直钉，桡骨者为弯钉以保持骨弓的存在。其不愈合率为 6.2%，迟缓愈合率 4.9%。唯其穿入技术较为复杂困难。

1961 年 Marek 使用方形髓内钉，但仍使用石膏外固定。所报告的 32 例虽全部愈合，但 4 例发生交叉愈合，功能结果差者达 16%。

3. 钢板螺钉内固定 由于钢板质量问题，早年应用的钢板螺钉内固定治疗前臂骨折，其结果并不理想。后来钢板的质量和设计逐渐改进，治疗结果的满意率也逐渐提高。近 20 年期间，研究结果表明：内固定物越坚强，不愈合率越低。因而采用了坚强内固定，双钢板、加压钢板等。由于内固定物坚固可靠，术后不使用外固定物，获得了很好的功能结果。使用钢板固定，近年来在观点上有较大变化，强调了生物学固定的原则。

关于手术时机，Smith（1961 年）建议：成人前臂骨折应于伤后 1 周进行。他比较了两组患者，其愈合情况有明显的不同。伤后 7 日内手术者 78 例中 17 例不愈合，而伤后 7～14 日手术者，52 例全部愈合。

五、预后

成人前臂双骨折的预后与许多因素有关：骨折是否开放性；损伤程度如何；骨折移位多少；是否为粉碎性；治疗是否及时、适当；是否发生并发症。

成人有移位的前臂骨折闭合复位方法治疗，通常结果并不理想，功能不满意率甚高；而切开复位，坚强内固定治疗者愈合率可达 90% 以上，功能结果的优良率亦达 90% 以上。开放骨折，合并严重软组织伤，情况更复杂，如果发生感染则预后不良。有时严重感染可导致截肢的恶果。

（阎晓霞）

第二节 尺桡骨干骨折

一、损伤机制

直接暴力，传导暴力均可引起桡骨干骨折，骨折多为横形、短斜形。因有尺骨的支撑，桡骨骨折的短缩、重叠移位甚少，但常有桡骨骨折端之间的旋转畸形存在。

由于桡骨各部附着的肌肉不同，因此，不同部位的桡骨骨折将出现不同的旋转畸形。成人桡骨干上 1/3 骨折时，骨折线于肱二头肌，旋后肌以远、旋前圆肌近端、附着于桡骨结节的肱二头肌及附着于桡骨上 1/3 的旋后肌，牵拉骨折近段向后旋转移位，使之位于旋后位；而附着于桡骨中部及下端的旋前圆肌和旋前方肌，牵拉骨折远段向前旋转移位，使之位于旋前位。桡骨干中段或中下 1/3 段骨折时，骨折线位于旋前圆肌抵止点以下，由于肱二头肌与旋后肌的旋后倾向被旋前圆肌的旋前力量相抵消，骨折近段处于中立位，而远段受附着于桡骨下端旋前方肌的影响，位于旋前位。

二、临床症状

临床检查时，局部肿胀，骨折端压痛，旋转功能障碍。可闻及骨擦音。摄 X 线片时，应包括腕关节，注意有无下尺桡关节脱位。

三、治疗

1. 桡骨单骨折 多可闭合复位，夹板或石膏固定。桡骨干中段或中下 1/3 段骨折，因其周围软组织相对较薄，多可通过闭合复位治疗。若移位较多，不能复位者可考虑切开整复内固定。而桡骨近 1/3 骨折，由于周围软组织丰富，闭合复位如有困难，应考虑行切开复位钢板固定。如钢板固定可靠，术后不用外固定，早期进行功能锻炼。

桡骨中下 1/3 处掌面较平坦，此部位的桡骨骨折行切开复位内固定术时，切口可选择掌侧或背侧切口。桡骨近侧骨折时掌侧切口对桡神经损伤的概率要小于背侧切口，所以选择掌侧切口可能更为妥当。

2. 尺骨干骨折 无桡骨头脱位的尺骨单骨折是常见损伤。它们通常是对前臂直接打击的结果并且时常是无移位的或仅有少量移位。

Dymond 将在任何平面成角超过 10° 或者移位超过骨干直径 50% 的尺骨骨干骨折称为移位骨折。这些移位骨折比无移位骨折更不可预知，而且应该注意下述情况：①移位的尺骨骨折可能伴有桡骨头不稳定。②移位的尺骨骨折有成角倾向，或许因为骨间膜支撑稳定性的损失所引起。③远端尺骨骨折可能出现短缩畸形并引起下尺桡关节的症状。

尺骨全长处于皮下，浅在，闭合复位多能成功。不稳定性骨折，经皮穿入克氏针是个简便有效的办法，但仍需应用石膏外固定。使用加压钢板可免去外固定，且有利于愈合和功能恢复。多节段骨折应用1个长钢板在尺骨表面固定或髓内钉固定。对所有开放移位的尺骨干骨折在伤口冲洗和清创之后使用钢板固定。尺骨下1/4移位骨折，因旋前方肌的牵拉，可造成远骨折段的旋后畸形，整复时将前臂旋前，放松旋前方肌，可以纠正远折段的旋后畸形，以利复位。

（阎晓霞）

第三节　孟氏骨折

伴有桡骨头脱位的尺骨骨折在所有前臂骨折里是少见的，发生率小于5%。1814年，Monteggia描述了这种尺骨近1/3骨折合并桡骨头前脱位的损伤（即孟氏骨折）。在1967年，Bado建议称之为Monteggia损伤，指出Monteggia的最初描述是尺骨近1/3到鹰嘴之间骨折伴有桡骨头前脱位。

大多数类型的Monteggia骨折包括成人和儿童，根据文献报告对成人每个类型的发病率做出估定是困难的。Speed和Boyd在1940年报道了当时最常见的桡骨头前脱位。Jupiter等强调后方的损伤比原先的更常见，而且如果损伤机制和治疗的潜在并发症未引起足够重视，治疗将出现问题。

一、损伤机制

Evans认为Ⅰ型损伤的损伤机制是前臂被迫旋前造成。在他的Ⅰ型损伤病例中既没有显示在尺骨皮下的挫伤也没有显示任何在直接打击损伤中看到的骨折碎块，所以他假定了这一机制。Evans更进一步用实验研究支持他的理论。他通过用钳固定尸体肱骨并且慢慢旋前臂产生了伴有桡骨头前脱位的尺骨骨折。尺骨骨折而外力继续存在前臂继续旋前，桡骨头被迫从稳定的肘关节囊里向前脱出。

Ⅱ型损伤在1951年被Penrose所描述。在观察骨折这一变化后，他将一个带有弯曲肘的尸体肱骨固定，并且施加力量到远端桡骨，引起肘的后脱位。然后他通过在尺骨近侧钻孔使尺骨强度变弱，并再一次在远端桡骨上直接加力，随后引出了BadoⅡ型损伤。即产生前面带有粉碎块向后成角的尺骨骨折和带有桡骨近端关节面边缘骨折的桡骨头后脱位。他从这些结果得出结论，Ⅱ型损伤是在肘内侧韧带破裂之前尺骨骨干变弱后肘脱位的一种变化。

Ⅲ型损伤被Mullick描述，他假定作用在肘上的主要力量是外展力。假如前臂旋前，则桡骨头向后外侧脱位。

Bado认为Ⅳ型损伤是Ⅰ型损伤伴有桡骨干骨折。

二、影像学表现

移位的尺骨骨折及任何上肢损伤一定要包括肘部真实正位和侧位的X片。肘部真实正位只有肱骨和前臂平放在X线片夹上时才可获得；肱骨和前臂横置于X线片夹上屈曲近90°，无论前臂是否旋前、旋后或中立位，都可获得真实肘的侧位X片。

桡骨头脱位和尺骨骨折在X线片上极易判断，但孟氏骨折的漏诊率却出乎意外的高。其原因首先是X线片未包括肘关节；其二是X线机球管未以肘关节为中心，以至于桡骨头脱位变得不明显；其三是体检时忽略了桡骨头脱位的发生，以致读片时亦未注意此种情况；其四是患者伤后曾做过牵拉制动，使脱位的桡骨头复了位，以致来院检查时未发现脱位，但固定中可复发脱位。

三、分类

1967 年 Bado 将其归纳为 4 型：

Ⅰ型：约占 60%，为尺骨任何水平的骨折，向前侧成角，并合并桡骨头前脱位。

Ⅱ型：约占 15%，为尺骨干骨折，向后侧（背侧）成角，并合并桡骨头后脱位。

Ⅲ型：约占 20%，为尺骨近侧干骺端骨折，合并桡骨头的外侧或前侧脱位，仅见于儿童。

Ⅳ型：约占 5%，为桡骨头前脱位，桡骨近 1/3 骨折，尺骨任何水平的骨折。

见图 6 - 4。

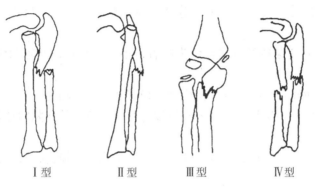

图 6 - 4　Monteggia 骨折的分型

四、临床症状

症状和体位与骨折类型有关，第Ⅰ型可于肘前窝触到桡骨头，前臂短缩，尺骨向前成角。第Ⅱ型可于肘后触及桡骨头，尺骨向后成角。第Ⅲ型可于肘外侧触及桡骨头和尺骨近端向外侧成角。第Ⅳ型桡骨头处于肘前，尺桡骨骨折处有畸形及异常活动。所有 4 型骨折，肘关节及前臂均有明显肿胀、疼痛、压痛。患者不能活动肘关节和旋转前臂。桡神经深支损伤为最常见的并发症，应检查相应的神经功能。

五、治疗

儿童 Monteggia 骨折，闭合复位治疗是满意的，但如何治疗成人孟氏骨折，存在着争论。Speed（1940 年）发现大多数人孟氏骨折经闭合复位治疗，其结果并不满意，因而主张切开复位并内固定尺骨，同时重建环状韧带（以筋膜条为主）。Evans（1949 年）则主张旋后位复位并维持 6 ~ 8 周。Bado（1967 年）同意 Evans 观点，认为保守治疗是新鲜的成人 Monteggia 骨折的最好治疗办法。Boyd 和 Boals（1969 年）建议以加压钢板或髓内针做尺骨的坚强内固定，但桡骨头应闭合复位，除非闭合复位失败，否则并无切开复位的指征。当桡骨头有明显骨折时他们建议切除桡骨头，他们治疗的病例优良率达77%。经过多年的争论，趋于一致的意见是桡骨头脱位并无手术的必要。如尺骨内固定坚强，亦无必要重建环状韧带。

对Ⅰ型、Ⅱ型、Ⅲ型骨折过去习惯于采取闭合复位的治疗方法。近年来随着对前臂旋转功能认识的深化，对尺骨复位要求严格。凡闭合复位不能达到要求时应切开复位，坚强内固定，以期获得更好的治疗结果。对Ⅳ型骨折，无疑更应早期切开复位，尺桡骨骨折均行坚强内固定。

闭合复位需于臂丛阻滞下进行，牵引该患肢，并于脱位的桡骨头处加压（Ⅰ型向后，Ⅱ型向前）即可整复桡骨头脱位，此时尺骨骨折多已复位，如仍有成角及侧方移位应加以纠正。整复完成后以长臂前后石膏托固定。Ⅰ型固定于前臂旋后，屈肘 110°位；Ⅱ型固定于前臂旋后，屈肘 70°（半伸直位）。直至尺骨愈合后，去除石膏，进行功能锻炼。

早期未治疗，或治疗不当而致畸形愈合或不愈合者，应视情况分别加以处理。如果仅是轻度尺骨成角畸形愈合、桡骨头脱位，而仅切除桡骨头。如为中度的尺骨成角畸形、桡骨头脱位，行桡骨头切除，尺骨骨突切除及骨间膜松解术，当可改善前臂的旋转功能。如为严重的尺骨成角畸形愈合、桡骨头脱位，应做尺骨的截骨复位内固定术及桡骨头切除术，术中同时松解骨间膜。当尺骨不愈合，桡骨头脱位或半脱位，应行尺骨内固定植骨术，桡骨头同时切除。

桡骨头虽能复位，而尺骨骨折位置不良时应切开复位，钢板或髓内针内固定。有时破裂的环状韧带妨碍桡骨头的复位，或桡骨头的脱位是自近端穿过环状韧带，交锁于肱骨外上髁处，此时切开复位宜采用 Boyd 切口，可以兼顾两者。手术内固定治疗者，术后应用长臂石膏托制动 4～6 周。Ⅰ、Ⅲ、Ⅳ 型骨折固定于前臂旋转中立位，屈肘 110°位；Ⅱ 型骨折固定于屈肘 70°位。

合并桡神经深支损伤为一常见并发症，桡骨头复位后几乎都能自行恢复，不需要手术探查。

1. 手法复位　应用手法治疗新鲜闭合性孟氏骨折是一种有效而简便的治疗措施。尤其小儿肌肉组织较纤弱，韧带和关节囊弹性较大，容易牵引分开，桡骨头也易还纳。尺骨近端无移位者，复位更加容易。

2. 手术治疗　适应证：①某些经手法复位失败者，多系青壮年；②陈旧性损伤，肘关节伸屈功能受限及前臂旋转障碍。

手术治疗的目的在于矫正尺骨畸形及维持桡骨头稳定性并恢复功能。

开放复位和骨折内固定：手法复位失败者宜早施行开放复位，某些陈旧性损伤，但时间尚短，桡骨小头尚可复位者（3～6 周内）。

尺骨畸形矫正，桡骨头复位及环状韧带重建术，适用于陈旧性损伤，尺骨骨折愈合畸形严重及桡骨头脱位者。以成人多见。

3. 特殊治疗　如下所述。

（1）不能复位的桡骨头：假如对桡骨头闭合复位不成功，将行切开复位。可通过 Boyd 切口显露肘关节。复位常见的障碍物是桡骨头前方的关节囊或环状韧带。桡骨头复位后，可考虑修复关节囊或环状韧带。

（2）桡骨头骨折：如伴有桡骨头的严重骨折，可先行桡骨头切开复位内固定，假如骨折不能修复重建则行桡骨头切除术。假如桡骨头切除危害肘关节稳定性时，应考虑行人工桡骨头假体置换。

（3）术前桡神经损伤：对于损伤时伴有桡神经或骨间背侧神经瘫痪且桡骨头很容易复位的患者，不推荐这次手术时探查桡神经或骨间背神经。通常这只是神经失用，对于大多数患者来讲，其功能将在损伤后 6～12 周恢复。假如神经在 3 个月后仍无恢复，应进行诊断检查，根据结果决定是否行神经探查术。

（4）开放骨折：开放骨折作为急性损伤，假如伤口允许，应早期切开复位和钢板固定。一期可以不关闭皮肤，但应彻底清创。外固定仅用于严重污染不能钢板固定的骨折。

累及到鹰嘴的尺骨干广泛粉碎骨折可能存在恢复尺骨解剖长度的问题。假如桡骨头复位后稳定，将促进尺骨长度的复原以便它在正常解剖长度被钢板固定。假如桡骨头不稳定，则应打开肘关节，确保在直视下将桡骨头复位。尺骨长度是重要的，应以 1 或 2 个被塑形的 3.5mm 有限一接触动力加压钢板固定近端粉碎的尺骨骨折，使之与鹰嘴外形相符。假如需要，一条经过鹰嘴顶端的张力带金属丝经过钢板的一个孔，与之绑成一体，有助于进一步稳定骨折。

对于 BadoⅣ 型损害（桡骨和尺骨的双骨折），宜首先固定尺骨，在桡骨骨干骨折切开复位前复位桡骨头，如果桡骨头复位困难，既可通过桡骨进路也可通过尺骨进路打开肘关节。但两个骨干应分别应用两个切口进入。

4. 治疗结果　Anderson 等对前臂骨折的治疗评估标准如下。

优秀：骨愈合伴有肘和腕屈曲/伸展小于 10°的损失。

良好：骨愈合伴有肘和腕屈曲/伸展小于 20°的损失；和前臂旋转小于 50% 的损失。

不满意：骨愈合伴有肘和腕屈曲/伸展大于 30°的损失；和前臂旋转大于 50% 的损失。

失败：畸形愈合，不愈合或无法解决的慢性骨髓炎。

应用这些标准，Anderson 等和 Chapman 等报告超过 90% 的被调查者获得满意结果。不满意的结果归因于冠状突畸形愈合、近端桡尺骨骨性连接、尺骨畸形愈合和疼痛性近侧桡尺关节病。对 Monteggia

损伤治疗的最具挑战性的问题是有关冠状突和桡骨头的处理。

5. 手术后的处理　术后应用长臂石膏托固定 4~6 周，Ⅰ、Ⅲ、Ⅳ 型骨折固定于前臂中立位，屈肘 110°位，Ⅱ型骨折固定于屈肘 70°位。石膏去除后行功能锻炼。Robin 认为包扎和石膏在 5~7 天去除并以长臂支具代替较好。根据在手术时稳定性的评估，如果患者合作且手术中骨折经完整范围的运动仍稳定，则 7~10 天后可允许患者去除后侧支具，并在医师指导下做增加肘关节主动活动度训练。

如手术时骨折处稳定性或桡骨头稳定性有问题，当患者仍处于麻醉时，应确定稳定范围。术后应用长石膏，在 7~10 天后使用支具，在先前确定的稳定范围内允许运动。在最初 3 周内每周拍 X 线片，然后每月拍摄直到尺骨骨折愈合。

六、预后

如果早期正确诊断，正确处理，其预后是良好的，近年来文献报道使用手术治疗坚固内固定者优良率甚高。如为严重开放损伤，或合并感染，则预后较差。

（阎晓霞）

第四节　盖氏骨折

盖氏骨折指桡骨中下 1/3 骨折，合并下尺桡关节脱位或半脱位，并不常见，占前臂骨折 3%~6%。Galeazzi 在 1934 年描述了这一桡骨骨折合并下尺桡关节脱位或半脱位的损伤。

一、损伤机制

Galeazzi 骨折可因直接打击桡骨远 1/3 段的桡背侧而成；亦可因跌倒，手掌着地的传递应力而造成；还可因机器绞扎而造成。受伤机制不同，其骨折也有不同特点。

二、影像学表现

通常骨折部位在桡骨中下 1/3 交界处，为横形或短斜形，多无严重粉碎。如桡骨骨折移位显著，下尺桡关节将完全脱位。于前后位 X 线片上，桡骨表现为短缩，远侧尺桡骨间距减少，桡骨向尺骨靠拢。侧位 X 线片上，桡骨通常向掌侧成角，尺骨头向背侧突出。

三、分类

（1）桡骨远端青枝骨折合并尺骨小头骨骺分离，均为儿童，此型损伤轻，易于整复。

（2）桡骨远 1/3 骨折：骨折可为横形、短斜形、斜形。短缩移位明显，下尺桡关节脱位明显。多为跌倒手撑地致伤。前臂旋前位致伤时桡骨远折段向背侧移位；前臂旋后位致伤时桡骨远折段向掌侧移位。临床上掌侧移位者多见。此型损伤较重，下尺桡关节掌背韧带、三角纤维软骨盘已断裂（三角纤维软骨盘无断裂时多有尺骨茎突骨折）。骨间膜亦有一定的损伤。

（3）桡骨远 1/3 骨折，下尺桡关节脱位，合并尺骨干骨折或尺骨干外伤性弯曲。多为机器绞轧伤所致，损伤重，可能造成开放伤口，此时除下尺桡关节掌、背侧韧带，三角纤维软骨盘破裂外，骨间膜多有严重损伤。

四、临床症状

对于无移位或相对无移位的骨折，唯一症状可能是肿胀和骨折附近的触痛。如果移位较大，将有桡骨短缩和后外侧成角。下尺桡关节脱位或半脱位可引起尺骨头突起和在关节上的明显压痛。桡骨头脱位很少出现在桡骨干骨折中。大部分骨折是闭合骨折，开放骨折通常由近端骨块末端刺破皮肤所致。神经和血管损伤比较少见。

发生于桡骨中下 1/3 交界处的骨折，通常有一横形或短斜形骨折线。大部分为非粉碎性骨折。假如骨折移位很大，则下尺桡关节将出现脱位或半脱位。在正位 X 线片上，由于下尺桡关节间隙增大，桡骨相对缩短。在侧位 X 线片中，骨折通常向背侧成角，而尺骨头向背侧突出。下尺桡关节损伤可能是单纯韧带损伤，或韧带保持完整但尺骨茎突可被撕脱。

五、治疗

Hughston 指出，闭合复位和固定后骨折位置难于维持，4 个主要变形因素可能导致复位失败：①手的重量及地心引力作用，容易引起下尺桡关节半脱位和桡骨骨折向背侧成角；②在桡骨骨折远端掌侧面上旋前方肌嵌入，使它转向尺骨而且牵拉它向近端和掌侧移位；③肱桡肌容易使桡骨远端的碎片以下尺桡关节为轴产生旋转移位同时引起短缩；④拇外展肌和伸拇肌引起侧韧带短缩和松弛，使腕处尺偏位。

由于上述因素，即使最初骨折无移位，或通过闭合复位术获得良好位置，但在石膏管形内移位是常见的。应用手法整复、夹板固定能够克服上述部分因素，因此对于一型及部分二型横断骨折，可行夹板固定，对于不稳定二型及三型骨折，应行切开复位内固定以获得良好的旋前和旋后功能和避免下尺桡关节紊乱和关节炎变化。

为了获得良好的前臂旋转功能；避免下尺桡关节紊乱，桡骨骨折必须解剖复位。因此，切开复位内固定术几乎是必选的方法。髓内针于此处宽大的髓腔内难于提供坚固的固定作用，较难防止骨折端间的旋转。

采用掌侧 Henry 进路。应用止血带，做一纵形切口，以骨折为中心在桡侧腕屈肌和肱桡肌之间进入。骨折几乎总是位于旋前方肌近侧缘上方，将嵌入的旋前方肌从桡骨分离显露远端骨块掌面以放置钢板。

治疗中下段和下 1/3 桡骨骨折应用加压钢板固定，钢板应置于桡骨掌面，术后中立位石膏固定 4 ~ 6 周。对于可复位但不稳定的下尺桡关节应用一尺桡针固定。尺桡针 3 周之后拔除。

钢板螺钉固定显然是最好的方法，但要获得好的结果，钢板要有足够的长度及强度，且螺丝钉在碎片近端和远端有良好的固定。术后用前臂石膏前后托，前臂旋转中立位制动 4 ~ 6 周，以使下尺桡关节周围被损伤的组织获得愈合。去除石膏后，积极进行功能锻炼。

六、预后

闭合复位或内固定不当而失效者，预后不良。如内固定坚固，下尺桡关节及桡骨骨折解剖复位者预后良好。

（阎晓霞）

第五节　前臂开放性骨折

前臂开放骨折发病率较高，处理困难，若处理不当，常引起不良后果。

随着内固定技术水平的提高及人们对开放骨折的进一步认识，对开放骨折通常不做内固定的观点逐渐改变，治疗方法应根据损伤机制，软组织及骨损伤的程度。

我们的临床实践经验是：在认清伤口特点的基础上彻底清创；使用坚强的内固定；无张力的闭合伤口；合理的使用抗生素。

由于受伤机制不同，前臂开放骨折的软组织损伤特点也不相同。前臂开放骨折以内源性开放骨折为多见，伤口较小，伤口为骨折远端移出而造成。此种伤口污染较轻，清创后多能一期闭合伤口。外源性前臂开放骨折如系锐器砍伤，其伤口较清洁整齐，易于清创缝合；如系绞压致伤，多有严重的皮肤捻挫、撕脱，甚至脱套，骨折亦较为严重，常为粉碎性或多段骨折。此类损伤要慎重对待，清创不易充分。清创不足的结果是无生机组织坏死、液化，细菌繁殖而致感染。

伤口的闭合方法，视清创后的情况而定。直接缝合当然是最简便的方法，但必须没有张力。在张力很大情况下，勉强闭合伤口，等于没有闭合伤口，因为张力下缝合的皮肤边缘将发生坏死，继而绽开。

前臂肌肉组织丰富，不能直接缝合的伤口多能二期以游离植皮覆盖。大面积皮肤脱套伤者，可利用脱套的皮肤将脂肪层切除后游离植皮。

开放性前臂骨折是否应用内固定，是有争论的。Cameron 等提出开放骨折时不应用内固定物；而内源性前臂开放骨折时先行清创闭合伤口，2～3 周伤口愈合后再行手术切开复位内固定。Farragos 等报告的 28 例患者 38 个前臂骨折（开放性）均采用此种延迟内固定方法，结果无 1 例感染。他对严重的前臂开放骨折，采取在清创的同时使用内固定于尺骨，他认为这样便于软组织损伤的修复，待伤口愈合后再处理桡骨。我们主张清创同时使用坚强内固定。实践证明，开放骨折时使用坚强内固定不是增加了感染率而是降低了感染率。开放骨折时使用内固定物有以下好处：①稳定骨折端，消除了骨折再移位对伤口的内源性压迫的可能性，利于伤口愈合；②减少或不用外固定，便于对伤肢的观察处理。特别是一旦感染发生，伤口引流、换药无法应用外固定时，有个坚固的内固定物维持骨折的良好位置，更属必要；③严重开放骨折时使用内固定物，利于软组织损伤的修复（进行植皮、皮瓣等处理）。

（阎晓霞）

第七章

肩部损伤

第一节 肩胛骨骨折

肩胛骨是一扁而宽的不规则骨，周围有较厚的肌肉包裹而不易骨折，肩胛骨骨折（scapular fracture）发病率约占全身骨折的0.2%。若其一旦发生骨折，易同时伴发肋骨骨折，甚至血气胸等严重损伤，在诊治时需注意，并按病情的轻重缓急进行处理。25%的肩胛骨骨折合并同侧锁骨骨折或肩锁关节脱位，称为浮肩损伤。

按骨折部位不同，一般分为以下类型（图7-1）。

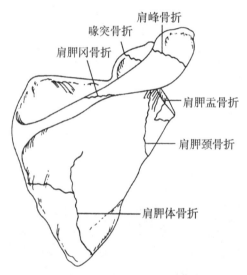

图7-1 肩胛骨骨折分类示意图

一、肩胛体骨折

（一）致伤机制

肩胛体骨折（scapular body fracture）多由仰位跌倒或来自侧后方的直接暴力所致。暴力多较强，以肩胛体下部多见，可合并有肋骨骨折，甚至伴有胸部并发症。

（二）临床表现

1. 疼痛 限于肩胛部，肩关节活动时尤为明显，其压痛部位与骨折线多相一致。

2. 肿胀 需要双侧对比才能发现，程度根据骨折类型而定。粉碎性骨折者因出血多，肿胀明显易见，甚至皮下可有瘀斑出现。而一般的裂缝骨折则多无肿胀。

3. 关节活动受限 患侧肩关节活动范围受限，并伴有剧痛而拒绝活动，尤其是外展时。

4. 肌肉痉挛 包括冈上肌、冈下肌及肩胛下肌等因骨折及血肿刺激而出现持续性收缩样改变，甚至可出现假性肩袖损伤的症状。

（三）诊断

1. 外伤史　主要了解暴力的方向及强度。

2. X 线片　一般拍摄前后位、侧位及切线位。拍片时将患肢外展，可获得更清晰的影像。

3. 其他　诊断困难者可借助于 CT 扫描，并注意有无胸部损伤。

（四）治疗

1. 无移位　一般采用非手术疗法，包括患侧上肢吊带固定，早期冷敷或冰敷，后期热敷、理疗等。制动时间以 3 周为宜，可较早地开始肩部功能活动。

2. 有移位　利用上肢的外展或内收来观察骨折端的对位情况，多采用外展架或卧床牵引将肢体置于理想对位状态固定。需要手术复位及固定者仅为个别病例。

（五）预后

肩胛骨骨折一般预后良好，即使骨块有明显移位而畸形愈合的，也多无影响。除非错位骨压迫胸廓引起症状时才考虑手术治疗。

二、肩胛颈骨折

（一）致伤机制

肩胛颈骨折（scapular neck fracture）主要由作用于手掌、肘部的传导暴力所引起，但也见于外力撞击肩部的直接暴力所致。前者的远端骨片多呈一完整的块状，明显移位少见；后者多伴有肩胛盂骨折，且骨折块可呈粉碎状（图 7 - 2）。

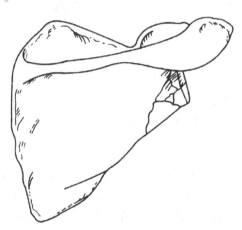

图 7 - 2　肩胛颈粉碎状骨折示意图

（二）临床表现

1. 疼痛　局限于肩部，肩关节活动时疼痛加重。压痛点多呈环状，并与骨折线相一致。

2. 肿胀　见于有移位骨折，显示"方肩"样外形，锁骨下窝可完全消失，无移位骨折则变形不明显。

3. 活动受限　一般均较明显，尤其是有移位骨折活动受限更严重。如将肩胛骨下角固定活动肩关节时除剧痛外，还可闻及骨擦音；对一般病例无须此种检查。

（三）诊断

1. 外伤史　一般均较明确。

2. 临床症状特点　以肩部症状为主。

3. X 线片　能够较容易地显示骨折线及其移位情况。伴有胸部伤，或 X 线片显示不清的，可行 CT 扫描检查。

（四）治疗

1. 无移位　上肢悬吊固定 3~5 周。X 线片证明骨折已临床愈合时，可逐渐开始功能锻炼。

2. 有移位　闭合复位后行外展架固定。年龄超过 55 岁者，可卧床牵引以维持骨折对位，一般无须手术治疗。对于移位超过 1cm 及旋转超过 40°者，保守治疗效果较差，可通过后方 Judet 入路行切开复位重建钢板内固定术。术中可在冈下肌和小圆肌间进入，显露肩胛骨外侧缘、肩胛颈及肩关节后方。术中需防止肩胛上神经损伤。

（五）预后

肩胛颈骨折患者预后一般均良好。

三、肩胛盂骨折

（一）致伤机制及分型

肩胛盂骨折（fractures of the glenoid）多由来自肩部的直接传导暴力，通过肱骨头作用于肩胛盂引起。视暴力强度与方向的不同，骨折片的形态及移位程度可有显著性差异，可能伴有肩关节脱位（多为一过性）及肱骨颈骨折等。骨折形态以盂缘撕脱及压缩性骨折为多见，也可遇到粉碎性骨折（图 7-3）。

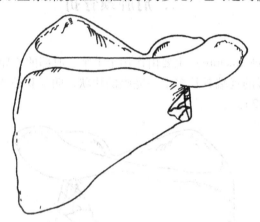

图 7-3　肩胛盂粉碎性骨折示意图

常采用 Ideberg - Gross 分型（图 7-4）：

1. Ⅰ型　关节盂缘骨折，又分为ⅠA 型：前方关节盂缘骨折；ⅠB 型：后方关节盂缘骨折。

2. Ⅱ型　关节盂横断骨折，骨折线分为横形或斜形，累及关节盂下方。

3. Ⅲ型　关节盂上方骨折，骨折线向内上达到喙突基底，常合并肩峰骨折、锁骨骨折及肩锁关节脱位等肩关节上方悬吊复合体（superior shoulder suspensory complex，SSSC）的损伤。

4. Ⅳ型　关节盂横断骨折，骨折线向内到达肩胛骨内缘。

5. Ⅴ型　Ⅳ型伴Ⅱ、Ⅲ型或同时伴Ⅱ和Ⅲ型。

6. Ⅵ型　整个关节盂的粉碎性骨折，伴或不伴肱骨头半脱位。

（二）临床表现

由于骨折的程度及类型不同，症状差别也较大，基本症状与肩胛颈骨折相似。

（三）诊断

除外伤史及临床症状外，主要依据 X 线片进行诊断及鉴别诊断。X 线投照方向除常规的前后位及侧位外，应加拍腋窝位，以判定肩盂的前缘、后缘有无撕脱性骨折。CT 平扫或三维重建有助于判断骨折的移位程度。

（四）治疗

肩胛盂骨折是肩胛骨骨折中在处理上最为复杂的一种。依据骨折类型的不同，治疗方法有明显的差异。

1. 非手术治疗 适用于高龄患者，可行牵引疗法，并在牵引下进行关节活动。牵引持续时间一般为 3~5 周，不宜超过 6 周。Ⅵ型骨折应采用非手术治疗。

2. 手术治疗 手术治疗目的在于恢复关节面平整，避免创伤性关节炎，防止肩关节不稳定。对关节盂移位大于 2mm、肱骨头存在持续半脱位或不稳定者，合并 SSSC 损伤者可行手术切开复位内固定术。根据不同的骨折类型，选择前方及后方入路，用拉力螺钉固定骨折。关节内不可遗留任何骨片，以防继发损伤性关节炎。关节囊撕裂者应进行修复。术后患肢以外展架固定。

3. 畸形愈合 以功能锻炼疗法为主。畸形严重已影响关节功能及疼痛明显的，可行关节盂修整术或假体置换术。

（五）预后

肩胛盂骨折患者一般预后较佳，只有关节面恢复不良而影响肩关节活动的，多需采取手术等补救性措施。

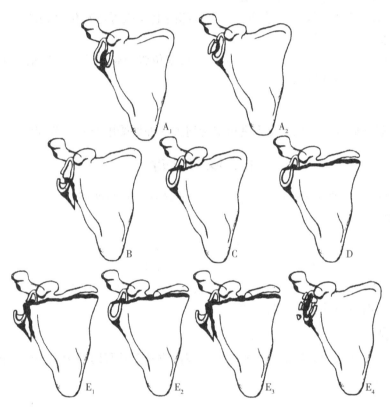

图 7-4 肩胛盂骨折 Ideberg-Gross 分型示意图

四、肩峰骨折

因该骨块坚硬且骨突短而不易骨折，故肩峰骨折（acromion fracture）较少见。

（一）致伤机制

主要有以下两种机制：

1. 直接暴力 即来自肩峰上方垂直向下的外力，骨折线多位于肩锁关节外侧。

2. 间接传导暴力 当肩外展或内收位时跌倒，因肱骨大结节的杠杆顶撬作用而引起骨折，骨折线多位于肩峰基底部。

（二）临床表现

1. 疼痛 局部疼痛明显。

2. 肿胀　其解剖部位浅表，故局部肿胀显而易见，多伴有皮下瘀血或血肿形成。

3. 活动受限　外展及上举动作受限，无移位骨折者较轻，合并肩锁关节脱位或锁骨骨折者较明显。

4. 其他　除注意有无伴发骨折外，应注意有无臂丛神经损伤。

（三）诊断依据

1. 外伤史　注意外力的方向。

2. 临床表现　以肩峰局部为明显。

3. X 线片　均应拍摄前后位、斜位及腋窝位，可较全面地了解骨折的类型及特点；在阅片时应注意与不闭合的肩峰骨骺相鉴别：

（四）治疗

视骨折类型及并发伤的不同而酌情采取相应的措施。

1. 无移位　将患肢用三角巾或一般吊带制动即可。

2. 手法复位　指通过将患肢屈肘、贴胸后，由肘部向上加压可达复位目的的，可采用肩－肘－胸石膏固定；一般持续固定 4~6 周。

3. 开放复位内固定术　手法复位失败的，可行开放复位张力带固定；一般情况下不宜采用单纯克氏针固定，以防其滑动移位至其他部位。

（五）预后

肩峰骨折患者一般预后良好。如复位不良可引起肩关节外展受限及肩关节周围炎等后果。

五、喙突骨折

喙突骨折（coracoid fracture）相当少见，主因其位置深在，且易漏诊。

（一）致伤机制

1. 直接暴力　多因严重暴力所致，一般与其他损伤伴发。

2. 间接暴力　当肩关节前脱位时，因肱骨头撞击及杠杆作用所致。

3. 肌肉韧带撕脱暴力　肩锁关节脱位时，喙肱肌和肱二头肌短头猛烈收缩或喙锁韧带牵拉，可引起喙突撕脱性骨折，此时骨折片多伴有明显移位。

（二）临床表现

因解剖部位深在，主要表现为局部疼痛和屈肘、肩内收及深呼吸时肌肉收缩的牵拉痛。个别病例可合并臂丛神经受压症状。

（三）诊断

除外伤史及临床表现外，主要依据 X 线片检查，拍摄前后位、斜位及腋窝位。

（四）治疗

无移位及可复位者，可行非手术疗法；移位明显或伴有臂丛神经症状者，宜行探查术、开放复位及内固定术；晚期病例有症状者，也可行喙突切除及联合肌腱固定术。

六、肩胛冈骨折

肩胛冈骨折多与肩胛体部骨折同时发生，少有单发。诊断及治疗与体部骨折相似。

七、浮肩

25% 的肩胛骨骨折合并同侧锁骨骨折或肩锁关节脱位，称为浮肩损伤（floating shoulderinjury，FSI）。如治疗不当，可致肩关节功能障碍。

（一）致伤机制

Gross 提出了肩关节上方悬吊复合体（SSSC）的概念，指出其是维持肩关节稳定的重要结构，并解释了其病理意义。SSSC 由锁骨外侧端、肩锁关节及其韧带、肩峰、肩胛盂、喙突及喙锁韧带所组成的环形结构。上方支柱为锁骨中段，下方支柱为肩胛体外侧部和肩胛冈。SSSC 一处骨折或韧带损伤时，对其稳定性影响较小，不发生明显的骨折移位或脱位；有 2 处或 2 处以上部位损伤时，才会造成不稳定，形成浮肩，并有手术指征。了解 SSSC 的构成有助于浮肩治疗方案的选择。浮肩中肩胛带由于失去锁骨的骨性支撑悬吊作用，使得肩胛颈骨折移位和不稳定，其移位程度主要取决于同侧锁骨骨折或肩锁关节脱位。当肩关节悬吊的稳定性受到严重破坏时，局部肌肉的拉力和患肢重量将使骨折远端向前、下、内侧旋转移位。这种三维方向的移位可使肩峰及盂肱关节周围肌群的起止关系和结构长度发生改变，造成肩胛带严重短缩，从而导致肩关节外展乏力、活动度下降等功能障碍。

（二）诊断

通过 X 线片，诊断一般并不困难。为了判断损伤程度，除常规前后位外，还应通过肩胛骨外侧穿胸投照侧位。如怀疑肩锁关节损伤，有时还须加拍 45°斜位片。CT 扫描对准确判断损伤的程度很有价值。

（三）治疗

为恢复肩关节的动力平衡，首先需恢复锁骨的完整性和稳定性。

1. 非手术治疗　适用于肩胛颈骨折移位小于 5mm 者，非手术治疗疗效等于或优于手术治疗，且无并发症的风险。患肢制动，8 周后开始功能锻炼。

2. 切开复位内固定术　适用于肩胛颈骨折移位大于 5mm 或非手术治疗中继发骨折移位者。通常对锁骨进行切开复位内固定术即可。通过完整的喙锁韧带和喙肩韧带的牵拉来达到肩胛颈骨折复位，也可同时进行肩胛颈和锁骨骨折钢板内固定术。肩胛颈部切开复位钢板内固定须防止伤及肩关节囊、旋肩胛肌，特别是小圆肌，以免削弱肩关节的活动范围，尤其是外旋功能。术后患者早期行功能锻炼，最大限度地避免创伤及手术后"冻结肩"的发生。

（张国磊）

第二节　锁骨骨折

锁骨为长管状骨，呈"S"形架于胸骨柄与肩胛骨之间，成为连接上肢与躯干之间唯一的骨性支架。因其较细及其所处解剖地位特殊，易受外力作用而引起骨折，属于门急诊常见的损伤之一，约占全身骨折的 5%；幼儿更为多见。通常将锁骨骨折（clavicle fracture）分为远端（外侧端）、中段及内侧端骨折。因锁骨远端和内侧端骨折的治疗有其特殊性，以下将进行分述。

一、致伤机制

多见于平地跌倒手掌或肩肘部着地的间接传导暴力所致，直接撞击等暴力则较少见（图 7 - 5A）。骨折部位好发于锁骨的中外 1/3 处，斜形多见。直接暴力所致者，多属粉碎性骨折，其部位偏中段。幼儿骨折时，因暴力多较轻、小儿骨膜较厚，常以无移位或轻度成角畸形多见。产伤所致锁骨骨折也可遇到，多无明显移位。成人锁骨骨折的典型移位（图 7 - 5B）所示：内侧断端因受胸锁乳突肌作用向上后方移位，外侧端则因骨折断端本身的重力影响而向下移位。由于胸大肌的收缩，断端同时出现短缩重叠移位。个别病例骨折端可刺破皮肤形成开放性骨折，并有可能伴有血管神经损伤（图 7 - 5C），主要是下方的臂丛神经及锁骨下动、静脉，应注意检查，以防引起严重后果。直接暴力所致者还应注意有无肋骨骨折及其他胸部损伤。

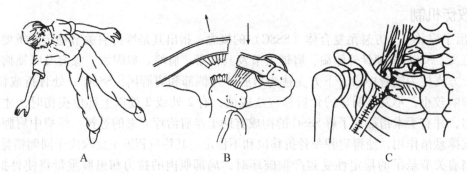

图7-5 锁骨骨折
A. 致伤机制；B. 典型移位；C. 易引起血管神经损伤

二、临床表现

1. 疼痛　多较明显，幼儿跌倒后啼哭不止，患肢拒动。切勿忘记脱衣检查肩部，否则易漏诊，年轻医师在冬夜值班时尤应注意。

2. 肿胀与畸形　除不完全骨折外，畸形及肿胀多较明显。因其浅在，易于检查发现及判断。

3. 压痛及传导叩痛　对小儿青枝骨折，可以通过对锁骨触诊压痛的部位来判断，并结合传导叩痛的部位加以对照。

4. 功能受限　骨折后患侧上肢运动明显受限，特别是上举及外展时因骨折端的疼痛而中止。

5. 其他　注意上肢神经功能及桡动脉搏动，异常者应与健侧对比观察，以判定有无神经血管损伤；对直接暴力所致者，应对胸部认真检查，以除外肋骨骨折及胸腔损伤。

三、诊断

1. 外伤史　多较明确。

2. 临床表现　如前所述，应注意明确有无伴发伤。

3. X线片　不仅可明确诊断，还有利于对骨折类型及移位程度的判断；有伴发伤者，可酌情行 CT 或 MR 检查。

四、治疗

根据骨折类型、移位程度酌情选择相应疗法。

（一）青枝骨折

无移位者以"8"字绷带固定即可，有成角畸形的，复位后仍以"8"字绷带维持对位。有再移位倾向较大的儿童，则以"8"字石膏为宜。

（二）成年人无移位骨折

以"8"字石膏绷带固定6~8周，并注意对石膏塑形以防止发生移位。

（三）有移位骨折

均应在局麻下先行手法复位，之后再施以"8"字石膏固定，操作要领如下：患者端坐、双手叉腰挺胸、仰首及双肩后伸。术者立于患者后方，双手持住患者双肩前外侧处（或双肘外侧）朝后上方用力，使其仰伸挺胸；同时用膝前部抵于患者下胸段后方形成支点（图7-6），这样可使骨折获得较理想的复位。在此基础上再行"8"字石膏绷带固定。为避免腋部血管及神经受压，在绕缠石膏绷带全过程中，助手应在蹲位状态下用双手中、示指呈交叉状置于患者双侧腋窝处。石膏绷带通过助手双手中、示指绕缠，并持续至石膏绷带成形为止。在一般情况下，锁骨骨折并不要求完全达到解剖对位，只要不是非常严重的移位，骨折愈合后均可获得良好的功能。

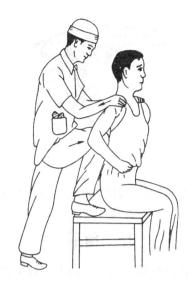

图 7 - 6 锁骨骨折手法复位示意图

（四）开放复位及内固定

1. 手术适应证　主要用于以下几种病例：

（1）有神经血管受压症状，经一般处理无明显改善或加重。

（2）手法复位失败的严重畸形。

（3）因职业关系，如演员、模特儿及其他舞台表演者，需双肩外形对称美观者，可放宽手术标准。

（4）其他：包括合并胸部损伤、骨折端不愈合或晚期畸形影响功能或职业者等。

2. 手术病例选择　如下所述。

（1）中段骨折钢板固定：目前应用最广泛，适用于中段各类型骨折，可选用锁骨重建钢板或锁定钢板内固定（图 7 - 7），钢板置于锁骨上方或前方。钢板置于锁骨上方时钻孔及拧入螺钉时应小心，防止过深伤及锁骨下静脉及胸腔内容物。

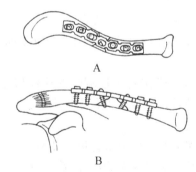

图 7 - 7 锁骨中段骨折钢板螺钉内固定示意图
A. 上方观；B. 前方观

（2）髓内固定：适用于中段横断骨折，多用带螺纹钢针或尾端带加压螺纹帽的钛弹性髓内钉经皮固定骨折，以防术后钢针滑移，半数患者可闭合复位内固定。现已较少用克氏针固定锁骨中段骨折（图 7 - 8），因为其易滑移，向外侧移位可致骨折端松动、皮下滑囊形成。文献曾有克氏针术后移位刺伤脊髓神经、滑入胸腔的报道。

（3）MIPO 技术：即经皮微创接骨术（minimal invasive percutaneous osteosynthesis，MIPO），考虑肩颈部美观因素，通过小切口经皮下插入锁定钢板进行内固定。

3. 术后处理　患肩以三角巾或外展架（用于固定时间长者）制动，并加强功能锻炼。

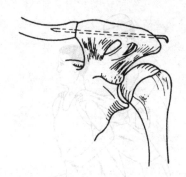

图7-8 锁骨骨折克氏针内固定示意图

五、预后

除波及肩锁或胸锁关节及神经血管或胸腔受损外，绝大多数锁骨骨折患者预后均佳。一般畸形及新生的骨痂多可自行改造。

（张国磊）

第三节　锁骨两端骨折

一、锁骨远端骨折

锁骨远端骨折（distal clavicle fracture）与锁骨中段骨折不同，由于涉及肩锁关节，治疗有其特殊性。

（一）分类及病理

最常用为 Neer 分型：

1. Neer Ⅰ型　附着于骨折近端的喙锁韧带保持完整。

2. Neer Ⅱ型　附着于骨折远端的喙锁韧带与近折端断裂分离，又分为两个亚型：

（1）ⅡA型：锥状韧带和斜方韧带都保持完整，且两者均位于远端骨折块，骨折常在锁骨中远1/3交界处产生一短斜形骨折线。

（2）ⅡB型：锥状韧带断裂，斜方韧带附着于远端骨折块保持完整，骨折线常在锥状韧带断裂和斜方韧带附着之间，较ⅡA型更垂直锁骨，也位于锁骨更远端。

3. Neer Ⅲ型　骨折累及肩锁关节面。

由于喙锁韧带无损伤，Neer Ⅰ型和Ⅲ型属稳定型骨折。Ⅱ型骨折由于失去喙锁韧带对骨折近端的牵拉，骨折不稳定，易移位，非手术治疗不愈合率为30%，需二期切除锁骨远端以解除疼痛。

4. Ⅳ型　Craig 在此基础上又增加了Ⅳ型——儿童远端骨折伴骨膜脱套伤，骨折内侧端从骨膜袖脱出并骑跨重叠，骨膜袖中会填充新骨，锁骨重塑形。

5. Ⅴ型　锁骨远端粉碎性骨折，喙锁韧带与远、近骨折端均不相连，而与粉碎性骨折块相连，较Ⅱ型更不稳定、不愈合率更高。

（二）诊断

除常规前后位及侧位 X 线片外，还需要判断有无合并韧带损伤。Neer 建议在摄前后位片时必须包括双侧肩关节，每侧腕关节悬吊5kg重物，如锁骨近端与喙突间距增大，提示有附着于骨折近端的韧带损伤。X 线片不能确诊断时，可用 CT 扫描进一步明确诊断。

（三）治疗

根据骨折类型选用相应的治疗方案：

1. 非手术治疗　适用于稳定的 Neer Ⅰ型和Ⅲ型骨折，包括手法复位、肩肘吊带或肩胸石膏固定 6 周。去除固定后行肩部理疗及功能锻炼。对于发生于儿童的Ⅳ型骨折，因儿童锁骨外侧端骨膜鞘大多完整，具有很强的愈合和塑形能力，非手术治疗效果满意，复位后用"8"字带固定 3~4 周。

2. 手术治疗　主要用于不稳定的 Neer Ⅱ型骨折和Ⅴ型骨折，非手术治疗后出现肩锁关节创伤性关节炎的Ⅲ型骨折。手术技术分为四大类：

（1）单纯骨折固定技术：采用克氏针张力带、小 T 钢板（图 7-9）及锁骨钩钢板固定骨折。术中一般不修复或重建喙锁韧带，骨折愈合即可维持肩锁关节稳定。

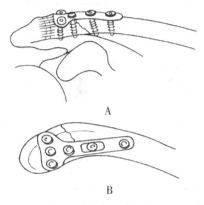

图 7-9　锁骨外 1/3 骨折钢板内固定术示意图
A. 前方观；B. 上方观

（2）喙突锁骨间固定：将骨折近端与喙突坚固固定，从而起到骨折复位作用，可用螺钉、钢丝张力带、微型骨锚等固定，一般不修复或重建喙锁韧带。

（3）喙锁韧带动力性重建：行喙突尖移位重建喙锁韧带（Dewar 手术），或术中发现锁骨远端骨折块较小且粉碎严重而无法保留时，可一期行 Weaver - Dunn 手术，即切除锁骨远端并将联合腱外侧 1/2 部分进行喙锁韧带重建。

（4）锁骨外端切除术：多用于骨不连或后期合并创伤性关节炎的Ⅲ型骨折。切除锁骨远端 1.5cm 以内对肩锁关节的稳定性无明显影响。

（四）预后

手术和非手术效果均较好，但非手术治疗所致骨折畸形愈合及不愈合率较高。

二、锁骨内侧端骨折

锁骨内侧骨折是由间接暴力作用于锁骨外侧而导致的内侧骨折。如肋锁韧带完整并与锁骨骨折外端相连，骨折移位程度轻或无移位。在常规 X 线前后位片上，锁骨内侧与肋骨、椎体及纵隔影重叠，常与胸锁关节相混淆。锁骨内侧端骨折易漏诊，尤其是儿童锁骨内侧骨骺损伤，CT 扫描有助于诊断。多数患者进行上肢悬吊即可，若合并血管神经损伤行探查时，骨折处应行内固定，以解除血管神经压迫。对锁骨内侧端骨折多数不建议用金属针固定，因若针游走，可出现严重后果。

（张国磊）

第四节　肱骨近端骨折

肱骨近端骨折（proximal humerus fracture）多发于老年患者，骨质疏松是骨折多发的主要原因。年轻患者多因高能量创伤所致。

目前最为常用的为 Neer 分型，将肱骨近端骨折分为 4 个主要骨折块：关节部或解剖颈、大结节、小结节、骨干或外科颈。并据此将移位的骨折分为 2 部分、3 部分及 4 部分骨折（图 7 - 10）。此外，常用的还有 AO 分类，基于损伤和肱骨头缺血坏死的危险性，将骨折分为 A（关节外 1 处骨折）、B（关节外 2 处骨折）及 C（关节内骨折）三大类，每类有 3 个亚型，分类较为复杂。以下仍结合传统分类进行分述。

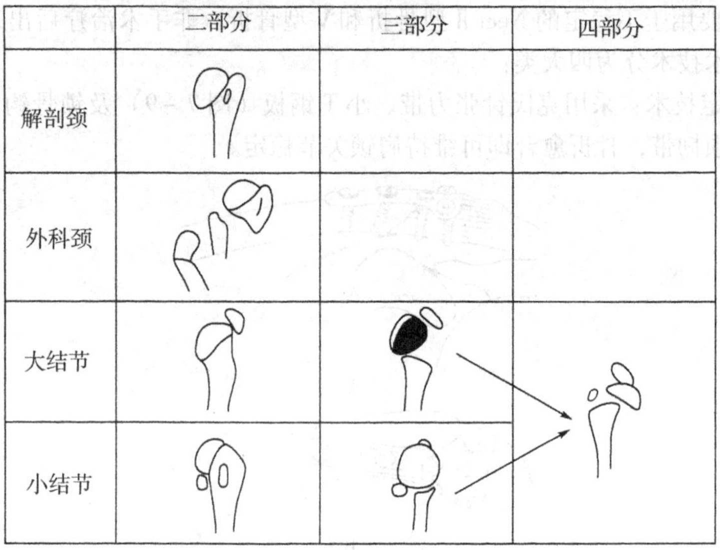

	二部分	三部分	四部分
解剖颈			
外科颈			
大结节			
小结节			

图 7 - 10　肱骨近端骨折 Neer 分型示意图

一、肱骨大结节骨折

根据骨折的移位情况，肱骨大结节骨折（greater tuberosity fracture of the humerus）可分 3 种类型（图 7 - 11），少数为单独发生，大多系肩关节前脱位时并发，因此，对其诊断应从关节脱位角度加以注意。

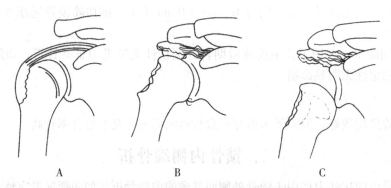

A　　　　　　　　　B　　　　　　　　　C

图 7 - 11　肱骨大结节骨折分型示意图

A. 无移位型；B. 移位型；C. 伴有肩关节脱位的大结节骨折

（一）致伤机制

1. 直接暴力　指平地跌倒肩部着地、重物直接撞击，或肩关节前脱位时大结节碰击肩峰等。骨折以粉碎型居多，但少有移位者。

2. 间接暴力　跌倒时由于上肢处于外展外旋位，致使冈上肌和冈下肌突然收缩，以致大结节被撕脱形成伴有移位，和暴力较小相比，骨折可无明显移位。

（二）临床表现

如伴有肩关节脱位、还未复位的，则主要表现为肩关节脱位的症状与体征，可参见有关章节。已复位或未发生肩关节脱位的，则主要有以下几种表现。

1. 疼痛　于肩峰下方有痛感及压痛，但无明显传导叩痛。
2. 肿胀　由于骨折局部出血及创伤性反应，显示肩峰下方肿胀。
3. 活动受限　肩关节活动受限，尤以外展外旋时最为明显。

（三）诊断

主要依据：外伤史、临床表现和 X 线片检查（可显示骨折线及移位情况）。

（四）治疗

根据损伤机制及骨折移位情况不同，其治疗方法可酌情掌握。

1. 无移位　上肢悬吊制动 3~4 周，而后逐渐功能锻炼。
2. 有移位　先施以手法复位，在局麻下将患肢外展，压迫骨折片还纳至原位，之后在外展位上用外展架固定。固定 4 周后，患肢在外展架上功能活动 7~10 天，再拆除外展架让肩关节充分活动。手法复位失败的年轻患者大结节移位大于 5mm，老年患者大于 10mm，可在臂丛麻醉下行开放复位及内固定术（图 7-12）。

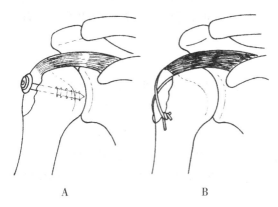

图 7-12　肱骨大结节骨折常用的固定方法示意图
A. 螺丝钉内固定；B 张力带固定

（五）预后

肱骨近端骨折患者预后一般良好。

二、肱骨小结节撕脱骨折

除与肩关节脱位及肱骨近端粉碎性骨折伴发外，单独发生肱骨小结节骨折（lesser tuberosity fracture of the humerus）者罕见。

（一）发生机制

由肩胛下肌突然猛烈收缩牵拉所致，并向喙突下方移位。

（二）临床表现

主要表现为局部疼痛、压痛、肿胀及上肢外旋活动受限等，移位明显的可于喙突下方触及骨折片。

（三）诊断

除外伤史及临床症状外，主要依据 X 线片进行诊断。

（四）治疗

1. 无移位　上肢悬吊固定 3~4 周后即开始功能锻炼。
2. 有移位　将上肢内收、内旋位制动多可自行复位，然后用三角巾及绷带固定 4 周左右，复位失败且移位严重者，可行开放复位及内固定术。
3. 合并其他骨折及脱位　将原骨折或脱位复位后，多可随之自行复位。

三、肱骨头骨折

临床上肱骨头骨折（humeral head fracture）较为少见，但其治疗甚为复杂。

（一）致伤机制

与直接暴力所致的肱骨大结节骨折发生机制相似，即来自侧方的暴力太猛，可同时引起大结节及肱骨头骨折；或是此暴力未造成大结节骨折，而是继续向内传导以致引起肱骨头骨折。前者骨折多属粉碎状，而后者则以嵌压型多见。

（二）临床表现

因属于关节内骨折，临床症状与前两者略有不同。

1. 肿胀　肩关节弥漫性肿胀，范围较大，主要由于局部创伤反应及骨折端出血积于肩关节腔内所致，嵌入型则出血少，因而局部肿胀也轻。

2. 疼痛及传导叩痛　除局部疼痛及压痛外，叩击肘部可出现肩部的传导痛。

3. 活动受限　活动范围明显受限，粉碎性骨折患者受限更严重，骨折嵌入较多、骨折端相对较为稳定的，受限则较轻。

（三）诊断

依据外伤史、临床症状及 X 线片诊断多无困难，X 线片应包括正侧位，用来判定骨折端的移位情况。

（四）治疗

根据骨折类型及年龄等因素不同，对其治疗要求也有所差异。

1. 嵌入型　无移位的仅以三角巾悬吊固定 4 周左右。有成角移位的应先行复位，青壮年患者以固定于外展架上为宜。

2. 粉碎型　手法复位后外展架固定 4~5 周。手法复位失败时可将患肢置于外展位牵引3~4周，并及早开始功能活动。也可行开放复位及内固定术，内固定物切勿突出到关节腔内，以防继发创伤性关节炎（图 7-13）。开放复位后仍无法维持对位或关节面严重缺损（缺损面积超过50%）的，可采取人工肱骨头置换术，更加适用于年龄 60 岁以上的老年患者。

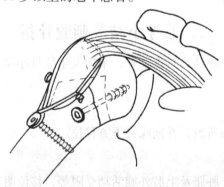

图 7-13　肱骨头骨折开放复位内固定示意图

3. 游离骨片者　手法复位一般难以还纳，可行开放复位；对难以还纳者，可将其摘除。

4. 晚期病例　对于晚期病例应以补救性手术为主，包括关节面修整术、肱二头肌腱的腱沟修整术、关节内游离体摘除术、肩关节成形术及人工肩关节置换术等。

四、肱骨近端骨骺分离

肱骨近端骨骺分离（separation of the proximal humeral epiphysis）在骨骺闭合前均可发生，但以10~14 岁学龄儿童多见，易影响到肱骨的发育，应引起重视。

（一）致伤机制

肱骨近端骨骺一般于 18 岁前后闭合，在闭合前该处解剖学结构较为薄弱，可因作用于肩部的直接暴力，或通过肘、手部向上传导的间接暴力而使骨骺分离。外力作用较小时，仅使骨骺线损伤，断端并无移位；作用力大时，则骨骺呈分离状，且常有 1 个三角形骨片撕下。根据骨骺端的错位情况可分为稳定型与不稳定型，前者则指骨骺端无移位或移位程度较轻者；后者指向前成角大于 30°，且前后移位超过横断面 1/4 者，此多见于年龄较大的青少年（图 7 - 14）。

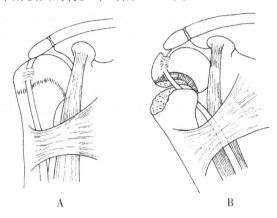

图 7 - 14　肱骨上端骨骺分离示意图
A. 正常状态；B. 骨骺分离

（二）临床表现

肱骨近端骨骺分离与一般肱骨外科颈骨折相似，患者年龄多在 18 岁以下，为骨骺发育期，个别病例可达 20 岁。

（三）诊断

主要根据外伤史、患者年龄、临床症状及 X 线片所见等进行诊断。无移位的则依据于骨骺线处的环状压痛、传导叩痛及软组织肿胀阴影等。

（四）治疗

根据骨骺移位及复位情况而酌情灵活掌握。

1. 无移位　一般悬吊固定 3~4 周即可。

2. 有移位　先行手法复位。多需在外展、外旋及前屈位状态下将骨骺远折端还纳原位，之后以外展架固定 4~6 周。手法复位失败而骨骺端移位明显（横向移位超过该处直径 1/4 时），且不稳定型者则需开放复位，之后用损伤较小的克氏针 2~3 根交叉固定（图 7 - 15），并辅助上肢外展架固定，术后 3 周拔除。

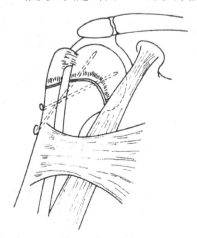

图 7 - 15　骨骺分离用克氏针交叉固定示意图

（五）预后

肱骨近端骨骺分离患者一般预后良好。错位明显，或外伤时骨骺损伤严重的，则有可能出现骨骺发育性畸形，主要表现为上臂缩短（多在3cm以内）及肱骨内翻畸形，但在发育成人后大多被塑形改造而消失。

五、肱骨外科颈骨折

肱骨外科颈骨折（surgical neck fracture of the humerus）较为多见，占全身骨折的1%左右，多发于中老年患者。该年龄的患者此处骨质大多较为疏松、脆弱，易因轻微外力而引起骨折。

（一）致伤机制及分型

因肱骨骨质较薄，较易发生骨折。根据外伤时机制不同，所造成的骨折类型各异；临床上多将其分为外展型及内收型两类，实际上还有其他类型，如粉碎型等。Neer分型也较为常用。

1. 外展型　跌倒时患肢呈外展状着地，由于应力作用于骨质较疏松的外科颈部而引起骨折。骨折远侧端全部、大部或部分骨质嵌插于骨折的近侧端内（图7-16）。多伴有骨折端向内成角畸形，临床上最为多见。

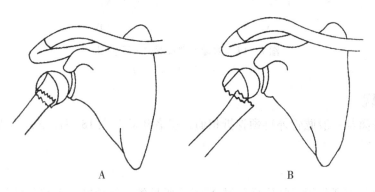

图7-16　肱骨外科颈骨折外展型示意图
A. 嵌入型；B. 部分嵌入型

2. 内收型　指跌倒时上肢在内收位着地时所发生的骨折，在日常生活中此种现象较少遇到。在发生机制上，患者多处于前进状态下跌倒，以致手掌或肘部由开始的外展变成内收状着地，且身体多向患侧倾斜，患侧肩部随之着地。因此，其在手掌及肘部着地，或肩部着地的任何一种外伤机制中发生骨折。此时骨折远端呈内收状，而肱骨近端则呈外展外旋状，以致形成向前、向外的成角畸形（图7-17）。了解这一特点，将有助于骨折的复位。

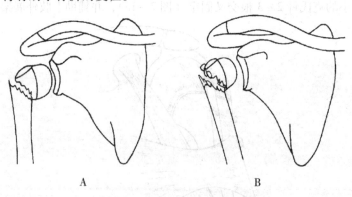

图7-17　肱骨外科颈骨折内收型示意图
A. 轻度；B. 中度

3. 粉碎型　更为少见，由外来暴力直接打击所致，移位方向主要取决于暴力方向及肌肉的牵拉力。此型在治疗上多较复杂，且预后不如前两者为佳。

（二）临床表现

肱骨外科颈骨折与其他肩部骨折的临床表现大致相似，但其症状多较严重。

1. 肿胀　因骨折位于关节外，局部肿胀较为明显，内收型及粉碎性骨折患者更为严重。可有皮下瘀血等。

2. 疼痛　外展型者较轻，其余二型多较明显，活动上肢时更为严重，同时伴有环状压痛及传导叩痛。

3. 活动受限　内收型和粉碎型患者最为严重。

4. 其他　应注意有无神经血管受压或受刺激症状；错位明显者患肢可出现短缩及成角畸形。

（三）诊断

1. 外伤史　多较明确，且好发于老年患者。

2. 临床表现　均较明显，易于检查。

3. X 线片检查　需拍摄正位及侧位片，并以此决定分型及治疗方法的选择。

（四）治疗

1. 外展型　多属稳定型，成角畸形可在固定的同时予以矫正，一般多不用另行复位。

（1）中老年患者：指 60～65 岁以上的年迈者，可用三角巾悬吊固定 4 周左右，等到骨折端临床愈合后，早期功能活动。

（2）青壮年：指全身情况较好的青壮年患者，应予以外展架固定，并在石膏塑形时注意纠正其成角畸形。

2. 内收型　在治疗上多较困难，移位明显的高龄者更为明显，常成为临床治疗中的难题。

（1）年迈、体弱及全身情况欠佳者：局麻下手法复位，之后以三角巾制动，或对肩部宽胶布及绷带固定。这类病例以预防肺部并发症及早期功能活动为主。

（2）骨折端轻度移位者：局麻后将患肢外展、外旋位置于外展架上（外展 60°～90°，前屈 45°），在给上肢石膏塑形时或塑形前施以手法复位，主要纠正向外及向前的成角畸形。操作时可让助手稍许牵引患肢，术者一手在骨折端的前上方向后下方加压，另一手掌置于肘后部向前加压，这样多可获得较理想的复位。X 线片或透视证实对位满意后，将患肢再固定于外展架上。

（3）骨折端明显移位者：需将患肢置于上肢螺旋牵引架上，一般多采取尺骨鹰嘴骨牵引，或牵引带牵引，在臂丛麻醉或全麻下先行手法复位，即将上肢外展、外旋（图 7－18）。并用上肢过肩石膏固定，方法与前述相似。X 线片证明对位满意后再以外展架固定，并注意石膏塑形。

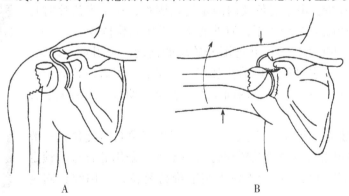

图 7－18　对肱骨外科颈骨折移位明显者，可将远端外展外旋对合示意图
A. 移位状态；B. 上肢外展对位状

（4）手法复位失败者

1）牵引疗法：即尺骨鹰嘴克氏针牵引，患肢置于外展 60°～90°，前屈 30°～45°位持续牵引 3～5 天。拍片显示已复位者，按 2 法处理。复位欠佳者，应按 3 法再次手法复位及外展架固定。此时因局部

肿胀已消退，复位一般较为容易。对位仍不佳者，则行开放复位和内固定术。

2）开放复位和内固定术：用于复位不佳的青壮年及对上肢功能要求较高者，可行切开复位及内固定术，目前多选用肱骨近端锁定钢板（图7-19）或支撑钢板内固定，以往多选用多根克氏针交叉内固定、骑缝钉及螺纹钉内固定术等（图7-20）。操作时不能让内固定物进入关节，内固定不确实者应加用外展架外固定。

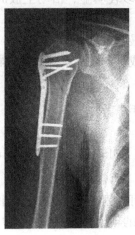

图7-19 肱骨近段骨折锁定钛板固定

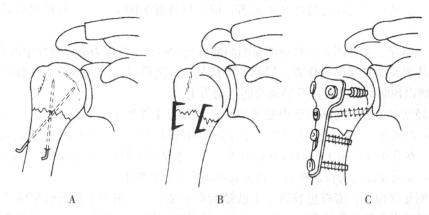

A　　　　　　　　B　　　　　　　　C

图7-20 以往肱骨外科颈骨折常用内固定方法示意图

3）肱骨颈粉碎性骨折：由于复位及内固定均较困难，非手术治疗时宜行牵引疗法。在尺骨鹰嘴克氏针牵引下，肩外展及上臂中立位持续牵引3～4周，而后更换三角巾或外展架固定，并逐渐开始功能活动。牵引重量以2～3kg为宜，切勿过重。在牵引过程中可拍片观察。对于老年患者，若能耐受手术，首选切开复位肱骨近端锁定钢板内固定术，也可一期行人工肩关节置换术（图7-21）。

4）合并大结节撕脱者：在按前述诸法治疗过程中多可自行复位，一般无须特殊处理。不能复位者可行钢丝及螺丝钉内固定术。采用肱骨近端锁定钢板内固定时，复位后用钢板的近端压住大结节维持复位，并用螺钉固定（图7-22）。

（五）预后

肱骨外科颈骨折一般预后良好，肩关节大部功能可获恢复。老年粉碎型、有肱骨头缺血坏死及严重移位而又复位不佳的骨折，预后欠佳。

图7-21 人工肩关节置换术

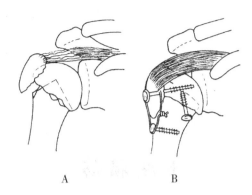

A   B

图 7 – 22　对肱骨颈骨折合并大结节撕脱者以钛丝及螺钉内固定示意图
A. 术前；B. 内固定术后

六、肱骨近端骨折的手术治疗

（一）开放复位内固定术

1. 手术适应证　适用于手法复位失败及移位严重，以及对上肢要求较高者。实际上，近年由于内固定设计及手术技术的进步，加上内固定后肩关节可以早期功能锻炼，开放复位内固定术的手术适应证已大为拓宽，这是目前骨折治疗的趋势。对于具体病例可参照 AO 手术指征，即切开复位内固定患者主要包括年轻患者，或者活动量较大的老年患者，合并下列至少一种骨折情况：结节移位超过 5mm；骨干骨折块移位超过 20mm；肱骨头骨折成角大于 45°。

决定是否手术时，患者的功能期望是非常重要的考虑因素。年轻患者希望重新达到受伤前的水平，活动量较大的老年患者希望能继续进行伤前的体育活动，其他患者则希望能恢复正常的日常生活。

2. 手术方法　如下所述。

（1）胸大肌三角肌入路：切口起自喙突，向肱骨的三角肌方向延伸，在三角肌和胸大肌间隙进入，保护头静脉。将三角肌拉向外侧，切开喙肱筋膜，即可显露骨折端，手术中需注意结节间沟和肱二头肌长头腱的位置，是辨认各骨折块和复位情况的参考标志。

（2）经三角肌外侧入路：用于单独的大、小结节骨折及肩袖损伤。切口起自肩峰前外侧角的远端，向下不超过 5cm（为防止腋神经损伤），沿三角肌前束和中间束分离达到三角肌下滑囊。

3. 内固定方法及种类　如下所述。

（1）肱骨近端锁定钢板内固定：是目前最新的内固定器材，锁定钢板为解剖型设计，有独特的成角稳定性，并有缝合肩袖的小孔设计，尤其适用于骨骼粉碎严重及肱骨近端骨质疏松患者。

（2）MIPO 技术：即经皮微创接骨术（minimal invasive percutaneous osteosynthesis，MIPO）。通过肩外侧横形小切口经三角肌插入锁定钢板，通过间接复位方法完成骨折内固定。可降低出血量，减少软组织剥离，保护肱骨头血运，有利于肩关节功能恢复，降低骨不连及肱骨头坏死等并发症。

（3）髓内钉：主要用于外科颈及干骺端多段骨折，而大小结节完整者，也可用于病理性骨折固定。

（4）其他：常用的还有支撑钢板及螺钉，以三叶草钢板首选。较陈旧的内固定，如多根克氏针交叉内固定、骑缝钉现已基本不用。

（二）肱骨近端粉碎性骨折的手术治疗

主要指 Neer 分类中的三部分和四部分骨折，或 AO 分型中 $C_1 \sim C_3$ 骨折，应首选切开复位内固定术进行肱骨近端重建。考虑到术中肱骨头不能重建、术后有复位丢失及肱骨头缺血坏死等因素，老年患者也可一期行半肩关节置换术。

（张国磊）

第八章

下肢损伤

第一节　髋臼骨折

一、概述

髋臼骨折主要由于压砸、撞挤、轧碾或高处坠落等高能量损伤所致，多见于青壮年。由于其解剖复杂、骨折往往移位严重、手术暴露和固定困难等原因，以往治疗髋臼骨折多采用保守方法，但其最终的治疗结果往往不令人满意。因而，髋臼骨折的诊断和治疗对于多数骨科医师来说仍然具有挑战性，Letournel 和 Judet 等经过长期艰苦的工作，为髋臼骨折的诊断和治疗奠定了基础。目前采用外科手术治疗髋臼骨折已成为治疗的主要方法。

分型：关于髋臼骨折的分类已有多种方法，其中以 Letournel – Judet 分型最为常用。现重点对 Letournel – Judet 分型及 AO 分型作一介绍。

1. Letournel – Judet 分型　Letournel 和 Judet 主要根据解剖结构的改变进行分型，而不像大多数骨折分型那样，要考虑骨折的移位及粉碎程度，以及是否合并脱位等因素。根据髋臼前后柱和前后壁不同骨折组合，Letournel 和 Judet 将它们分为两大类、10 个类型的骨折。

（1）单一骨折：即涉及 1 个柱或 1 个壁的骨折，或 1 个单一骨折线的骨折（横断骨折），共有 5 个单一的骨折类型：

1）后壁骨折：多见髋关节后脱位，髋臼后方发生骨折并有移位，但髋臼后柱主要部分未受累及。后壁骨折最常见，约占髋臼骨折的 23%。其放射学上有如下特点：前后位，可见一骨块影，与脱位股骨头重叠，臼后缘线缺如。其余 5 个放射学标记均完整。这种骨折与髋关节后脱位伴髋臼骨折不同：前者骨块大，多在 3.5cm×1.5cm 以上，后者骨块小；前者无弹性固定，只需将伤肢伸直外展即可复位，但屈曲内收，可再脱位，后者手法复位后较稳定。闭孔斜位，对于后壁骨折最为重要：①可显示后壁骨折的大小；②股骨头可能处于正常位置，或处于半脱位及脱位；③前柱和闭孔环是完整的。髂骨斜位：a. 显示髋臼后缘、髋臼前缘及髂骨翼完整。b. 后壁骨折块和髂骨翼相重叠。CT 扫描检查：a. 可判断骨折块的大小、移位程度。b. 显示股骨头的位置。c. 最重要的是显示有无边缘压缩骨折。d. 关节内有无游离骨折块。

2）后柱骨折：多见于髋关节中心性脱位，少数见于髋关节后脱位，其骨折发生率约为 3%。骨折始于坐骨大切迹顶部附近，于髋臼顶后方进入髋臼关节面，向下至髋臼窝、闭孔及耻骨支，但并不累及髋臼顶。后柱骨折的放射学特点如下：前后位，髂坐线、后缘线断裂，髋臼顶、髂耻线、前缘及泪滴完整；股骨头随骨块向内移位。闭孔斜位，显示前柱完整，偶尔可看到股骨头后脱位。髂骨斜位，清楚地显示后柱骨折移位程度，而前缘完整。CT 扫描检查：①在髋臼顶部的骨折线为冠状面；②显示股骨头伴随后柱骨折的移位程度；③通常可看到后柱向内旋转。

3）前壁骨折：见于髋关节前脱位，其发生率最低，约为 2%。骨折线通常从髂前下棘的下缘始，穿过髋臼窝底，达闭孔上缘的耻骨上支。其放射学上有如下表现：前后位，前缘出现断裂；髂耻线在其中部断裂。闭孔斜位，完整地显示斜方形的前壁骨折块；后缘完整；显示闭孔环断裂的部位——坐耻骨切迹处。髂骨斜位，显示髋骨后缘及髂骨翼完整；可见前壁骨折面。CT 扫描检查：显示前壁骨折的大小及移位程度。

4）前柱骨折：前柱骨折的发生率为 4%~5%。骨折线常起于髂嵴，终于耻骨支，使髋臼前壁与髋臼顶前部分离，也可起于髂前上棘与髂前下棘之间的切迹而向耻骨角延伸。此外，当骨折线位置较低时则由髂腰肌沟向耻、坐骨支移行部延伸并累及前柱下部。其典型的放射学表现为：前后位，髂耻线和前缘断裂；泪滴常常向内移位；闭孔环在耻骨支处断裂。闭孔斜位，对前柱骨折很重要，可看到股骨头随前柱骨折的移位程度、闭孔环断裂的部位；髋后臼缘完整。髂骨斜位，髋骨后缘完整；可看到竖起的骨块的截面。CT 扫描检查：显示前柱有移位程度和方向；可看到后柱是完整的。

5）横断骨折：典型的横断骨折系骨折线横形离断髋臼，将髋骨分为上方的髂骨和下方的坐、耻骨。骨折可横穿髋臼的任何位置，通常位于髋臼顶与髋臼窝的交界处，称为顶旁骨折；有时骨折线也可经髋臼顶，称为经顶骨折；偶尔骨折线也可经过髋臼窝下方，称为顶下骨折。发生横断骨折其坐、耻骨部分常向内侧移位而股骨头向中央脱位。横断骨折占整个髋臼骨折的 7%~8%。其放射学表现为：前后位，4 个垂直的放射学标记（髂耻线、髂坐线、前缘和后缘）均断裂；闭孔环完整，股骨头随远折端向内移位。闭孔斜位，为显示横断骨折的最佳位置，可看到完整的骨折线；闭孔环完整；显示骨折向前或后移位的程度。髂骨斜位，显示后柱骨折的移位程度及后柱骨折在坐骨大切迹的位置。CT 扫描检查：可判断骨折线的方向，在矢状面骨折线呈前后走向。

（2）复合骨折：至少由 2 个单一骨折组合起来的骨折为复合骨折。

1）"T" 形骨折：系在横行骨折基础上合并下方坐、耻骨的纵形骨折，这一纵形骨折垂直向下劈开闭孔环或斜向前方或后方，当纵形骨折线通过坐骨时闭孔可保持完整。与横形骨折相似的是，发生 "T" 形骨折时髋臼顶多不累及。"T" 形骨折约占髋臼骨折的 7%。其放射学表现复杂，主要表现是在横形骨折的基础上存在着远端前后柱的分离，所以，除横形骨折的所有放射学表现外，还有以下特点：前后位片上远端的前后柱有重叠，泪滴和髂耻线分离；闭孔斜位上看到通过闭孔环的垂直骨折线；髂骨斜位上可能发现通过四边体的垂直骨折线。CT 扫描检查：前后方向骨折线的基础上，有一横形骨折线将内侧部分分为前后 2 部分。

2）后柱合并后壁骨折：此类型骨折的发生率为 4%~5%。其放射学表现如下：前后位，髂耻线和前缘完整，髂坐线断裂并向骨盆入口缘的内侧移位，可发现有股骨头的后脱位及后壁骨折块。闭孔斜位，可清楚地显示后壁骨折的大小及闭孔环的破裂；髂耻线完整。髂骨斜位，显示后柱骨折的部位及移位程度；证实前壁骨折完整。CT 扫描检查：所见同后壁骨折及后柱骨折。

3）横断合并后壁骨折：约占 19%，在所有复合骨折中，仅次于双柱骨折而排在第 2 位。其放射学表现为：前后位，常见股骨头后脱位，有时可见股骨头中心脱位；4 个垂直的放射学标记（髂耻线、髂坐线、前缘和后缘）均断裂；泪滴和髂坐线的关系正常，闭孔环完整。闭孔斜位，可清晰显示后壁骨折的形状和大小；显示横断骨折的骨折线及移位闭孔环完整。髂骨斜位，可显示后柱骨折部位及移位程度；髂骨翼和髋臼顶完整。CT 扫描检查：所见同后壁骨折及横断骨折。

4）前壁或前柱合并后半横形骨折：指在前壁和（或）前柱骨折的基础上伴有 1 个横断的后柱骨折，其发生率为 6%~7%。前后位及闭孔斜位，可显示骨折线的前半部分，髂耻线中断并随股骨头移位，髂坐线及髋臼后缘线则因横断骨折而中断。髂骨斜位，显示横断骨折位于髋骨后缘。

5）完全双柱骨折：2 个柱完全分离，表现为围绕中心脱位股骨头的髋臼粉碎骨折。其发生率高，约占 23%。前后位，股骨头中心脱位，髂耻线、髂坐线断裂，髋臼顶倾斜，髂骨翼骨折，闭孔环断裂。闭孔斜位，可清楚地显示分离移位的前柱骨折，移位的髋臼顶上方可见形如 "骨刺" 的髂骨翼骨折断端，此为双柱骨折的典型特征。髂骨斜位，显示后柱骨折的移位及髂骨的骨折线。CT 扫描检查：可显示髂骨翼骨折；在髋臼顶水平，前后柱被一冠状面骨折线分开。

2. AO 分型 在 Letournel - Judet 分类的基础上，AO 组织根据骨折的严重程度进一步将髋臼骨折分为 A、B、C 3 型。

A 型：骨折仅波及髋臼的 1 个柱。

A1：后壁骨折。

A2：后柱骨折。

A3：前壁和前柱骨折。

B 型：骨折波及 2 个柱，髋臼顶部保持与完整的髂骨成一体。

B1：横断骨折及横断伴后壁骨折。

B2："T"形骨折。

B3：前壁或前柱骨折伴后柱半横形骨折。

C 型：骨折波及 2 柱，髋臼顶部与完整的髂骨不相连。

C1：前柱骨折线延伸到髂骨嵴。

C2：前柱骨折线延伸到髂骨前缘。

C3：骨折线波及骶髂关节。

二、诊断

临床主要表现为髋关节局部疼痛及活动受限，如并发股骨头脱位则表现为相应的下肢畸形与弹性固定。当发生髋关节中心脱位时，其疼痛及功能障碍均不如髋关节前、后脱位，体征也不明显。脱位严重者可表现患肢短缩。同时应注意有无合并大出血、尿道或神经损伤，以及其他部位有无骨折。

三、治疗

对于髋臼骨折，在治疗前应对患者进行全面、详细的评估，这些评估包括：患者的一般状况、年龄、是否合并其他损伤及疾病、骨折的情况、是否合并血管神经的损伤等。髋臼骨折多为高能量损伤，合并胸腹脏器损伤以及其他部位的骨折比例较高，常因大出血导致休克，在治疗上应特别强调优先处理那些对于生命威胁更大的损伤及并发症。关于髋臼骨折的治疗目前意见尚未完全统一，多数意见主张对骨折块无移位或较小移位者应行下肢牵引，对骨折块移位较大或股骨头脱位者则先行闭合复位及下肢牵引，对效果不满意者则应尽早行手术复位及内固定治疗，对无法行早期手术治疗者可非手术治疗，后期视病情行关节重建手术。

（一）非手术治疗

1. 适应证　如下所述。

（1）年老体弱合并全身多脏器疾病，不能耐受手术者。

（2）伴有严重骨质疏松者。

（3）手术区域局部有感染者。

（4）无移位或移位 <3mm 的髋臼骨折。

2. 非手术治疗的方法　患者取平卧位，采用股骨髁上或胫骨结节牵引，牵引重量不可太大，以使股骨头和髋臼不发生分离为宜。牵引时间一般为 6 ~ 8 周，去牵引后不负重做关节功能锻炼；8 周后渐开始负重行走。

（二）手术治疗

1. 适应证　对髋臼骨折移位明显、骨折累及髋臼顶负重区或股骨头与髋臼对合不佳者，应手术复位及内固定。髋臼骨折的移位程度较难掌握，目前多数意见将 3mm 作为标准，当骨折移位超过 3mm 时一般应手术治疗。如骨折线位于髋臼顶负重区，尽管髋臼骨折移位较轻，但髋关节的稳定性较差，此时仍应考虑手术治疗。

2. 手术时机　除开放性损伤或股骨头脱位不能复位外，对髋臼骨折一般不做急诊手术。Letournel 根据从髋臼受伤到接受手术治疗的时间，将髋臼骨折、手术治疗分为 3 个时间段进行临床对比研究认为，内固定在 2 周内完成的髋臼骨折，其治疗效果优良率超过 80%；如果时间超过 21d，由于有明确的病理改变出现在髋臼的周围软组织中，增加了手术显露、复位和固定的难度，影响术后效果。因此，多数学者认为，最佳手术时机一般为伤后 5~7d。

3. 术前准备　术前应对患者进行全面、细致的检查，对影像学资料应周密分析，根据骨折类型，确定手术方案，做到对手术途径、步骤以及术中可能遇到的困难心中有数。术前患者应常规备皮及清洁肠道，留置导尿，术前应用抗生素。

4. 手术入路　Letournel 认为任何手术入路都无法满足所有类型髋臼骨折的需要，如果手术入路不当，则可能无法对骨折进行复位的固定，对于一特定类型的髋臼骨折而言，总有一个合适的手术入路。常用的主要手术入路有：Kcher - Langenbeck 入路；髂腹股沟入路；延长的髂股入路等。

一般来说，髋臼骨折类型是选择手术入路的基础。

（1）对于后壁骨折、后柱骨折及后柱合并后壁骨折，一定选择后方的 Kocher - Langenbeck 入路。

（2）对于前壁骨折、前柱骨折及前壁或前柱合并后半横形骨折，应选择前方的髂腹股沟入路。

（3）对于横断骨折，大部分可选用：Kocher - Langenbeck 入路，如果前方骨折线高且移位大时，可选髂腹沟入路。

（4）对于横断伴后壁骨折，大部分可选用 Kocher - Langenbeck 入路，如果前方骨折线高且移位大时，可选前后联合入路。

（5）对于"T"形骨折和双柱骨折，则应进行具体分析，大部分"T"形骨折可经 Kocher - Langenbeck 入路完成，大部分双柱骨折可经髂腹股沟入路完成。

5. 术中复位与内固定　髋臼解剖复杂，骨折固定困难。需要专用的复位器械和内固定物。最常用的器械包括各种型号的复位钳和带有柄的 Schanz 螺钉等。复位钳主要用于控制骨折块的复位，Schanz 螺钉拧入坐骨结节可控制后柱或横行骨块的旋转移位。而内固定材料为各种规格的重建钢板和螺钉。髋臼骨折的复位没有固定的原则，每一具体的骨折类型采取不同的方法。一般应先复位并固定单一骨折块，然后再将其他骨折块与已固定的骨折块固定到解剖复位。钢板放置前一定要准确塑形，以减少骨折端的应力。在完成固定后，检查髋关节的活动，同时注意异常声音或摩擦感，如有异常，可能有螺钉进入关节内。术中应行 C 臂透视以检查骨折复位及内固定情况。

术后伤口常规负压引流 24~72h。如果复位和固定牢靠，术后一般不需牵引。尽早开始髋关节功能锻炼，有条件者应使用连续性被动运动（CPM）器械进行锻炼，注意预防深静脉血栓形成（DVT）及肺栓塞。术后应定期复查 X 线片，以了解骨折愈合情况。开始负重时间应视骨折严重程度及内固定情况而定，但完全负重时间不应早于 2 个月。

（陈东宁）

第二节　骨盆骨折

一、概述

骨盆位于躯干与下肢之间，是负重的主要结构；同时盆腔内有许多重要脏器，骨盆对之起保护作用。骨盆骨折可造成躯干与下肢的桥梁失去作用，同时可造成盆腔内脏器的损伤。随着现代工农业的发展和交通的发达，各种意外和交通事故迅猛增加，骨盆骨折的发生率也迅速增高，在所有骨折中，骨盆骨折占 1%~3%，其病死率在 10% 以上，是目前造成交通事故死亡的主要因素之一。

（一）发病机制

引起骨盆骨折的暴力主要有以下 3 种方式。

1. 直接暴力　由于压砸、碾轧、撞挤或高处坠落等损伤所致骨盆骨折，多系闭合伤，且伤势多较严重，易并发腹腔脏器损伤及大量出血、休克。

2. 间接暴力　由下肢向上传导抵达骨盆的暴力，因其作用点集中于髋臼处，故主要引起髋臼中心脱位及耻、坐骨骨折。

3. 肌肉牵拉　肌肉突然收缩致使髂前上棘、髂前下棘及坐骨结节骨折。

（二）分类

由于解剖上的复杂性，骨盆骨折有多种分类，依据不同的标准，可有不同的分法。如依骨折的部位分为坐骨骨折、髂骨骨折等；依骨折稳定性或是否累及骨盆负重部位而分为稳定与不稳定骨折；依致伤机制及外力方向分为前后受压及侧方受压骨折；依骨折是否开放分为开放或闭合骨折。目前主要的分类方法有：

1. Tile 分型　Pennal 等于 1980 年提出了一种力学分型系统，将骨盆骨折分为前后压缩伤、侧方压缩伤和垂直剪切伤。Tile 于 1988 年在。Pennal 分型的基础上提出了稳定性概念，将骨盆骨折分为：A 型（稳定）、B 型（旋转不稳定但垂直稳定）、C 型（旋转、垂直均不稳定），这一分型系统目前被广泛应用。

A 型：可进一步分为 2 组。A1 型骨折为未累及骨盆环的骨折，如髂棘或坐骨结节的撕脱骨折和髂骨翼的孤立骨折；A2 型骨折为骨盆环轻微移位的稳定骨折，如老年人中通常由低能量坠落引起的骨折。

B 型：表现为旋转不稳定：B1 型骨折包括 "翻书样" 骨折或前方压缩损伤，此时前骨盆通过耻骨联合分离或前骨盆环骨折而开放，后骶髂的骨间韧带保持完整。Tile 描述了这种损伤的分期。第一期，耻骨联合分离小于 2.5 cm，骶棘韧带保持完整；第二期，耻骨联合分离 >2.5 cm，伴骶棘韧带和前骶髂韧带破裂；第三期，双侧受损，产生 B3 型损伤 B2 - 1 型骨折为有同侧骨折的侧方加压损伤；B2 - 2 型骨折有侧方加压损伤，但骨折在对侧，即 "桶柄状" 损伤，韧带结构通常不因伴骨盆内旋而遭到破坏。

C 型：旋转和垂直均不稳定。包括垂直剪切损伤和造成后方韧带复合体破坏的前方压缩损伤。C1 型骨折包括单侧的前后复合骨折，且依后方骨折的位置再分为亚型；C2 型骨折包括双侧损伤，一侧部分不稳定，另一侧不稳定；C3 型骨折为垂直旋转均不稳定的双侧骨折。Tile 分型直接与治疗选择和损伤的预后有关。

2. Burgess 分类　1990 年，Burgess 和 Young 在总结 Pennal 和 Tile 分类的基础上，提出了一个更全面的分类方案，将骨盆骨折分为侧方压缩型（LC）、前后压缩型（APC）、垂直压缩型（VS）、混合型（CM）。APC 与 LC 每型有 3 种损伤程度。APC - Ⅰ型为稳定型损伤，单纯耻骨联合或耻骨支损伤。APC - Ⅱ型损伤为旋转不稳定合并耻骨联合分离或少见的耻骨支骨折，骶结节、骶棘韧带及骶髂前韧带损伤。APC - Ⅲ型损伤常合并骶髂后韧带断裂，发生旋转与垂直不稳定。LC - Ⅰ型损伤产生于前环的耻坐骨水平骨折以及骶骨压缩骨折。所有骨盆的韧带完整，骨盆环相当稳定。LC - Ⅱ型损伤常合并骶后韧带断裂或后部髂嵴撕脱。由于后环损伤不是稳定的嵌插，产生旋转不稳定。骨盆底韧带仍然完整，故相对垂直稳定。LC - Ⅲ型损伤又称为 "风卷样" 骨盆。典型的滚筒机制造成的损伤首先是受累侧骨盆因承受内旋移位而产生 LC - Ⅱ型损伤。当车轮碾过骨盆对侧半骨盆时其产生外旋应力（或 APC）损伤。损伤方式不同，典型的损伤方式为重物使骨盆滚动所造成。垂直剪切损伤（VC）为轴向暴力作用于骨盆，骨盆的前后韧带与骨的复合全部撕裂。髂骨翼无明显外旋，但其向上和向后移位常见。混合暴力损伤（CMI）为由多种机制造成的损伤。此分类系统对临床处理上有 3 点意义：①提醒临床医师注意勿漏诊，特别是后环骨折；②注意受伤局部与其他合并伤的存在并预见性地采取相应的复苏手段；③能使得临床医师根据伤员总体情况和血流动力学状况以及对病情准确认识，选择最适合的治疗措施，从而降低病死率。

3. Letournel 分类　Letournel 将骨盆环分为前、后 2 区域。前环损伤包括单纯耻骨联合分离、垂直骨折线波及闭孔环或邻近耻骨支、髋臼骨折。

（1）经髂骨骨折未波及骶髂关节。

（2）骶髂关节骨折脱位伴有骶骨或髂骨翼骨折。

（3）单纯骶髂关节脱位。

（4）经骶骨骨折。

4. Dennis 骶骨解剖区域分类　如下所述。

Ⅰ区：从骶骨翼外侧至骶孔，骨折不波及骶孔或骶骨体。

Ⅱ区：骨折波及骶孔，可从骶骨翼延伸到骶孔。

Ⅲ区：骨折波及骶骨中央体部，可为垂直、斜形、横形等任何类型，全部类型均波及骶骨及骶管。此种分类对合并神经损伤的骶骨骨折很有意义。Ⅲ区骶骨骨折其神经损伤发生率最高。

二、诊断

（一）临床表现

1. 全身表现　主要因受伤情况、合并伤、骨折本身的严重程度及所致的并发症等的不同而不尽相同。

低能量致伤的骨盆骨折，如髂前上棘撕脱骨折、单纯髂骨翼骨折等，由于外力轻、无合并重要脏器损伤、骨折程度轻及无并发症的发生，全身情况平稳。高能量致伤的骨盆骨折，特别是交通事故中，由于暴力大，受伤当时可能合并颅脑、胸腹脏器损伤，且骨折常呈不稳定型，并发血管、盆腔脏器、泌尿生殖道、神经等损伤，可出现全身多系统损伤的症状体征。严重的骨盆骨折可造成大出血，此时主要是出血性休克的表现。

2. 局部表现　不同部位的骨折有不同的症状和体征。

（1）骨盆前部骨折的症状和体征：骨盆前部骨折包括耻骨上、下支骨折，耻骨联合分离，坐骨支骨折，坐骨结节撕脱骨折。此部骨折时腹股沟、会阴部耻骨联合部及坐骨结节部疼痛明显，活动受限，会阴部、下腹部可出现瘀斑，伤侧髋关节活动受限，可触及异常活动及听到骨擦音。骨盆分离、挤压试验呈阳性。

（2）骨盆外侧部骨折的症状和体征：包括髂骨骨折，髂前上、下棘撕脱骨折。骨折部局部肿胀、疼痛、伤侧下肢因疼痛而活动受限，被动活动伤侧肢可使疼痛加重，局部压痛明显，可触及骨折异常活动及听到骨擦音。髂骨骨折时骨盆分离、挤压试验呈阳性，髂前下棘撕脱骨折可有"逆行性"运动，即不能向前移动行走，但能向后倒退行走。

（3）骨盆后部骨折的症状和体征：包括骶髂关节脱位、骶骨骨折、尾骨骨折脱位。症状和体征有骶髂关节及骶骨处肿胀、疼痛，活动受限，不能坐立翻身，严重疼痛剧烈，局部皮下瘀血明显。"4"字试验、骨盆分离挤压试验呈阳性（尾、骶骨骨折者可阴性）。骶髂关节完全脱位时脐棘距不等。骶骨横断及尾骨骨折者肛门指诊可触及尾、骶骨异常活动。

（二）诊断

1. 外伤史　询问病史时应注意受伤时间、方式及受伤原因、伤后处理方式、液体摄入情况、大小便情况。对女性应询问月经史、是否妊娠等。

2. 症状　见临床表现。

3. 体格检查　如下所述。

（1）一般检查：仔细检查患者全身情况，确明是否存在出血性休克、盆腔内脏器损伤，是否合并颅脑、胸腹脏器损伤。

（2）骨盆部检查：①视诊：伤员活动受限，局部皮肤挫裂及皮下瘀血存在，可看到骨盆变形、肢体不等长等。②触诊：正常解剖标志发生改变，如耻骨联合、髂嵴、髂前上棘、坐骨结节、骶髂关节、骶尾骨背侧可发现其存在触痛、位置发生变化或本身碎裂及异常活动，可存在骨擦音，肛门指诊可发现尾骶骨有凹凸不平的骨折线或存在异常活动的碎骨片，合并直肠破裂时，可有指套染血。

（3）特殊试验：骨盆分离、挤压试验阳性，表明骨盆环完整性破坏；"4"字试验阳性，表明该侧骶髂关节损伤。特殊体征：Destot 征——腹股沟韧带上方下腹部、会阴部及大腿根部出现皮下血肿，表明存在骨盆骨折，Ruox 征——大转子至耻骨结节距离缩短，表明存在侧方压缩骨折，Earle 征——直肠检查时触及骨性突起或大血肿且沿骨折线有压痛存在，表明存在尾骶骨骨折。

4. X 线检查　X 线是诊断骨盆骨折的主要手段，不仅可明确诊断，更重要的是能观察到骨盆骨折的部位、骨折类型，并根据骨折移位的程度判断骨折为稳定或不稳定及可能发生的并发症。一般来说，

90%的骨盆骨折仅摄骨盆前后位X线片即可诊断，然而单独依靠正位X线片可造成错误判断，因为骨盆的前后移位不能从正位X线片上识别。在仰卧位骨盆与身体纵轴成40°～60°角倾斜，因此骨盆的正位片对骨盆缘来讲实际上是斜位。为了多方位了解骨盆的移位情况，Pennal建议加摄入口位及出口位X线片。

（1）正位：正位的解剖标志有耻骨联合、耻坐骨支、髂前上、下支、髂骨嵴、骶骨棘、骶髂关节、骶前孔、骶骨岬及L_5横突等，阅片时应注意这些标志的改变。耻骨联合分离＞2.5cm，说明骶棘韧带断裂和骨盆旋转不稳；骶骨外侧和坐骨棘撕脱骨折同样为旋转不稳的征象；L_5横突骨折为垂直不稳的又一表现。除此之外，亦可见其他骨性标志，如髂耻线、髂坐线、泪滴、髋臼顶及髋臼前后缘。

（2）出口位：患者取仰卧位，X线球管从足侧指向骨盆部并与垂直线成40°角投射，有助于显示骨盆在水平面的上移及矢状面的旋转。此位置可判断后骨盆环无移位时存在前骨盆环向上移位的情况。出口位是真正的骶骨正位，骶骨孔在此位置为一个完整的圆，如存在骶骨孔骨折则可清楚地看到。通过骶骨的横形骨折，L_5横突骨折及骶骨外缘的撕脱骨折亦可在此位置观察到

（3）入口位：患者取仰卧位，球管从头侧指向骨盆部并与垂直线成40°角，入口位显示骨盆的前后移位优于其他投射位置。近来研究表明，后骨盆环的最大移位总出现在入口位中。外侧挤压型损伤造成的髂骨内旋、前后挤压造成的髂骨翼外旋以及剪切损伤都可以在入口位中显示。同时入口位对判断骶骨压缩骨折或骶骨翼骨折也有帮助。

对于低能量外力造成的稳定的骨盆骨折的X线表现一般比较易于辨认。而对于高能量外力造成的不稳定骨盆骨折，需综合不同体位的X线以了解骨折的移位情况，如果发现骨盆环有一处骨折且骨折移位，则必定存在另一处骨折，应仔细辨认。

5. 骨盆骨折CT扫描　能对骨盆骨及软组织损伤，特别是骨盆环后部损伤提供连续的横断面扫描，能发现一些X线平片不能显示的骨折和韧带结构损伤。对于判断旋转畸形和半侧骨盆移位有重要意义，对耻骨支骨折并伴有髋臼骨折特别适用。此外，对骨盆骨折内固定，CT能准确显示骨折复位情况、内固定物位置是否恰当以及骨折愈合情况。CT在显示旋转和前后移位方面明显优于普通X线片，但在垂直移位的诊断上，X线片要优于轴位CT片。

6. MRI　适用于骨盆骨折的并发损伤，如盆内血管的损伤、脏器的破裂等，骨盆骨折急性期则少用。

7. 数字减影技术（DSA）　对骨盆骨折并发大血管伤特别适用，可发现出血的部位同时确认血管栓塞。

三、治疗

（一）急救

骨盆骨折多为交通事故、高处坠落、重物压砸等高能量暴力致伤，骨盆骨折患者的病死率为10%～25%。除了骨折本身可造成出血性休克及实质脏器破裂外，常合并全身其他系统的危及生命的损伤，如脑外伤、胸外伤及腹部外伤等。对骨盆骨折患者的急救除了紧急处理骨折及其并发症外，很重要的一点是正确处理合并伤。

1. 院前急救　据报道严重创伤后发生死亡有3个高峰时间：第1个高峰发生在伤后1h内，多因严重的脑外伤或心血管血管损伤致死；第2个高峰发生在伤后1～4h，死因多为不可控制的大出血；第3个高峰发生在伤后数周内，多因严重的并发症致死。急救主要是抢救第1、第2高峰内的伤员。

抢救人员在到达事故现场后，首先应解脱伤员，去除压在伤员身上的一切物体，随后应快速检测伤员情况并做出应急处理。一般按以下顺序进行：①气道情况：判断气道是否通畅、有无呼吸梗阻，气道不畅或梗阻常由舌后坠或气道异物引起，应予以解除，保持气道通畅，有条件时行气管插管以保持通气；②呼吸情况：如果伤员气道通畅仍不能正常呼吸，则应注意胸部的损伤，特别注意有无张力性气胸及连枷胸存在，可对存在的伤口加压包扎及固定，条件允许时可给予穿刺抽气减压；③循环情况：判断心跳是否存在，必要时行胸外心脏按压，判明大出血部位压迫止血，有条件者可应用抗休克裤加压止

血；④骨折情况：初步判定骨盆骨折的严重程度，以被单或骨盆止血兜固定骨盆，双膝、双踝之间夹以软枕，把两腿捆在一起，然后将患者抬到担架上，并用布带将膝上下部捆住，固定在硬担架上，如发现开放伤口，应用干净敷料覆盖；⑤后送伤员：一般现场抢救要求在10min之内完成，而后将伤员送到附近有一定抢救条件的医院。

2. 急诊室内抢救　在急诊室内抢救时间可以说是抢救的黄金时间，如果措施得力、复苏有效，往往能挽救患者的生命。患者被送入急诊室后，首先必须详细了解病情，仔细全面地进行检查，及时做出正确的诊断，然后按顺序处理。McMurray 倡导一个处理顺序的方案，称 A - F 方案，即：

A——呼吸道处理。

B——输血、输液及出血处理。

C——中枢神经系统损伤处理。

D——消化系统损伤处理。

E——排泄或泌尿系统损伤处理。

F——骨折及脱位的处理。

其核心是：优先处理危及生命的损伤及并发症；其次，及时进行对骨折的妥善处理。这种全面治疗的观点具有重要的指导意义。

（1）低血容量休克的救治：由于骨盆骨折最严重的并发症是大出血所致的低血容量休克，所以对骨盆骨折的急救主要是抗休克。

1）尽可能迅速控制内外出血：对于外出血用敷料压迫止血；对于腹膜后及盆腔内出血用抗休克裤压迫止血；对于不稳定骨盆骨折的患者，经早期的大量输液后仍有血流动力学不稳，应行急症外固定以减少骨盆静脉出血及骨折端出血。对骨盆骨折的急诊外固定的详细方法将在下面讨论。有条件者可在充分输血、输液并控制血压在 90mmHg 以上时行数控减影血管造影术（DSA）下双侧髂内动脉栓塞。

2）快速、有效补充血容量：初期可快速输入 2 000～3 000ml 平衡液，而后迅速补充全血，另外可加血浆、右旋糖酐等，经过快速、有效的输血、输液，如果患者的血压稳定、中心静脉压（CVP）正常、神志清楚、脉搏有力、心率减慢，说明扩容有效，维持一定的液体即可。如果经输血、输液后仍不能维持血压或血压上升但液体减慢后又下降，说明仍有活动性出血，应继续输液特别是胶体液。必要时行手术止血。

3）通气与氧合：足量的通气及充分的血氧饱和度是抗低血容量休克的关键辅助措施之一，应尽快给予高浓度、高流量面罩吸氧。必要时行气管插管，使用加压通气以改善气体交换，提高血氧饱和度。

4）纠正酸中毒及电解质紊乱：休克时常伴有代谢性酸中毒。碳酸氢钠的使用最初可给予每千克 1mmol/L，以后在血气分析结果指导下决定用量。

5）应用血管活性药物：一般可应用多巴胺，最初剂量为 2～5μg/（kg·min），最大可加至 50μg/（kg·min）。

（2）骨盆骨折的临时固定：Moreno 等报道，在不稳定骨盆骨折患者中，即刻给予外固定较之不行外固定，输液量明显减少；而 Riemer 等的研究表明，即刻外固定可明显降低骨盆骨折患者的病死率。骨盆外固定有多种方法，简单的外固定架主要用于翻书样不稳定骨折；对于垂直不稳定骨折由于其不能控制后方骶髂关节复合体的活动，则不适用，应用 Ganz C 型骨盆钳可解决上述问题。有学者在不稳定骨盆骨折的急救中应用自行创制的骨盆止血兜，可明显降低骨盆骨折的病死率，其主要作用是通过对骨折的有效固定，减少骨折的活动、出血，更有效地促进血凝块形成；对下腹部进行压迫止血；其独特的结构便于搬动患者。

（二）进一步治疗

1. 非手术治疗　如下所述。

（1）卧床休息：大多数骨盆骨折患者通过卧床休息数周可痊愈。如单纯髂骨翼骨折患者，只需卧床至疼痛消失即可下地活动；稳定的耻骨支骨折及耻骨联合轻度分离者卧床休息至疼痛消失可逐步负重活动。

（2）牵引：牵引可解痉止痛、改善静脉回流、减少局部刺激、纠正畸形、固定肢体、促进骨折愈合，并方便护理。骨盆骨折中应用牵引治疗一般牵引重量较大，占体重的 1/7 ~ 1/5，牵引时间较长，一般6周内不应减重，时间在8~12周，过早去掉牵引或减重可引起骨折再移位。牵引方法一般采用双侧或单侧下肢股骨髁上牵引或胫骨结节牵引。对垂直压缩型骨折可先用双侧股骨髁上或胫骨结节牵引，以固定骨盆骨折，并纠正上、下移位，向上移位的可加大重量，3d 后摄片复查，待上、下移位纠正后，加骨盆兜带交叉牵引以矫正侧向移位，维持牵引8~12周。对前后压缩型骨折基本处理方法同上，但须注意防止过度向中线挤压骨盆，造成相反的畸形。对侧方压缩型骨折，应行双下肢牵引，加用手法整复，即用手掌自髂骨嵴内缘向外按压，以矫正髂骨内旋畸形，然后再行骨牵引。如为半骨盆单纯外旋，同时后移位，可采用3个90°牵引法，即在双侧股骨髁上牵引，将髋、膝、距小腿3个关节皆置于90°位，垂直牵引。利用臀肌做兜带，使骨折复位。

（3）石膏外固定：一般用双侧短髋"人"字形石膏，固定时间为10~12周。

2. 手术治疗　如下所述。

（1）骨盆骨折的外固定术：外固定术最适用于移位不明显、不需要复位的垂直稳定而旋转不稳的骨折。而对垂直剪切型骨折常需配合牵引、内固定等。如单侧或双侧垂直剪切型骨折，可先行双侧股骨髁上牵引，待骨折复位后行外固定，可缩短牵引住院时间。对耻骨联合分离或耻骨支、坐骨支粉碎骨折并发一侧髋臼骨折及中心脱位者，可先安装骨盆外固定器，然后在伤侧股骨大粗隆处行侧方牵引。6周后摄 X 线片证实股骨头已复位即可去牵引，带外固定下地，患肢不负重，8周后除去外固定器。对一些旋转及垂直均不稳的骨折一般后部行切开复位内固定，骶髂关节用1~2枚螺钉或钢板加螺钉固定，前部用外固定架固定耻骨联合分离或耻骨支骨折。术后3~4周可带外固定架下床活动。

（2）骨盆骨折的内固定：对于不稳定型骨盆骨折的非手术治疗，文献报道后遗症达50%以上，近年来随着对骨盆骨折的深入研究，多主张切开复位，其优点是可以使不稳定的骨折迅速获得稳定。

1）骨盆骨折内固定手术适应证：Tile（1988）提出内固定的指征为：①垂直不稳定骨折为绝对手术适应证；②合并髋臼骨折；③外固定后残存移位；④韧带损伤导致骨盆不稳定，如单纯骶髂后韧带损伤；⑤闭合复位失败，耻骨联合分离 >2.5cm；⑥无会阴部污染的开放性后环损伤。Matta 等认为骨盆后部结构损伤移位 >1cm 者或耻骨移位合并骨盆后侧部失稳，患肢短缩 1.5cm 以上者应采用手术治疗。

2）手术时机：骨盆骨折内固定手术时机取决于患者的一般情况，一般来说应等待患者一般情况改善后，即伤后5~7d 行手术复位为宜。14d 以后手术复位的难度明显加大。如患者行急诊剖腹探查，则一部分耻骨支骨折或耻骨联合分离可同时进行。

（陈东宁）

第三节　髋关节脱位

髋关节由髋臼和股骨头构成，是典型的杵臼关节，髋臼周围有纤维软骨构成髋臼盂唇，增加髋臼深度，股骨头软骨面约占球形的2/3。髋关节周围有坚强的韧带和强壮的肌群，有很好的稳定性以适应其支持体重和行走功能，因此，髋关节脱位多为高能量损伤造成。按照股骨头脱位后的方向可以把髋关节脱位分为前脱位、后脱位和中心性脱位，以后脱位最常见。

一、髋关节后脱位

（一）概述

后脱位占髋关节脱位的85%~90%，多由间接暴力引起，当髋关节屈曲90°时，内收内旋股骨干，使股骨颈前缘与髋臼前缘形成杠杆支点，当股骨干继续内收内旋时，股骨头受杠杆作用离开髋臼，造成后脱位，或外力作用于膝部沿股骨干方向向后，或外力作用于骨盆由后向前，亦可使股骨头向后脱位，有时合并髋臼后缘或股骨头骨折。

（二）诊断

1. 病史要点　患者往往有明显的外伤史，如高空坠落、车祸等，有些患者能够回忆受伤时髋关节处于屈曲位，受伤后患者感髋部疼痛，不能活动。

2. 查体要点　如下所述。

（1）髋关节处于屈曲、内收、内旋弹性固定位，下肢有短缩畸形，大粗隆向后上脱位可达 Nelaton 线之上，患侧臀部可以触及股骨头。

（2）注意检查坐骨神经功能。

3. 辅助检查　如下所述。

（1）常规检查：拍摄受伤侧髋关节的正侧位 X 线片，明确髋关节脱位的类型和有无髋臼后壁或股骨头骨折。

（2）特殊检查：术前对怀疑有髋臼或股骨头骨折的患者行 CT 检查可以对骨折情况明确诊断，判断是否需要手术固定骨折，复位后关节不匹配者 CT 检查可以发现是否有碎骨片残留于关节内。

4. 分类　常用的是 Thompson 和 Epstein 分类。

Ⅰ型：脱位伴有或不伴有微小骨折。

Ⅱ型：脱位伴有髋臼后缘的单个大骨块。

Ⅲ型：脱位伴有髋臼后缘的粉碎骨折，有或没有大碎片。

Ⅳ型：脱位伴有髋臼底骨折。

Ⅴ型：脱位伴有股骨头骨折。

对于Ⅴ型骨折脱位，Pipkin 又分为 4 个亚型（图 8 - 1）。

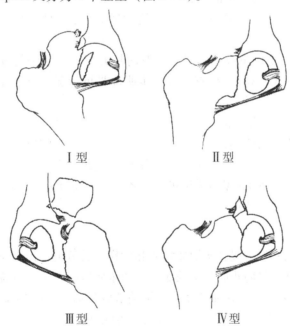

Ⅰ型　　　　　　　　　Ⅱ型

Ⅲ型　　　　　　　　　Ⅳ型

图 8 - 1　Pipkin 分型

Ⅰ型：髋关节后脱位伴股骨头中央凹尾端的骨折。

Ⅱ型：髋关节后脱位伴股骨头中央凹头端的骨折。

Ⅲ型：Ⅰ型或Ⅱ型后脱位伴股骨颈骨折。

Ⅳ型：Ⅰ型或Ⅱ型后脱位伴有髋臼骨折。

5. 诊断标准　如下所述。

（1）患者多有明显外伤史，髋关节多在屈曲位受伤。

（2）查体髋关节处于屈曲、内收、内旋弹性固定位，下肢有短缩畸形。

（3）X 线显示股骨头脱出于髋关节后方，CT 可以明确有无合并骨折及骨折的详细情况。

（三）治疗

1. 保守治疗　所有类型的新鲜髋关节后脱位患者不论是否合并骨折，均应麻醉下急诊手法复位，脱位时间越长，发生股骨头缺血坏死和创伤性关节炎的可能性越大。复位方法有 Allis 法、Stimson 法和 Bigelow 法，下文以 Thompson 和 Epstein 分类介绍治疗方法。

（1）Ⅰ型脱位：复位后再拍摄 X 线片，观察髋关节间隙是否与正常侧一致，若关节间隙变宽，提示翻转的髋臼缘或骨软骨块残留于关节内，行 CT 检查明确诊断后手术清除关节内碎块。许多结构阻碍复位，如梨状肌、闭孔内肌、上下膈肌、股骨头脱出后关节囊的"纽孔样"嵌顿等，若复位不成功避免反复复位，应及时切开复位。

复位之前，应检查患者有无坐骨神经损伤，复位后亦应对坐骨神经的功能进行记录。复位成功后患者皮肤牵引 3～4 周后，扶拐杖下地，2～3 个月不负重，以免缺血的股骨头塌陷，1 年内定期复查注意有无股骨头坏死。

（2）Ⅱ～Ⅳ型脱位：应争取在 12h 内复位，若复位成功，临时骨牵引，伴有的骨折可延迟 5～10d 再行手术治疗，对于手法复位不成功的患者要及时切开复位。

（3）Ⅴ型脱位：Pipkin Ⅰ型或Ⅱ型损伤闭合复位往往成功，复位后复查 X 线片和 CT 证实为同心圆复位，股骨头骨折解剖复位，继续骨牵引 6 周。无法闭合复位或非同心圆复位，应行手术治疗，Pipkin Ⅲ型或Ⅳ型损伤往往需要手术治疗。

2. 手术治疗　如下所述。

（1）Ⅰ型脱位：手法复位不成功或非同心圆复位需切开复位，通常采用髋关节后方入路，通过关节囊的撕裂处显露髋臼，清理里面的血块和碎片，清除所有阻挡物后复位关节，术中注意保护坐骨神经。

（2）Ⅱ～Ⅳ型患者：手法复位不成功的患者要及时切开复位。手法复位成功者，骨折可延迟 5～10d 再行手术治疗，期间摄 X 线片和 CT 检查，进一步明确骨折情况，对于Ⅱ型脱位后壁骨折大于 1/2 和Ⅲ型、Ⅳ型脱位的骨折参照髋臼骨折的手术方法。

（3）Ⅴ型脱位：Pipkin Ⅰ型或Ⅱ型损伤无法闭合复位、复位后大的股骨头骨块位于关节外或不是同心圆复位，应行手术治疗。术中清除小骨折块，大的骨折块采用拉力螺钉或可吸收螺钉固定，再复位骨折。Pipkin Ⅲ型脱位的治疗尚有争议，年轻患者多采用切开复位、股骨颈骨折内固定、带血管骨移植，老年人建议行人工髋关节置换，Pipkin Ⅳ型脱位年轻患者多采用切开复位髋臼复位内固定和股骨头骨折复位内固定，老年人行人工髋关节置换。

（四）预后评价

髋关节后脱位后，如果没有发生股骨头缺血坏死和创伤性关节炎，预后通常良好。早期轻柔的复位以缩短股骨头血供受损的时间，是防止股骨头缺血坏死的重要措施，髋关节脱位后股骨头缺血坏死率约在 10%～20%，创伤性关节炎的发生率约在 25%。髋关节脱位后可发生异位骨化，特别是必须实行手术复位时，发生率约为 3%，幸运的是，异位骨化通常不会致残。

（五）研究进展

目前，随着人工全髋关节置换术的大量开展，全髋关节置换术后的髋关节脱位也日益增多，如何治疗这类特殊的髋关节脱位是摆在骨科医生面前的难题。Forsythe 等比较了初次置换的人工全髋关节脱位闭合复位成功后与没有脱位的人工全髋的功能，虽然在 WOMAC 或 SF－12 功能评价中没有明显差别，但未脱位组的生活评分和满意度高于脱位组。人工全髋关节初次脱位后大多数学者主张非手术治疗，在良好的麻醉肌松下轻柔地复位，需要注意的是经历了全髋关节置换的患者大多有骨质疏松，牵引复位时特别要防止股骨骨折。如果全髋关节经历了 2～3 次以上的脱位，很可能存在关节不稳定的因素，要通过详细体检、X 线片、CT 等检查仔细分析原因，这时多需要手术治疗。Khan 等试图通过分析以往文献选择是手术复位还是闭合复位治疗全髋关节置换术后的髋关节脱位，但发现这些文献中的研究缺乏随机对照原则，作者提倡一个多中心的随机对照研究以保证大样本量，获得可信的研究结果。

二、髋关节前脱位

（一）概述

前脱位不常见，大约占创伤性髋关节脱位的 10%～12%。髋关节前脱位的原因以外力杠杆作用为主，当患髋因外力强力外展时，大粗隆顶端与髋臼上缘相接触，患肢再继续外旋，迫使股骨头从前下方薄弱的关节囊脱出，造成股骨头向前下方脱出。

（二）诊断

1. 病史要点　患者髋关节受伤时多处于外展外旋位，当受到外伤后髋部疼痛，呈外展外旋屈曲位弹性固定，不能活动。

2. 查体要点　如下所述。

（1）髋关节处于外展外旋屈曲弹性固定位，在闭孔或腹股沟附近可以触及股骨头，髋关节功能丧失，被动活动引起肌肉痉挛和疼痛。

（2）注意检查股神经功能和股动脉搏动。

3. 辅助检查　如下所述。

（1）常规检查：拍摄受伤侧髋关节的正侧位 X 线片，明确髋关节脱位的类型。

（2）特殊检查：对怀疑有髋臼前壁或股骨头骨折的患者应行 CT 检查。

4. 分类　Epstein 根据股骨头脱位后的位置分为闭孔型和耻骨型。

5. 诊断标准　如下所述。

（1）患者多有明显外伤史，髋关节多在外展外旋位受伤。

（2）查体髋关节处于屈曲、外展、外旋弹性固定位。

（3）X 线显示股骨头脱出于髋关节前下方，CT 可以明确有无合并骨折及骨折的详细情况。

（三）治疗

1. 保守治疗　前脱位多可以通过手法复位成功，适当地纵向牵引大腿，用帆布吊带向侧前方牵拉大腿近端，同时向髋臼推股骨头即可复位。

2. 手术治疗　当有股直肌、髂腰肌、关节囊嵌入阻碍复位时，可以通过 Smith - Peterson 入路行切开复位。

（四）预后评价

髋关节前脱位合并骨折较少，故预后较好。

（陈东宁）

第四节　股骨颈骨折

一、概述

股骨颈骨折常发生于老年人，随着我国人口老龄化，其发病率日渐增高，以女性较多。造成老年人发生骨折的因素有以下几个方面：①由骨质疏松引起的骨强度的下降；②老年人髋部肌群退变，反应迟钝，不能有效地抵消髋部的有害应力；③损伤暴力，老年人的骨质疏松，所以只需很小的扭转暴力，就能引起骨折，而中青年患者，需要较大的暴力，才会引起骨折。

股骨颈骨折后约有 15% 发生骨折不愈合，20%～30% 发生股骨头缺血坏死，这是由它的血供特点决定的。成人股骨头的血供有 3 个来源：股圆韧带内的小凹动脉，它只供应股骨头少量血液，局限于股骨头的凹窝部；股骨干的滋养动脉升支，对股骨颈血液供应很少；旋股内、外侧动脉的分支是股骨颈的主要血液供应来源。旋股内外侧动脉来自股深动脉，在股骨颈基底部关节囊滑膜反折处形成一个动脉环，并分四支进入股骨头，即骺外侧动脉（上支持带动脉）、干骺端上动脉、干骺端下动脉（下支持带动脉）和骺内侧动脉，骺外侧动脉供应股骨头外侧 2/3 ~ 3/4 区域，干骺端下动脉供应股骨头内下 1/4 ~ 1/2 区域。股骨颈骨折后，股骨头的血供受到严重影响。实验发现，头下骨折，股骨头血供下降83%，颈中型骨折，股骨头血供下降52%，因此，股骨颈骨折后容易造成骨折不愈合和股骨头缺血坏死，这使得它的治疗遗留许多尚未解决的难题。

二、诊断

1. 病史要点　所有股骨颈骨折患者都有外伤病史，骨折多由外旋暴力引起，不同患者引起骨折的暴力程度不同，对于中青年患者，需要较大的暴力造成骨折，而对于伴有骨质疏松的老年患者，只需要较小的暴力就会引起骨折，随着暴力程度的不同，产生不同的移位。

骨折后患者局部疼痛，行走困难，但有一部分患者，在刚承受暴力而骨折时，断端会表现为嵌插型，或者无移位的骨折，骨折线接近水平位，此时，患者虽有疼痛，仍能行走，若不能及时诊断患者继续行走，暴力持续下去，"嵌插"就变成"分离"，骨折线也变成接近垂直位，产生移位。因此，对于伤后仍能行走的患者，不能认为不会发生股骨颈骨折，如果不给予恰当的治疗，所谓"嵌插"骨折可以变成有移位的骨折。

2. 查体要点　如下所述。

（1）畸形：伤侧下肢呈 45° ~ 60°的外旋畸形。

（2）疼痛：患髋有压痛，有轴向叩击痛。

（3）功能障碍：下肢不能活动，行走困难。

（4）患肢缩短，Bryant 三角底边缩短，股骨大粗隆顶端在 Nelaton 线之上（图 8 - 2），Kaplan 点移至脐下，且偏向健侧。

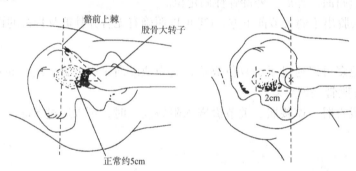

图 8 - 2　Bryant 三角和 Nelaton 线

3. 辅助检查　如下所述。

（1）常规检查：常规拍摄髋关节的正侧位 X 线片，观察股骨颈骨折的详细情况并指导分类，需要注意的是有些无移位的骨折在伤后立即拍摄的 X 线片上看不见骨折线，容易漏诊。对于临床上怀疑有股骨颈骨折而 X 线片暂时未见骨折线者，可立即行 CT、MRI 检查或仍按嵌插骨折处理，等待 1 ~ 2 周后再摄片，因骨折部位骨质吸收，骨折线可以显示出来。

（2）特殊检查：对于隐匿难以确诊的股骨颈骨折，早期诊断可以采用 CT、MRI 检查，CT 检查时要注意采用薄层扫描，并行冠状面的二维重建，以免漏诊；MRI 检查对于早期的隐匿骨折显示较好，敏感性优于骨扫描，扫描时在脂肪抑制像上能清晰地看到骨折后水肿的骨折线。

4. 分类　如下所述。

（1）按骨折线的部位：①股骨头下型骨折；②经股骨颈骨折；③基底骨折。头下型骨折，由于旋股内、外侧动脉的分支受伤最重，因而影响股骨头的血液供应也最大；基底骨折，由于两骨折段的血液供应的影响最小，故骨折较易愈合。

（2）按移位程度（Garden 分型）：这是目前临床常用的分型方法。包括：①不完全骨折（Garden I

型）；②无移位的完全骨折（GardenⅡ型）；③部分移位的完全骨折（GardenⅢ型）；④完全移位的完全骨折（GardenⅣ型）（图8-3）。

（3）按骨折线方向：①内收型骨折；②外展型骨折。内收骨折是指远端骨折线与两髂嵴联线所形成的角度（Pauwels角）大于50°，属不稳定骨折；外展骨折是指此角小于30°，属于稳定骨折，但如果处理不当，或继续扭转，可变为不稳定骨折。目前，这种分类方法对临床治疗指导作用有限，已较少采用。

5. 诊断标准　如下所述。

（1）患者多有外伤史。

（2）查体局部疼痛，多有下肢外旋畸形和活动受限。

（3）X线片显示骨折。

（4）对难以确诊的患者采用CT或MRI检查。

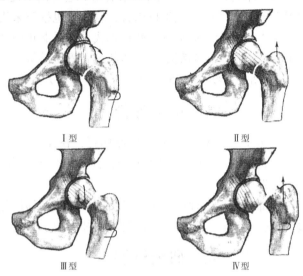

Ⅰ型　　Ⅱ型　　Ⅲ型　　Ⅳ型

图8-3　股骨颈骨折Garden分型

6. 鉴别诊断　如下所述。

（1）股骨转子间骨折：有髋部外伤病史，局部疼痛，外旋畸形明显，多大于60°，甚至达到90°，但单纯根据外旋畸形判断骨折不够准确，需摄X线片明确诊断。

（2）股骨颈病理性骨折：只需要很小的暴力就能引起骨折，有的患者有肿瘤病史，拍摄X线片提示局部骨质异常，对怀疑病理性骨折而X线显示不清者，行CT扫描。

（3）髋关节骨折脱位：髋关节骨折脱位有明显的脱位特征，髋关节处于屈曲、内收、内旋弹性固定位或外展外旋屈曲弹性固定位，X线片可明确诊断。

三、治疗

1. 保守治疗　由于股骨颈骨折保守治疗存在卧床时间长，并发症多，骨折容易移位等问题，目前，多主张手术治疗。保守治疗适用于个别年龄过大、体质差，有严重的器质性病变，无法耐受手术者，可采用皮牵引，保持下肢于中立位。1个月疼痛缓解后，骨折虽未愈合，但仍能扶腋杖下地活动。

2. 手术治疗　目前，大多数的股骨颈骨折需要手术治疗。

（1）治疗原则：对所有GardenⅠ型或Ⅱ型骨折，采用内固定治疗，小于60岁患者的GardenⅢ型或Ⅳ型骨折，采用复位内固定加肌骨瓣移植，对于60岁以上患者有明显移位的GardenⅢ型或Ⅳ型骨折，全身情况能够耐受手术者，建议行人工髋关节置换术；陈旧性股骨颈骨折不愈合者，建议行人工髋关节置换术。

（2）手术方法：手术方法很多，较常用的是在 X 线辅助下手术。

1）三枚空心加压拉力螺钉固定：对于 Garden Ⅰ 型、Ⅱ 型骨折及小于 60 岁患者的 Gar - den Ⅲ 型或 Ⅳ 型骨折，AO 的空心加压螺钉固定成为治疗的标准手术。它具有操作方便、固定牢靠的优点，通常采用三枚空心加压拉力螺钉，固定时注意使螺钉在股骨颈内呈倒等腰三角形旋入并使螺纹越过骨折线，以发挥拉力螺钉的加压作用和负重时骨折断端间的动力加压作用，螺钉尖端距离股骨头软骨面下以 5mm 为宜，以防发生切割作用。

2）动力髋螺钉系统（dynamic hip screw，DHS）或与此类似的滑动式钉板固定装置：此类内固定钢板多适用于靠近股骨颈基底部的骨折，使用 DHS 时多在主钉近端的股骨颈内再拧入一枚螺钉，以增强抗旋转能力，固定牢靠。

3）人工髋关节置换术：对于骨折明显移位的 Garden Ⅲ 型或 Ⅳ 型骨折，年龄大于 60 岁，全身情况能够耐受手术者，行人工髋关节置换术可以使患者早期下床活动，避免内固定失败后再次手术的风险。对于原有骨关节炎等疾病导致髋关节疼痛的股骨颈骨折患者，目前，也推荐采用人工髋关节置换术。人工髋关节置换术又分为人工全髋和人工股骨双动头置换两种术式。对于老年患者选用人工全髋置换还是人工股骨头置换需要根据患者的预期寿命、活动范围、身体状况和骨质质量综合判断。有学者主张对于大于 75 岁以上患者可以选择人工双动头置换术，75 岁以下患者宜选择人工全髋置换术。

四、预后评价

股骨颈骨折的主要并发症是骨折不愈合和股骨头缺血性坏死，在无移位的病例组中，不愈合甚少见；但在有移位的股骨颈骨折中，有 20% ～30% 发生不愈合，此外，骨折不愈合还与年龄、骨折部位、复位程度等相关，骨折不愈合的总发生率为 15%。

股骨头缺血性坏死主要与骨折部位和移位程度相关，骨折部位越高、移位越明显发生率越高。股骨头缺血坏死后常继发创伤性髋关节炎，导致关节疼痛、跛行、功能障碍。

五、研究进展

股骨颈骨折是老年人常见的一种骨折，股骨颈骨折后，股骨头的血液供应可严重受损，骨折后股骨头坏死与否主要与其残存血供和代偿能力有关。因此，股骨颈骨折应早期复位及内固定手术，以利于使扭曲受压与痉挛的血管尽早恢复。复位要求对位良好，复位优良者发生股骨头缺血坏死的概率明显小于复位不良者。选择内固定物时应以对血供损伤小、固定牢固类型为佳。对于多数患者我们推荐早期闭合复位，透视下 3 枚加压空心螺钉内固定。

对于老年人移位的股骨颈骨折采用内固定还是人工髋关节置换还存在一些争议。最近的研究倾向于对这类患者实行人工髋关节置换术。Rogmark 等在对 14 项随机对照研究（2 289 例患者）的荟萃分析显示，对于 70～80 岁有移位的股骨颈骨折患者一期行人工髋关节置换术优于内固定术，相对于内固定治疗关节置换术的并发症少，关节置换可以获得较好的功能，减少患者痛苦。

（陈东宁）

第九章

膝部损伤

第一节　髌骨骨折

髌骨是伸膝活动的支点有保护膝关节，增强股四头肌力量的作用。髌骨骨折较常见，属关节内骨折，多见于 30 ~ 50 岁的成年人，儿童极为少见。髌骨，又名膝盖骨，《金鉴》曰："膝盖骨即连骸，亦名髌骨，形圆而扁，覆于䯒骻上下两骨之端，内面有筋联属，其筋上过大腿至于两胁，下过䯒骨至于足背"髌骨系人体中最大的籽骨，呈三角形，底边在上而尖端在下，后面披有软骨，全部是关节面。股四头肌腱连接髌骨上部，并跨过其前面，移行为髌下韧带止于胫骨结节。切除髌骨后在伸膝活动中使股四头肌减少 30% 左右。

一、病因病机

暴力直接作用于髌骨，跌倒跪地或碰撞时发生的骨折多为粉碎性骨折，髌骨两侧的股四头肌筋膜以及关节囊一般尚完整，对伸膝功能影响较少；间接暴力所致者，多由膝关节在半屈曲位时跌倒，为了避免倒地，股四头肌强力收缩，髌骨与股骨滑车顶点密切接触成为支点，髌骨受到肌肉强力牵拉而骨折，骨折线多呈横行。髌骨两旁的股四头肌筋膜和关节囊破裂，两骨块分离移位，近骨折端因股四头肌的牵拉向上移位，远骨折端因髌韧带的牵拉向下移位，伸膝装置受到破坏，若处理不当，可影响伸膝功能。

二、临床表现及诊断

（1）髌骨骨折，局部肿胀、疼痛明显，膝关节不能自主伸直，常有皮下瘀斑以及膝部皮肤擦伤。

（2）骨折有分离移位时，可以摸到上下两折片的分离间隙，可有骨擦音或异常活动，浮髌试验可阳性。

（3）膝关节 X 线侧、轴位平片可确定骨折的类型和移位情况。

三、分类

髌骨骨折类型有粉碎性骨折、髌骨上骨折、髌骨中份骨折，髌骨下极、纵形骨折、撕脱骨折六种（图 9 - 1）。

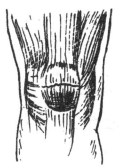 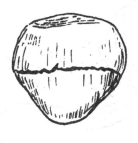 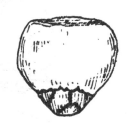

A.无移位的髌骨骨折　　　　B.髌骨横断骨折上　　　　C.髌骨下段粉碎性骨折

· 141 ·

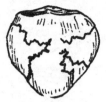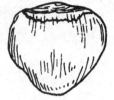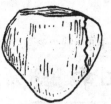

D.髌骨粉碎骨折 E.髌骨上段粉碎骨折 F.髌骨纵形骨折

图 9 - 1　髌骨骨折分型

A. 无移位的髌骨骨折；B. 髌骨横断骨折；C. 髌骨下段粉碎性骨折；

D. 髌骨粉碎骨折；E. 髌骨上段粉碎骨折；F. 髌骨纵形骨折

四、诊断要点

（1）有明显的外伤史，如撞伤、踢伤和跌倒跪地或碰撞伤、运动伤等。

（2）局部肿胀、疼痛，无力，膝关节不能自主伸直，常有皮下瘀斑以及膝部皮肤擦伤，膝关节前侧肿胀、饱满，甚至出现张力性水疱。有分离移位时，可以摸到凹下呈沟状的骨折断端，可有骨擦音或异常活动。如为纵裂或边缘骨折，须自髌骨的纵轴方向投照方能查出，注意边缘骨折要与副髌骨相鉴别。

（3）膝关节侧、轴位 X 线片，以明确骨折的类型和移位情况。

五、鉴别诊断

髌骨骨折不难诊断，要注意除外二分髌骨。其多位于髌骨之外上极，位于外缘或下缘者少见，局部无压痛。

六、临床治疗

目的是恢复伸膝装置功能并保持关节面完整光滑，防止创伤性关节炎和膝粘连的发生。髌骨有保护膝关节，增强股四头肌力量的作用，在运动中起到传递力量及增加力炬、稳定关节的作用。切除髌骨后在伸膝活动中使股四头肌力减少30%左右。治疗中除不能复位的严重粉碎性髌骨骨折外，应尽量保留髌骨。对严重粉碎性骨折，难以复位的主张髌骨部分切除，临床上不主张完全切除髌骨。

（一）手法复位

1. 手法整复　患者平卧，患肢置于伸直位或屈20°~30°，因微屈曲易使关节面恢复正常解剖位置。先在无菌操作下抽吸关节腔及骨折断端间的积血后，注入1%普鲁卡因溶液10~20ml作局部麻醉，术者以一手拇指及中指先捏挤远端向上推，并固定之，另一手拇指及中指捏挤近端上缘的内外两角，向下推挤，使骨折近端向远端对位（图9-2）。若对位后断面有轻度的向前成角如拱桥式畸形，可在维持归拢固定的条件下，按压成角，使之矫正。

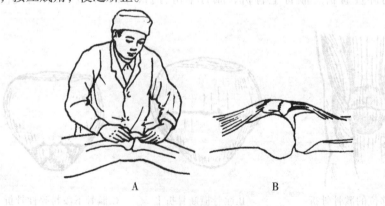

A　　　　　　　　　　B

图 9 - 2　髌骨骨折复位方法

2. 固定 如下所述。

（1）石膏外固定：可以用石膏托、石膏夹板、石膏管形等固定。方法是清洗皮肤，在严格的无菌操作下抽吸关节腔内积血。有移位的骨折先进行手法复位，同时小范围的活动膝关节，使关节面自动恢复平整。然后用长腿石膏固定患膝于伸直位，这样固定，早期可以进行股四头肌收缩锻炼，预防肌肉萎缩和粘连。外固定时间不宜过长，一般不超过5周。拆除石膏后进行膝关节的屈伸活动。

（2）抱膝器或布多头带弹性固定法：无移位或移位不多者，可用此法。用铅丝做一个较髌骨略大的圆圈，铅丝外缠以较厚的纱布绷带，并扎上4条布带，各长60cm，后侧垫一托板，后侧板长度由大腿中部到小腿中部，宽13cm，厚1cm。复位满意后，外敷消肿药膏，用抱膝器固定，腘窝部垫一小棉垫，膝伸直位于后侧板上，抱膝圈的四条布带捆扎于后侧板固定，时间一般为4周（图9-3）。

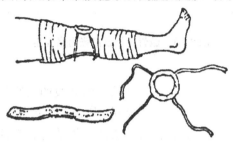

图9-3 抱膝圈固定法

（3）抓髌器固定法：有分离移位的新鲜闭合性髌骨骨折，在无菌操作下，麻醉后，抽净膝内积血，将抓髌器等间距宽的双钩抓在髌骨上极前缘上，将其间距窄的双钩抓在髌骨下极前缘上，拧紧加压螺丝，骨折即可自行复位（图9-4）。术后2日可行走锻炼。

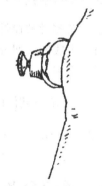

图9-4 抓髌器固定法

（二）药物、手术治疗

1. 西药治疗 用消炎、镇痛、止血等对症治疗。

2. 手术治疗 如下所述。

（1）切口入路与术式：膝正中纵切口或膝前弧形横切口。

1）切开复位改良张力带钢丝内固定术。

2）切开复位艾克曼高分子生物线内固定术。

（2）内固定

1）改良张力带钢丝固定：对横、纵形骨折移位0.5cm以上时，应开放复位内固定。目前多用的是改良张力带钢丝固定（图9-5）。该固定坚强，术后第2天可行股四头肌舒缩练习，2周后查屈伸膝关节并下地行走。严重粉碎性骨折屈伸膝关节宜推迟1~2周。

2）艾克曼高分子生物线内固定：艾克曼高分子生物线能抗强大张力，适合于髌骨各型骨折，特别适合于髌骨上极或下极粉碎性骨折的固定。不需二次手术取内固定，能早期行膝关节功能锻炼。

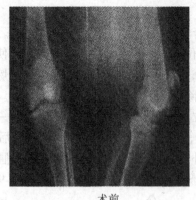

术前 术后

图 9 - 5 髌骨骨折改良张力带固定

3. 功能锻炼 如下所述。

（1）保守治疗：从复位固定后的第 2 天起，开始行患肢股四头肌舒缩活动、踝关节和足趾屈伸功能锻炼，防止肌肉萎缩与关节僵直的发性。6～8 周解除固定后，进行膝关节屈伸功能锻炼。

（2）改良张力带钢丝固定：术后第 2 天行股四头肌舒缩练习，2 周后屈伸膝关节功能锻炼或 CPM 锻炼并拄拐下地行走。对严重粉碎性骨折，宜推后 1～2 周行屈伸膝关节功能锻炼。

（3）艾克曼高分子生物线内固定：术后第 2 天行股四头肌舒缩练习，3～4 周后屈伸膝关节功能锻炼或 CPM 锻炼并拄拐下地行走。

七、预后转归

髌骨骨折经正确治疗后极少见到髌骨不愈合及髌骨缺血性坏死者，只要积极进行功能锻炼者，很少有膝关节伸屈功能明显受限者。但部分患者可发生股四头肌伸膝力弱，尤其是髌骨全切除者更易见到此种功能缺陷，且容易出现创伤性关节炎，要引起重视。

八、预防与调护

加强饮食护理，鼓励正确及时地进行患肢的早期功能锻炼，以达到促进骨折愈合及关节造模的作用。

九、诊疗参考

髌骨骨折的治疗原则是复位后关节面平滑，固定适当有力，骨折愈合快，可早期下床活动关节。不管哪一种方法治疗髌骨骨折，其最终的目的是维持复位直至骨折愈合。能够进行早期膝关节活动锻炼，以防止术后膝关节粘连直减少致残率。这就要求固定必须有足够的强度以抵抗在早期术后膝关节伸屈活动中产生的弯曲力及牵张力。对于一些粉碎性等复杂性骨折还有待于继续研制更好的治疗方法。

（阿拉坦莎）

第二节 胫骨平台骨折

胫骨平台骨折又叫胫骨髁骨折，是较为常见的骨折，在全身骨折中约占 0.3%，男性多于女性，好发于青壮年。胫骨髁部为海绵骨构成，其外髁皮质不如内髁皮质坚硬，因受损伤时多为膝外翻位，故胫骨外髁的骨折多发生于内髁骨折。

胫骨上端宽厚，横切面呈三角形，其扩大部分为内髁和外髁，成浅凹状，与股骨下端的内、外髁相连接。其平坦的关节面称为胫骨平台。胫骨的骨性关节面从前向后有约 10° 的倾斜面。在两侧平台之间位于髁面隆起的部分为胫骨嵴，是半月板和前交叉韧带的附着点。胫骨结节位于胫前嵴，关节面下 2.5～

3cm，为髌腱的附着点。胫骨平台被透明软骨所覆盖，内侧平台厚约3mm，外侧厚约4mm，内侧平台较大，从前缘向后缘呈凹状，外侧平台较小，从前边到后边呈凸状。由于成人胫骨扩大的近侧端骨松质罩于骨干上，支持它的骨皮质不够坚强，与股骨髁比较则股骨髁支持的骨皮质较厚，结构较坚强，胫骨髁显得相对较薄弱。虽然两者损伤机制相同，但胫骨平台骨折则较多见。

胫骨平台是膝关节内骨折好发处。内外侧副韧带、前后交叉韧带及关节囊为膝关节的稳定性提供保障。由于胫骨上端骨质较疏松，一旦发生挤压塌陷，则骨折不易整复，从而影响膝关节面的平整，导致膝关节功能失调和创性关节炎的发生。

胫骨上端有股四头肌及腘绳肌附着。此二肌有使近侧骨折端向前、内移位的倾向，小腿主要附着在胫骨后外侧，中下1/3无肌肉附着，仅有肌腱通过，中下1/3骨折时易向前内侧成角，常穿破皮肤形成开放性骨折。

胫骨的血液供应由滋养动脉和骨膜血管提供。滋养动脉由胫后动脉，在比目鱼肌起始处，胫骨后侧斜行向下，经中上1/3交界处的滋养孔进入后外侧骨膜，此动脉发出三个上行枝与一个下行枝。胫前动脉沿骨间膜而向下发出很多分支供应骨膜。在骨折的愈合中哪一条血管起主要作用，目前观点不一致。多数学者认为通常是滋养动脉起主要作用，骨膜血液的供应只有在当胫骨骨折后滋养动脉的髓内供应受到破坏时，才起主要作用。

一、病因病理

直接暴力如车祸所致直接碰撞、压轧引起的高能损伤。间接暴力为外翻、垂直应力、内翻应力所致，以间接暴力损伤为多见。

外翻应力所致的外髁骨折，当患者站立，膝外侧受暴力打击或间接外力所致，如高处坠落，足着地时膝外翻位或外力沿股骨外髁撞击胫骨外髁所致，可合并内侧副韧带、半月板损伤。

垂直应力沿股骨向胫骨直线传导，两股骨髁向下冲压胫骨平台，引起胫骨内外髁同时骨折，可形成"Y"或"T"型骨折并向下移位，胫骨平台多有塌陷。

内翻应力使股骨内髁下压胫骨内侧平台，造成内髁骨折，致使骨折块向下移位、塌陷，可合并外侧副韧带、半月板损伤。

胫骨平台骨折的部位与受伤时膝关节所处的状态有关。膝关节处于伸直位时，多造成整个单髁骨折。膝关节处于屈曲位时，骨折多局限于平台中部或后部。膝关节处于屈曲且小腿外旋位，外翻应力致伤时可造成胫骨外髁前部骨折。膝关节处于屈曲且小腿内旋位，内翻应力致伤时可造成胫骨内髁前部骨折。

二、临床表现及诊断

（1）有明显的外伤史。

（2）伤后膝关节明显肿胀、疼痛和功能丧失，膝关节有异常内外翻活动，很容易在胫骨髁部触及骨折线或轻度翘起的骨块边缘。

（3）可有骨擦音及异常活动。侧副韧带部位的肿胀、压痛常表明侧副韧带的损伤，前后抽屉试验阳性，常表明前后交叉韧带损伤。

（4）有移位的骨折出现肢体短缩、成角及足外旋畸形。损伤严重时可出现骨筋膜室综合征。检查时应注意足背动脉搏动情况，以及有无腓总神经损伤征象。

（5）拍摄膝关节正、侧位X线片可确定骨折类型及损伤移位程度。

三、分类

由于暴力的方向、大小、作用时间不同，且患者的骨质情况各异，因此胫骨平台骨折呈现出多种形态。可以是压缩、劈裂、粉碎，也可以是1/4髁、单髁、双髁骨折或裂纹骨折，也可以是下陷、内翻、外翻等多种类型，有时合并膝关节韧带、血管、神经损伤。近年来，胫骨平台骨折分类已有了进一步的发展，所有分类都是基于骨折的部位、移位程度等。

对骨折分类的目的是根据其特点不同，应便于记忆及指导治疗、容易交流。

一种好的分类应当是便于记忆、简单明了、易交流，既能说明骨折的严重程度，又能指导临床治疗，便于判断预后。

1976 年 Hohl 将胫骨平台骨折分 5 型：Ⅰ型－无移位骨折、Ⅱ型－局部压缩、Ⅲ型－劈裂骨折、Ⅳ型－全髁骨折、Ⅴ型－双髁骨折（图 9－6）。1983 年 Hohl、Moore 又将此种骨折的分型改进为以下 5 型：Ⅰ型－劈裂骨折、Ⅱ型－整个平台骨折、Ⅲ型－边缘撕脱骨折、Ⅳ型－边缘压缩骨折、Ⅴ型－四部分骨折（图 9－7）。

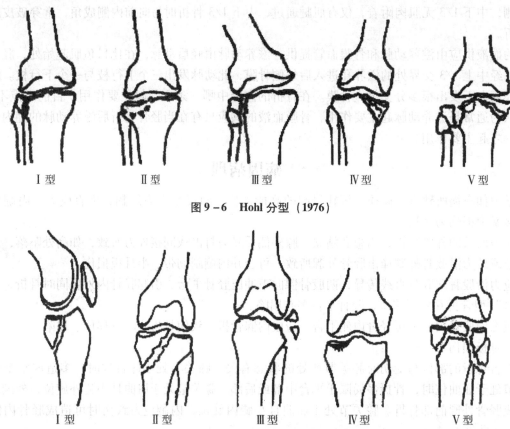

| Ⅰ型 | Ⅱ型 | Ⅲ型 | Ⅳ型 | Ⅴ型 |

图 9－6　Hohl 分型（1976）

| Ⅰ型 | Ⅱ型 | Ⅲ型 | Ⅳ型 | Ⅴ型 |

图 9－7　Hohl、Moore 分型（1983）

AO 内固定研究协会（AO/ASIF）将胫骨平台骨折分型为劈裂、压缩、劈裂压缩、Y 形、T 形、粉碎性骨折。膝关节周围骨折被分为部分与完全骨折。干骺部损伤没有累及关节面的为 A 型骨折，部分关节面损伤的称为 B 型骨折，累及关节面并与骨干分离为 C 形。Y 形、T 形骨折较为客观，临床上也常应用。除 A 型外，还有 18 个亚型，较难记忆，临床应用较麻烦（图 9－8）。

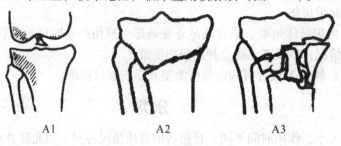

| A1 | A2 | A3 |

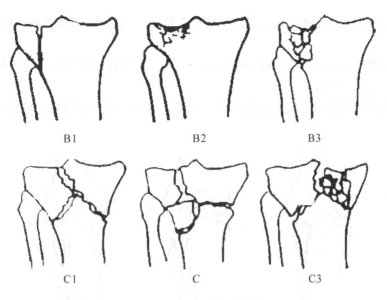

图9-8　AO/ASIF 分型

Schatzker 提出的分类方法是目前大多数临床医生所推崇的方法。他将胫骨平台骨折分为6型：Ⅰ、Ⅱ、Ⅲ、Ⅳ、Ⅴ、Ⅵ型（图9-9）。

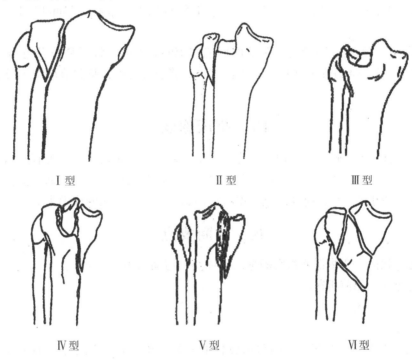

图9-9　Schatzker 分型

Ⅰ型：为无关节面压缩的外侧平台纵向劈裂或单纯楔形骨折。好发于年轻人，年轻人松质骨坚强，足以抵抗压缩力，当骨折移位时，外侧半月板常破裂或周边分离，有可能嵌入骨折断端。

Ⅱ型：为外侧平台的劈裂并压缩骨折。外翻力与轴向压力联合造成此种骨折，好发于40岁以上，因为40岁以上患者的软骨下骨软弱导致关节面外形的压缩与外髁的劈裂。

Ⅲ型：为单纯外侧平台压缩骨折。可累及关节面各个部分，常有中心压缩，取决于压缩的部位、大小程度以及外侧半月板的覆盖，外侧、后侧压缩常较中心压缩不稳定。

Ⅳ型：内侧平台骨折（骨折和或膝关节脱位），多由内翻力和轴向压联合造成，常见于高能创伤，合并韧带、腘血管、腓神经损伤。

Ⅴ型：双侧平台骨折伴不同程度的关节面压缩和髁移位。以内侧胫骨髁伴有外侧平台压缩或劈裂骨折最常见。

Ⅵ型：内侧平台骨折合并干骺端骨折，致胫骨髁部与骨干分离，常见于高能损伤，常合并有下肢、膝软组织损伤、血管、神经损伤。

国内有学者根据关节内骨折应良好复位的指导原则，将胫骨平台骨折按治疗需要简化为三型（图9-10）。

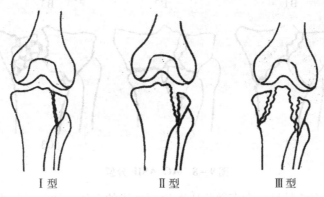

Ⅰ型　　　　　Ⅱ型　　　　　Ⅲ型

图9-10　国内学者分型

Ⅰ：轻度移位。单髁或双髁骨折，无移位或移位在5mm以内，塌陷在2mm以内，对关节功能影响较少。

Ⅱ型：中度移位。单髁或双髁骨折，关节面塌陷在10mm以内，骨折移位及劈裂。Ⅲ型：重度移位。单髁或双髁骨折，关节面塌陷在10mm以上，移位、劈裂及粉碎，膝关节严重不稳定，亦可为双髁"Y"形骨折。

四、临床诊断

伤后患膝剧烈疼痛、明显肿胀、纵轴叩击痛、功能障碍，局部瘀斑明显，可有膝内、外翻畸形。膝部有明显压痛、骨擦音及异常活动。侧副韧带断裂时，侧向试验阳性。若交叉韧带损伤时则抽屉试验阳性。若腓总神经损伤时可出现小腿前外侧感觉迟钝或消失、肌群张力减弱或消失。

五、诊断要点

1. 明确外伤史　如撞伤、踢伤或跌倒跪地或碰撞伤、运动伤等。

2. 临床症状与体征　如前所述。

3. 辅助检查　如下所述。

（1）影像学检查

1）X线：怀疑有胫骨平台骨折，应摄包括股骨下1/3到胫骨上1/3的膝正侧位X线片或40。内、外斜位X线片。

2）电子计算机体层摄影（CT）检查：能从躯干横断面图像观察关节较复杂的解剖部位和病变，还有一定的软组织分辨能力；能发现平片很难辨认的小碎骨片。膝关节病变对半月板破裂、前后交叉韧带损伤的诊断有一定的价值。

3）磁共振成像术（MRI又称MR）检查：其图像质量在许多方面已超过X线、CT。具有无辐射损害，成像参数多，软组织分辨能力高（明显优于X线、CT，且无骨性伪影，血液或其他体液的流动情况亦可观察到，可以不用对比剂），可随意取得横断面、冠状面，或矢状面断层图像等独特优点。它对膝关节前后叉韧带、侧副韧带的完全断裂可以显示，但对无显著移位的撕脱伤和不完全断裂者难以辨认。对半月板的显示也欠佳。对骨骼系统的病灶和钙化灶的显示不如X线、CT，空间分辨能力仍低于X线、CT，扫描时间长，体内带有磁性金属者不宜做等缺点。主要用于X线、CT、B超，难确诊的关节内病变。怀疑合并膝关节韧带损伤时，应行 MRI 检查。

（2）超声波检查：多普勒（Doppler）又称彩超检查：能实时、动态地显示大血管中的血流和组织内的细小流，能判断血流的方向和测定血流速度。常用于检查血管有无断裂、狭窄，准确性很高。怀疑合并血管损伤时，应行彩色多普勒检查。

（3）神经电生理检查：肌电图：是通过特定电子装置测定神经肌肉的生物电活动，以了解神经肌肉的功能状况，从而间接判断其病理形态学改变。对神经病变有重要价值。怀疑有神经损伤时应及早行肌电图检查。

（4）关节镜检查：能对胫骨平台骨折关节面塌陷的部位、程度及是否合并半月板、交叉韧带损伤的部位、程度作出准确判断并能行治疗。

六、鉴别诊断

1. 髌骨骨折　髌骨位于膝前皮下，位置表浅，髌前肿胀、瘀斑、髌骨压痛，浮髌试验阳性，骨折分离明显者可于骨折间触及凹陷。膝关节正、侧位 X 线摄片可以明确诊断。

2. 小儿青枝骨折　骨折临床症状较轻，局部肿胀压痛轻微，但患儿拒绝站立或行走。应多注意检查，以防漏诊误诊。

七、临床治疗

胫骨平台骨折的治疗原则是获得稳定、对线良好、功能良好及无痛的膝关节，减少膝骨性关节炎的发生。治疗目的是使塌陷及劈裂的骨折块复位，恢复膝关节面的平整，纠正膝内、外翻畸形，减少创伤性关节炎的发生。正常胫骨平台负重时，内外侧平台受力基本相同，当胫骨平台表面发生塌陷或力学轴线改变时导致局部单位面积上的压力增加，此压力超过关节软骨再生能力时，即产生创伤性关节炎。当关节面塌陷超过 1.5mm 时，关节内压力发布明显改变，当超过 3mm 时，局部压力明显增高，当塌陷、关节内外翻畸形导致膝关节不稳定时，其预后更差。对关节软骨准确复位及坚强的固定有助于软骨愈合。根据以上生物力学特点，胫骨平台骨折的关节面达解剖复位、坚强内固定和塌陷骨折复位后的植骨被认为是胫骨平台骨折复位满意的三要素。

治疗方法的选择应根据骨折类型和软组织损伤程度而决定。目前的治疗方法有非手术治疗与手术治疗两大类。关键是如何选择，这也是目前临床医生感到困惑的方面。各家的报告都不一致。对于关节面压缩或平台阶梯样改变到什么程度才手术治疗，目前还没有统一的标准。有学者认为骨折移位 4 ~ 10mm 时，可以考虑非手术治疗。而其他学者认为关节面压缩大于 3 ~ 4mm 为了恢复关节面的解剖及稳定性，内固定是可行的。虽然有学者认为在约 20 年的随访中认为关节面残留的骨压缩与创伤性关节炎的进展之问题是不一致的，但关节的畸形、压缩造成了关节的不稳定，预后会更差是都认可的观点。生物力学证明，当关节面压缩的阶梯样改变超过 3mm 时，抬高压缩是有实际临床意义的。关节面塌陷小于 1.5mm 不会对关节软骨及活动造成影响，它能够代偿。

应根据患者的具体病情而定，那一种方法都不绝对的。胫骨平台骨折内固定除了解剖复位外，使早期功能锻炼成为可能，这也是主张积极手术治疗的价值之一。刘军等认为骨折塌陷 >10mm 时，需手术抬高塌陷关节面；塌陷 6 ~ 8mm 时，是否手术可根据患者年龄及对膝关节功能要求做决定；塌陷 <5 ~ 6mm，可非手术治疗。王亦璁等认为切开复位内固定治疗有移位的胫骨髁骨折是今日的主流，目的是恢复胫骨髁.的解剖形态，使关节早日能活动，以便获得良好的膝关节功能。李奕标等认为劈裂骨折向外移位超过 5mm，塌陷骨折凹人超过 8mm，劈裂塌陷型骨折是胫骨平台手术治疗的指征。目前多数学者赞同：对于无移位者，关节面塌陷在 2mm 以内的胫骨平台骨折可选用非手术治疗；对于有移位，关节面塌陷大于 2mm 的胫骨平台骨折宜手术治疗。

八、临床治疗

胫骨髁骨折的治疗原则是：尽可能整复平台关节面，膝关节的稳定性和活动功能，矫正膝外翻或内翻畸形，尽早进行膝关节活动功能锻炼。

（一）手法复位

（1）手法复位标准：与健侧肢体相比较可以接受的临床标准是成人内外成角小于7°，向与健侧肢体相比较，从伸直位到屈曲90°位，这个运动小夹板固定弧上的任何一点，内翻不应大于5°，外翻不应大于10°。

1）手法复位：患者取仰卧位，应用腰麻或硬膜外麻醉，抽尽膝关节腔内积血，第一助手站于患者大腿外上方，抱住患大腿，第二助手站于患肢足远侧，握踝上部，沿胫骨长轴作对抗牵引。术者两手抱住膝关节内侧，使膝内翻，加大外侧关节间隙，同时以两手拇指用力向上内上方推按复位之外髁骨块，触摸移位，纠正后即用两手相扣胫骨近端，用力挤压并令助手轻轻屈伸膝关节数次使骨块趋于稳定。若内髁骨折用相反方向手法复位。双髁骨折者，两助手在中立位强力相对拔伸牵引，术者用两手掌部分置于胫骨上端内、外髁处相向挤扣复位（图9－11）。

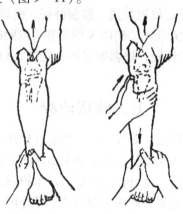

图9－11 胫骨平台骨折复位法

2）小夹板固定：取5块小夹板置于膝内、外、后侧、前侧，前侧板2块，小夹板的长度应根据患肢情况而定，加压垫包扎，另用一大夹板加于后托包扎固定，再用2块瓦形破纸壳相扣，扎带相缚，将患肢放平，腘窝部垫软垫，使膝关节微屈位。

3）石膏固定：复位后使用大腿、小腿前后石膏托固定4～6周，或用管形石膏固定约4周后去除石膏练习膝关节屈伸活动。

小夹板固定注意事项：抬高患肢，以利于受伤肢体的肿胀消退；严密观察肢端的血运与感觉；在医护人员指导下进行功能锻炼。小夹板固定后，一般4天内，因复位继发性损伤，局部损伤性炎症反应，夹板固定后静脉回流受阻，组织间隙内压力有上升的趋势，故小夹板固定后伤肢会出现肿胀、颜色发紫。固定后1～4天内应严密观察肢端的血运感觉，注意肢端动脉搏动及皮肤温度、颜色、感觉、肿胀程度，脚趾的主动活动等如发现肢端肿胀、疼痛、温度下降（发凉）、颜色紫暗、麻木、屈伸活动障碍并伴剧烈疼痛者，应及时作出处理。1周后组织间隙内压力下降，血液循环改善，肿胀逐渐消退，扎带松弛时应及时放松扎带的松紧度，保持在1cm的移动度，若出现肢体麻木，血运障碍，肿胀严重，须及时放松扎带；如仍未好转应拆开绷带，重新包扎。若在夹板两端或骨突处出现疼痛点时，应拆开夹板检查，以防发生压迫性溃疡。

常用选用前后双面石膏托固定，便于观察与调整。固定注意事项大体上同小夹板固定。

（2）牵引、小夹板固定：适用于无移位骨折、有移位塌陷在2mm以内或膝关节及周围软组织肿胀严重和或有水泡形成、皮肤挫伤严重、开放性伤口等软组织损伤严重的骨折患者。软组织损伤病情好转后同时行小夹板固定。行胫骨下端或跟骨牵引后48小时内行X线照片检查骨折对位情况。牵引时间一般为4～6周。

（二）西医治疗

1. 手术治疗　胫骨平台骨折一般骨性愈合期较长，长时间的外固定对膝功能必将造成一定的影响，同时由于失用性肌肉萎缩和患肢负重等，固定期可发生再次移位。对有移位、塌陷大于 2mm 的骨折患者；骨折合并韧带、半月板、神经、血管等并发症的患者都应及早手术治疗。手术入路的选取应患者的具体病情而定，常有外侧弧形切口、内侧弧形切口、正中切口及联合切口，尽量不用"之"形放射状切口，以免交叉处发生皮肤坏死。

（1）外固定支架固定：Malgaigne 在 19 世纪 40 年代应用金属带捆扎外露的针尾和爪形器治疗骨折，是将固定针穿入骨折之一端，这是最早应用的外固定支架。随后 Rinand 改用两枚针固定近、远折端，并用绳捆扎针尾加压固定。Parkhill 与 Lambotte 改进了固定架的结构，作了一系列的技术改进，扩大了使用的范围，提出了外固定架可加速骨折愈合，对开放性骨折更具有优点。20 世纪 30 年代 Anderson、Hoffman 设计了更复杂的外固定装置应用于临床。20 世纪 70 年代 Ilizorov 发明了有多种功能的环形固定器，同时其他的医生也作了一些设计与技术上的改进。国内李起鸿设计的半环式，张启明设计的四边式及孟和设计的固定架都各有其特点。总之外固定架基本分为穿针固定器、环形固定器、组合固定器三种类型。其主要适用于开放性骨折、不稳定的粉碎性骨折、软组织损伤严重的骨折。我们常用孟和外固定架、Bastian 单侧单平面半针固定架治疗小腿部骨折。

胫骨平台骨折伴有软组织严重损伤的患者，外侧显露、钢板内固定可能带来灾难性的后果，应考虑用外固定治疗。

Schatzker Ⅵ型多为严重的粉碎骨折，单纯钢板固定有时不牢固，此时可结合超膝关节外固定架固定。

（2）螺钉、钢板固定：螺钉对劈裂骨折，骨折块的固定可起到良好的固定作用。钢板固定其主要缺点是骨外膜常剥离过多。近年来的钢板已逐渐被加压钢板（Compression Plate）、AO 学派的微创稳定系统（Less Invasive Stability System，LISS）、高尔夫钢板、林可解剖钢板所占主导。因其各有优缺点，术前的选取，要根据具体而定。

临床常根据 Schatzker 分型结合患者的具体情况分别作出不同的处理。

Ⅰ型：为外侧平台纵向劈裂或单纯楔形骨折但无关节面压缩。应切开复位内固定，由于此型常伴有半月板损伤，应同时修复半月板，骨折块可用 2~3 枚空心螺纹钉或骨松质拉力螺钉加压固定，也可采用高尔夫钢板固定、林可解剖钢板固定等（图 9-12）。

Ⅱ型：为外侧平台的劈裂并压缩骨折。此型骨折关节面有塌陷，切开复位时，应通过胫骨骨窗用撬骨棒将塌陷之关节面恢复平整，关节面塌陷区最好略高出正常关节面 1~2mm，通过骨窗在塌陷之关节面下植自体骨或同种异体骨。也可在膝关节镜下监视关节面的损伤程度与修复程度。内固定可采用高尔夫钢板、林可解剖钢板等（图 9-13）。

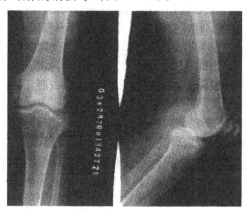

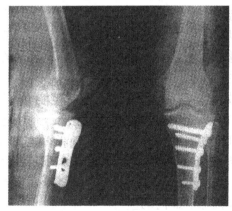

术前　　　　　　　　　　　　　　　　术后

图 9-12　胫骨平台骨折钢板内固定

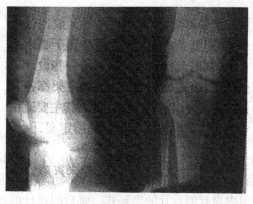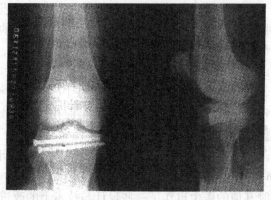

术前　　　　　　　　　　　　　　　　　　　术后

图 9 - 13　胫骨平台骨折拉力螺钉内固定

Ⅲ型：为单纯外侧平台压缩骨折。此型骨折关节面有塌陷，通过胫骨骨窗用撬骨棒将塌陷之关节面恢复平整，关节面塌陷区略高出正常关节面 1～2mm，在塌陷之关节面下植骨。也可在膝关节镜下监视关节面的损伤程度与修复程度。复位后常用 2～3 枚空心螺纹钉或松质骨拉力螺钉固定，必要时可采用高尔夫钢板固定、林可解剖钢板固定，可起到更好的支撑作用。

Ⅳ型：为内侧平台骨折（骨折伴有或无膝关节脱位）。多为高能损伤，常伴关节脱位、半月板、韧带、血管、神经损伤。由于内侧平台受力较大，单纯使用空心螺纹钉或骨松质拉力螺钉，固定都不牢固，此时固定选用高尔夫钢板、林可解剖钢板固定。合并半月板、韧带损伤者应在膝关节镜下行修复术或摘除术。合并有血管、神经损伤者应行修补术、吻合术等。

Ⅴ型：为双侧平台骨折伴不同程度的关节面压缩和髁移位。骨折线常类似倒 "Y" 形，关节面塌陷应开窗撬拨复位并植骨，内固定选用 "T" 形钢板、高尔夫钢板、林可解剖钢板单侧或双侧固定。

Schatzker Ⅵ型：为内侧平台骨折合并干骺端骨折，胫骨髁部与骨干分离。多为严重的粉碎骨折，关节面塌陷应开窗撬拨复位并植骨，内固定选用高尔夫钢板、林可解剖钢板单侧或双侧固定，并可结合超膝关节外固定架固定。

Parker 等认为对于稳定性胫骨平台骨折增加一枚抗旋转螺钉不能提供任何有益的生物力学机制。Keating 等认为钢板内固定配合骨水泥技术能提高劈裂压缩、单纯压缩、双髁骨折的疗效。罗从风等认为 Schatzker Ⅳ型宜选用前正中联合后内侧切口，Schatzker Ⅴ型、Ⅵ型前外侧联合后内侧切口，两切口间皮桥宽度应大于 7cm。该联合切口避开了胫前缺血区。

（3）膝关节镜：膝关节镜是微创手术，胫骨平台骨折关节镜下的手术指征：伴有关节内结构损伤的各种类型胫骨平台骨折，特别是有关节面不平整者。手术时间以创伤后 2～10 天为最佳。关节镜下可确定骨折镜下类型以及膝关节韧带半月板损伤、关节面的情况，还可监视内固定过程，防止内固定侵及关节面。并能对合伤进行处理。

2. 开放性骨折治疗　治疗原则是尽可能将开放的胫骨平台骨折变为闭合性骨折。首先是进行基本清创；固定骨折端且最大限度保留损伤部位的血运，为软组织的修复提供稳定环境；预防性抗菌治疗，降低残留细菌的存活度；4～7 天内应行各种软组织覆盖术；重建防止细菌污染的软组织屏障。如果骨折需内固定，也可在内固定后用健康肌肉软组织覆盖骨折端，令皮肤创口开放，待炎症消退后，再行延迟一期闭合创面或二期处理，最好选用外固定架治疗。

3. 功能锻炼　如下所述。

（1）非手术治疗患者：早期可行跖趾关节、踝关节屈伸活动并行股四头肌舒缩活动，解除固定后在床上膝关节屈伸活动或扶拐不负重步行锻炼，10 周后，经检查骨折牢固愈合后才能下地练习负重，过早负重可能使胫骨平台重新塌陷。

（2）手术治疗患者：胫骨平台骨折复位固定后，即行跖趾、踝关节屈伸活动及股四头肌的舒缩活动。过早负重可能使已复位的关节面重新塌陷，从理论上讲，晚负重可减少平台高度丢失发生率，但胫骨平台骨折是关节内骨折，外固定时间过长，将影响关节功能，且长期不负重也可能因骨质疏松引发平台塌陷。术后早期 CPM 锻炼可加快血肿吸收、消除关节积液，减少关节内间质成分沉积，可减少膝关节的粘连，有利于软骨的修复及代谢。术毕关节腔内置入玻璃酸钠，可减少粘连，促进软骨修复。术后第 1 天行股四头肌肌力锻炼，防止出现股四头肌萎缩。1 周后行 CPM 锻炼，要求在伸膝位至屈膝 30°间缓慢活动，软组织修复后，再逐渐加大活动范围，主要行膝关节屈伸运动，避免膝关节僵直。术后 10 周行膝关节负重锻炼，此时膝关节屈伸功能基本恢复，骨折多已达影像学愈合，可逐步由部分负重锻炼过渡到完全负重锻炼。

九、预后转归

胫骨髁部位松质骨，血运丰富，骨折愈合较快，6 周左右即可达到临床愈合。骨折的类型、复位的程度、早期功能锻炼的好坏及是否有合并伤等因素，决定骨折的预后。轻、中度移位的骨折预后较好。重度移位的骨折，胫骨髁关节面严重不平整，早期不注意功能锻炼或合并有韧带、半月板损伤又未正确处理的患者，预后较差；晚期可引起创伤性关节炎，一般可通过局部中药熏洗、理疗及对症处理而使症状得到缓解。

十、预防与调护

复位固定后，注意患肢远端血运、感觉、活动情况。在外侧髁部加压垫时，注意防止腓总神经受压。患肢消肿后要及时调整小夹板的松紧度或更换石膏，以免骨折移位，影响疗效。督促患肢尽早进行膝关节屈伸活动，既可防止关节粘连，又可使平台关节面得以在股骨髁滑车关节面的磨造中愈合，使残留错位进一步平复，防止和减轻创伤性关节炎的发生。

（阿拉坦莎）

第三节　半月板损伤

一、概述

半月板曾被认为是肌肉退化后的残留物，没有任何功能。但近几十年的研究认为，半月板是膝关节生物力学诸环节中的一个重要部分，可以肯定，一侧或两侧半月板的部分或全部缺失通常会导致后期的关节退变。

半月板位于膝关节内股骨髁与胫骨髁之间，呈新月形，光滑而有光泽，质韧而有弹性。膝关节内侧半月板较大，呈"C"形，前角薄而尖，附着于髁间前区，与前交叉韧带的附着部相连续；后角较厚，附着于髁间后区，位于外侧半月板后角附着点与后交叉韧带之间。外侧半月板近似"O"形，较内侧半月板小，体部较厚，前后角附着点距离较近。半月板覆盖胫骨平台关节面的 2/3，半月板外侧缘厚，内侧缘薄，呈楔形结构，充填于曲面不完全吻合的膝关节中间，大大增加了关节的接触面。外侧半月板可见发育异常，呈盘状，易于损伤。半月板外周 10% ~25% 的区域有血供，来自膝动脉的内、外中间支，动脉分支发出毛细血管，并形成关节丛和滑膜的毛细血管丛。根据血供情况，半月板分为 3 区，Ⅰ区：红-红区，膝关节半月板边缘（滑膜缘）1~3mm 的范围，血供来自内外侧膝上及膝下动脉，有丰富的血液供应，称半月板血运区，完全具有愈合潜力；Ⅱ区：红-白区，半月板红-红区内侧 3~5mm 的范围，位于血运区边缘，由半月板红-红区毛细血管的终末支供应血液，有愈合潜力；Ⅲ区：白-白区，半月板内侧部分（含红-白区内侧），为半月板非血运区，营养完全由滑液供应，愈合能力较差。半月板主要功能为：①加强膝关节的协调性；②完成一侧下肢的载荷传递；③加强并维持关节稳定；④吸收膝关节的震荡；⑤润滑膝关节；⑥减少膝关节接触应力；⑦防止膝关节过伸与过屈。

半月板损伤是常见的运动性损伤，青、壮年发病率最高。青、壮年膝关节半月板弹性较好，缓冲震荡力强，外伤多造成半月板的撕裂；而老年人的半月板弹性较差，外伤多造成半月板磨损性撕裂。半月板损伤的机制主要是在膝关节伸屈过程中，突然出现旋转或内、外翻运动，使半月板在承受垂直压力的情况下伴突然的侧方拉力和研磨压力，造成半月板损伤；膝关节受力时的体位，异常外力的方向和大小，造成半月板不同部位的损伤。

二、诊断

1. 病史要点　患者多有在膝关节屈曲位突然旋转受伤，伤后立即出现疼痛，可伴有膝关节肿胀，但休息后症状能缓解。如未采取适当的制动治疗，膝关节肿胀，疼痛可持续数周。但有些患者没有明显的扭伤史，特别是老年患者，有些患者膝关节肿痛不明显，多诉有膝关节弹响或交锁，交锁时膝关节出现疼痛，常需晃动关节才能解除交锁。膝关节疼痛是半月板损伤的典型表现，另一个典型表现则是"打软腿"，即患者膝关节活动时，突然感到肌肉无力，不能控制关节，表现为要跪倒的姿势。

2. 查体要点　如下所述。

（1）关节间隙压痛：关节间隙半月板位置的局限性压痛是重要体征。

（2）McMurray 征（旋转挤压试验）阳性患者平卧位，检查者一手握足跟，使膝关节达到最大屈曲位，然后外旋外展小腿，将膝关节伸直，同法再内旋内收小腿并渐伸直膝关节，如果出现疼痛或者弹响为阳性。

（3）股四头肌萎缩。

（4）单腿下蹲试验阳性。

（5）过伸过屈试验阳性。

3. 辅助检查　如下所述。

（1）常规检查：常规摄膝关节正侧位 X 线片，髌骨切线位片对鉴别诊断有参考价值。MRI 是诊断膝关节半月板损伤的可靠影像技术，具有敏感性高，假阳性、假阴性率低，不需介入关节等优点。

（2）特殊检查：膝关节造影只有在特殊情况下运用，目前，临床上已很少运用。CT 扫描对半月板损伤的诊断意义不大。

对于临床上高度怀疑半月板损伤，但体检及 MRI 不能排除或半月板手术后仍遗留疼痛不适时，可考虑关节镜检查。

4. 分类（O'anor FLF 分类法）　如下所述。

（1）纵裂：指半月板裂口与半月板纵轴平行的撕裂。

（2）水平裂：半月板裂口与半月板表面相平行的撕裂。

（3）斜裂：由内侧游离缘斜行走向半月板体部的全层撕裂。

（4）活瓣状裂：有一部分非全层的斜裂形成舌状，或在股骨面上，或在胫骨面上，或向前反折或向后反折形成活瓣状撕裂。

（5）横裂：是指裂口的方向与半月板纵轴相垂直，呈放射状，从游离缘裂向滑膜缘。

（6）复合裂：指上述两种以上撕裂同时存在的一种损伤类型。

（7）退行性变性撕裂：这种撕裂表现为明显的不规则性，往往见于老年骨关节炎的患者。

5. 诊断标准　如下所述。

（1）患者多有膝关节扭伤史，有时有"嵌顿史"或"打软腿"。

（2）局部关节间隙有压痛，股四头肌萎缩。

（3）特殊检查试验阳性，McMurray 征阳性，单腿下蹲试验阳性，过伸过屈试验阳性。

（4）X 线未见异常，MRI 可以提示半月板损伤。

6. 鉴别诊断　如下所述。

（1）髌股关节炎：有时有外伤史，膝关节有广泛压痛，有"打软腿"病史，X 线及 MRI 显示髌骨软骨有损伤。

（2）滑膜嵌顿综合征：有外伤史，膝关节间隙有压痛，McMurray 征阳性，但 MRI 未见明显半月板损伤。

三、治疗

1. 保守治疗　对于半月板损伤，如果损伤区域在红—红区或红—白区，患者因对手术有顾虑，可采取保守治疗，以休息、适当的功能锻炼为主，部分负重，1 个月后逐渐负重。由于关节镜技术的发展，关节镜手术后治疗效果好，对患者创伤小，恢复快，故目前多主张进行关节镜手术治疗。

2. 手术治疗　如下所述。

（1）治疗原则：尽可能保留稳定的半月板组织，尽可能进行半月板修补，对修补困难，可进行半月板部分切除或半月板全部切除。

（2）手术方式

1）半月板切除手术：传统方法对半月板损伤采用膝关节切开，半月板全切除，对膝关节创伤大，恢复慢，日后出现骨关节炎可能性大，目前已弃用，被关节镜手术所替代。

2）关节镜手术：关节镜手术包括半月板缝合、部分修整、半月板全切，对半月板周缘血运区直径3mm 范围内的垂直纵向撕裂，红 – 白区的某些撕裂伤，可在关节镜下进行缝合修复；对半月板局限性撕裂，半月板周缘组织结构稳定的纵裂、斜裂、横裂和活瓣样撕裂，可采用半月板部分切除；对于大的纵行撕裂不适于缝合、多发性半月损伤、缺乏稳定的近边缘的半月板损伤、大的斜裂可采用半月板全切术。

四、预后评价

半月板损伤的主要并发症是关节内缝合的半月板不愈合，保留的半月板组织的不稳定和医源性创伤性关节炎。因此，只要严格的掌握保留、缝合半月板的手术指征，熟练掌握关节镜技术，减少术中损伤，术后绝大多数患者可以获得很好的治疗效果，可以获得一个无痛、无关节功能障碍的膝关节。

五、研究进展

尽管关节镜技术的发展，已使半月板损伤的治疗获得了满意疗效，但长期的治疗效果仍有疑问，特别是半月板切除术后患者骨关节炎的发生率明显增高。因此，如何恢复半月板的功能是大家所关注的。近年来在关节镜下半月板修复技术已有很大提高，可吸收性半月板固定钉修整半月板损伤已广泛运用于临床，极大减少了手术中对膝关节的损伤。对于无法进行半月板修复的患者，已开始运用同种异体半月板移植术，胶原半月板支架诱导半月板再生技术，但由于存在一些问题还没有解决，故还未在临床上应用，但这是一个方向。

（阿拉坦莎）

第四节　膝关节韧带损伤

一、概述

膝关节的关节囊松弛薄弱，关节的稳定性主要依靠韧带和肌肉。以内侧副韧带最为重要，它位于股骨内上髁与胫骨内髁之间，有深浅两层纤维，浅层成三角形，甚为坚韧；深层纤维与关节囊融合，部分与内侧半月板相连。外侧副韧带起于股骨外上髁，它的远端呈腱性结构，与股二头肌腱汇合成联合肌腱结构，一起附着于腓骨小头上，外侧副韧带与外侧半月板之间有滑囊相隔。膝关节伸直时，两侧副韧带拉紧，无内收、外展与旋转动作；膝关节屈曲时，韧带逐渐松弛，膝关节的内收、外展与旋转动作亦增加，内外侧副韧带均松弛，关节不稳定，易受损伤。

前交叉韧带起自股骨髁间凹的外侧面，向前内下方止于胫骨髁间嵴的前方。当膝关节完全屈曲和内旋胫骨时，此韧带牵拉最紧，防止胫骨向前移动。后交叉韧带起自股骨髁间凹的内侧面，向后下方止于胫骨髁间嵴的后方，膝关节屈曲时，可防止胫骨向后移动。

膝关节韧带损伤机制及病理变化介绍如下。

1. 内侧副韧带损伤　为膝外翻暴力所致，当膝关节外侧受到直接暴力，使膝关节猛烈外翻，便会撕裂内侧副韧带；当膝关节半屈曲、小腿突然外展外旋时也会使内侧副韧带断裂。内侧副韧带损伤多见于运动创伤，如踢足球、滑雪、摔跤等竞技项目。

2. 外侧副韧带损伤　主要为膝内翻暴力所致，因外侧髂胫束比较强大，单独外侧副韧带损伤少见。

3. 前交叉韧带损伤　膝关节伸直位内翻损伤和膝关节屈曲位外翻损伤都可以使前交叉韧带断裂。一般前交叉韧带很少单独损伤，往往合并有内、外侧副韧带与半月板损伤，但在膝关节过伸时，也有可能单独损伤前交叉韧带。另外，来自膝关节后方、胫骨上端的暴力也可使前交叉韧带断裂，前交叉韧带损伤亦多见于竞技运动。

4. 后交叉韧带损伤　无论膝关节处于屈曲位或伸直位，来自前方的使胫骨上端后移的暴力都可以使后交叉韧带断裂。后交叉韧带损伤少见，通常与前交叉韧带同时损伤，单独后交叉韧带损伤更为少见。

韧带的损伤可以分为扭伤（即部分纤维断裂）、部分韧带断裂、完全断裂和联合性损伤。例如，前交叉韧带断裂可以同时合并有内侧副韧带与内侧半月板损伤，称为"三联伤"。韧带断裂的部分又可分成韧带体部断裂、韧带与骨骼连接处断裂与韧带附着处的撕脱性骨折。第一种损伤愈合慢且强度差，第三种损伤愈合后最为牢固（图9-14）。

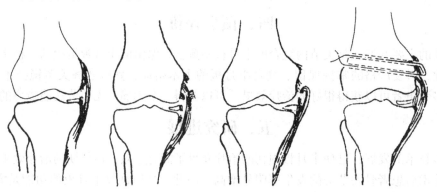

图9-14　内侧副韧带部分断裂、内侧副韧带完全断裂与手术修复示意图

二、诊断

1. 病史要点　都有外伤病史，以青少年多见，男性多于女性，多为运动损伤。受伤时有时可听到韧带断裂的响声，很快便因剧烈疼痛而不能再继续运动或工作。膝关节处出现肿胀、压痛与积液（血），膝部肌肉痉挛，患者不敢活动膝部，膝关节处于强迫体位，或伸直，或屈曲。膝关节侧副韧带的断裂处有明显的压痛点，有时还会摸到蜷缩的韧带断端。

急性损伤期过后，疼痛明显减轻甚至可以没有疼痛。膝关节出现不稳现象，患肢不敢发力，奔跑、跳跃等发力动作受影响。

2. 查体要点　如下所述。

（1）侧方应力试验：在急性期做侧方应力试验是很疼痛的，可以等待数天或于痛点局部麻醉后再进行操作。在膝关节完全伸直位与屈曲20°～30°位置下做被动膝内翻与膝外翻动作，并与对侧作比较，如有疼痛或发现内翻外翻角度超出正常范围并有弹跳感时，提示有侧副韧带扭伤或断裂（图9-15）。

（2）抽屉试验：膝关节屈曲90°，小腿垂下，检查者用双手握住胫骨上段做拉前和推后动作，并注意胫骨结节前后移动的幅度。需在三个体位下进行，即旋转中立位、外旋15°位、内旋30°位，前移增加（前抽屉试验阳性）表示前交叉韧带断裂，后移增加（后抽屉试验阳性）表示后交叉韧带断裂。由于正常膝关节在膝关节屈曲90°位置下胫骨亦能有轻度前后被动运动，故需将健侧与患侧作对比（图9-16）。

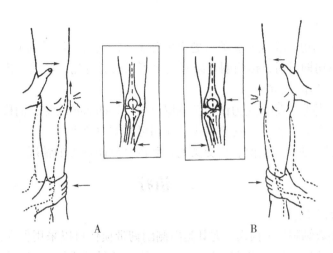

图9-15　侧方应力试验

A. 内侧副韧带断裂，有异常外展活动度；B. 外侧副韧带断裂，有异常内收活动度

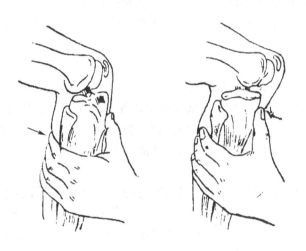

图9-16　抽屉试验

　　单独前交叉韧带断裂时，胫骨前移幅度仅略大于正常。若前移明显增加，说明可能还合并有内侧副韧带损伤，在急性期做抽屉试验是很痛的，应该在麻醉后施行。

　　Lachman试验是另一种体位下的前抽屉试验，患者平卧，屈膝10°～15°，检查者一手抓住股骨下端，一手抓住胫骨上端做方向相反的前后推动。此试验阳性率较抽屉试验高，有利于判断前交叉韧带的前内侧束或后外侧束损伤。

　　（3）轴移试验：本试验用来检查前交叉韧带断裂后出现的膝关节不稳定。检查者站在一侧，一手握住踝部，屈曲膝关节到90°，另一手在膝外侧施力，使膝处于外翻位置，然后缓慢伸直膝关节，至屈曲30°位时感觉疼痛与弹跳，为阳性结果。这主要是在屈膝外翻姿势下，胫骨外侧平台向前错位，股骨外髁滑向胫骨平台的后方，在伸直过程中股骨外髁突然复位而产生疼痛。

　　3. 辅助检查　普通X线片检查只能显示撕脱的骨折块。为显示有无内、外侧副韧带损伤，可摄应力位平片，即在膝内翻和膝外翻位置下摄片，这个位置是很痛的，需于局部麻醉后进行，在X线片上比较内、外侧间隙张开情况。一般认为两侧间隙相差4mm以下为轻度扭伤，4～12mm为部分断裂，12mm以上为完全性断裂，可能还合并有前交叉韧带损伤。

　　MRI检查可以清晰地显示出前、后交叉韧带和内外侧副韧带的情况，准确率可达88%，还可以发现意料不到的韧带结构损伤与隐匿的骨折线。

　　关节镜检查对诊断交叉韧带损伤十分重要，75%急性创伤性关节血肿可发现前交叉韧带损伤，其中2/3病例同时伴有内侧半月板撕裂，1/5伴有关节软骨面缺损。

4. 诊断标准　如下所述。

（1）患者多有明显外伤史，急性期膝关节处出现肿胀、压痛与积液（血）。膝关节侧副韧带的断裂处有明显的压痛。急性损伤期过后，疼痛明显减轻甚至可以没有疼痛，膝关节出现不稳现象，患肢不敢发力，奔跑、跳跃等发力动作受影响。

（2）查体局部疼痛、肿胀，侧方应力试验及抽屉试验、Lachman 试验、轴移试验出现阳性。

（3）X 线片显示有无撕脱骨折，怀疑侧副韧带损伤可摄应力位平片。

（4）MRI 检查可以清晰地显示出前、后交叉韧带和内外侧副韧带的情况。

三、治疗

1. 侧副韧带损伤　如下所述。

（1）部分断裂：大多数侧副韧带损伤，尤其是内侧副韧带损伤可以采用保守治疗。将膝置于 150°～160°屈曲位，用长腿管型石膏或膝关节铰链支具固定（不包括足踝部），一周后带石膏下地行走，4～6 周后去除固定，练习膝关节屈伸活动，注意锻炼股四头肌。

（2）完全断裂：应手术修复断裂的韧带，术后用长腿管型石膏固定 4～6 周。如果合并有交叉韧带损伤，应先修复交叉韧带，然后修复侧副韧带；如合并半月板损伤，应先切除损伤的半月板，然后修复损伤的韧带。

2. 交叉韧带断裂　如下所述。

（1）前交叉韧带断裂：如果有胫骨棘撕脱骨折明显移位者，应将撕脱骨折复位和内固定（图 9 - 17A）。前交叉韧带部分断裂，如撕裂未超过 50% 则可以保守治疗，撕裂超过 50% 的看作是完全断裂处理。受伤早期应抽出关节内积血，给予消炎止痛药物，物理治疗，以减少膝内肿胀而得以恢复关节活动度，加强肌肉的康复及肌力训练并尽快恢复膝关节功能。大部分受伤的前交叉韧带经非手术治疗后仍然无法恢复正常的稳定度。

前交叉韧带完全断裂者应行韧带重建术。过去曾行前交叉韧带修补缝合手术。现在认为缝合后的韧带强度难以满足生理要求，已基本放弃这一手术方式。关节外的动力重建或静力重建，手术操作复杂，不符合原有的前交叉韧带生物力学性能，效果多不理想。同时，这些方法由于手术复杂，创伤较大，术后患者恢复及康复较慢，甚至遗留关节粘连活动障碍等后遗症。

关节内重建（intra - articular reconstruction）是目前的主流做法，前交叉韧带重建手术适应证包括：①存在关节功能性不稳者，即不能满足患者需要的关节功能，不能达到伤者理想的生活和运动水平；②同时存在半月板损伤，进行半月板修复手术的（没有满意的关节稳定，修复的半月板难以愈合）；③中老年以下（50 岁）患者重建指征相对放宽，50 岁以上患者是否重建，需要考虑前交叉韧带损伤前膝关节的退变程度和功能情况，退变严重的倾向于二期选择关节置换手术。

前交叉韧带重建移植物的选择主要有自体骨－髌腱－骨（BPTB）、自体四股腘绳肌腱、异体肌腱、人工韧带。其中 BPTB 重建被认为是前交叉韧带重建的"金标准"（图 9 - 17B），但使用自体 BPTB 重建前交叉韧带膝前痛的发生率较高，近年来自体四股腘绳肌腱的应用有增多趋势。

（2）后交叉韧带损伤：后交叉韧带损伤后愈合能力较前交叉韧带强，有报告单纯后交叉韧带损伤患者非手术治疗有良好结果。但后交叉韧带被认为是膝关节的主要稳定结构，其损伤后功能丧失程度，从几乎不影响生活方式到日常生活明显受限均可发生。Keller 等报道 40 例单纯后交叉韧带损伤非手术治疗 6 年随访结果，发现 90% 的患者有活动时疼痛，65% 活动水平受限，43% 有行走问题。

目前认为，单纯后交叉韧带损伤中，Ⅰ级（胫骨后移小于 5mm）和Ⅱ级（胫骨后移 5～10mm）可以非手术治疗，包括早期关节活动和积极理疗，强调功能性股四头肌强化训练。建议手术的情况：急慢性后交叉韧带合并后内侧部分或后外侧角联合损伤、移位的撕脱骨折、非手术治疗无效的慢性损伤、膝关节脱位后的前后交叉韧带联合损伤、单纯后交叉韧带Ⅲ级损伤（胫骨后移大于 10mm）等。与前交叉韧带损伤类似，后交叉韧带关节内重建是目前的主流做法。重建移植物的选择主要有自体骨—髌腱—骨（BPTB）、自体四股腘绳肌腱、异体肌腱、人工韧带等，以自体肌腱更为常用。手术方式有切开重建和关节镜下重建两类，后者创伤更小、并发症更少。

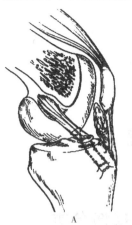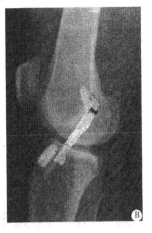

图 9 - 17　前交叉韧带损伤

A. 胫骨棘撕脱骨折固定；B. BPTB 法前交叉韧带重建

四、预后评估

膝关节韧带断裂早期治疗效果良好，若病情延误失去早期治疗机会，膝关节功能多不能完全恢复。交叉韧带完全撕裂的病例行保守治疗，若活动量大，将出现关节不稳定增加、半月板损伤、关节软骨损伤和继发性骨关节炎改变。韧带重建手术加强了关节的稳定性，但膝关节功能恢复到接近正常膝关节还很遥远，交叉韧带重建后对于减少骨关节炎发生的长期结果仍有待进一步研究。

五、研究进展

膝关节韧带断裂若失去早期修复机会，常遗留不同程度的膝关节不稳定。不稳定的关节容易反复受伤，导致创伤性关节炎。晚期韧带重建的方法虽多，远期效果多不理想，不能完全恢复原韧带的功能，因此，对膝关节韧带损伤，早期诊断和治疗非常重要。交叉韧带的重建方法较多，但均不十分完美，关节镜技术在交叉韧带重建术的应用越来越广泛，各种关节镜下韧带重建技术和器械不断出现，被越来越多的医生和患者所接受。近年来，出现了前后交叉韧带的双束重建技术，使重建的韧带更接近生理状态，生物力学的研究已经表明双束重建在生物力学上具有更大优势，但与单束重建相比较，其长期临床结果的优越性仍有待进一步研究。

人工韧带修补材料已用于临床，但过去曾经用于临床的人工韧带，因容易造成膝关节滑膜炎和骨隧道溶骨，远期疗效欠佳，现已较少使用。近来，又有新品种出现，其远期疗效有待观察。

（阿拉坦莎）

第十章

踝关节损伤

第一节 踝关节损伤分类

一、按伤力分类 (Ashhurst 分类)

(一) 外旋骨折 (图 10-1)

Ⅰ度腓骨下端斜形或螺旋形骨折，骨折线经胫腓下关节，骨折仅轻度移位或无移位。也可能是胫腓下联合前韧带损伤，而无骨折，或者胫腓下联合前韧带损伤伴腓骨近端螺旋形骨折。

Ⅱ度腓骨斜形骨折或螺旋形骨折，伴内踝骨折，或者内侧三角韧带断裂。偶尔伴胫骨后唇下骨片撕脱。

Ⅲ度除Ⅱ度损伤外，以胫骨下端骨折代替内踝骨折，骨折片向前移位，并有向外旋转。

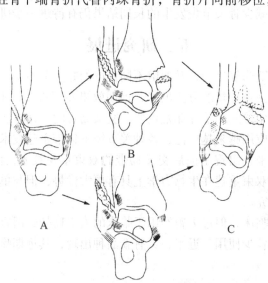

图 10-1 Ashhurst 分类外旋型骨折示意图
A. Ⅰ度；B. Ⅱ度；C. Ⅲ度

(二) 外展骨折 (图 10-2)

Ⅰ度内踝骨折，由距骨外展时，外力作用三角韧带引起。

Ⅱ度内踝骨折，伴腓骨骨折。骨折线近乎横形，如腓骨骨折在胫腓下联合下，则无胫腓下联合分离。如骨折线在胫腓下联合上，则伴胫腓下联合分离，即称为"Pott 骨折"。

Ⅲ度外踝骨折，伴胫骨远端骨折。骨折线向内上倾斜。

(三) 垂直压缩骨折 (图 10-3)

足跟着地，足背屈致胫骨前缘骨折，距骨前脱位，或胫骨及两踝粉碎骨折。

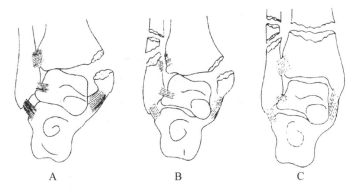

图 10 – 2 Ashhurst 分类外展型骨折示意图
A. Ⅰ度；B. Ⅱ度；C. Ⅲ度

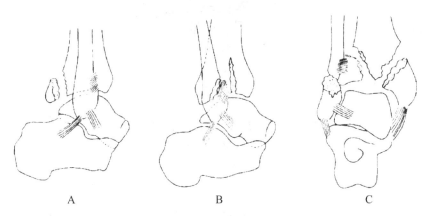

图 10 – 3 Ashhurst 分类垂直压缩骨折示意图
A. Ⅰ度；B. Ⅱ度；C. Ⅲ度

二、按伤力及损伤时足的位置分类

由 Lauge – Hansen 在尸体上实验后提出，经笔者略加修改，介绍如下。

（一）旋后（内翻）内收损伤（SA，图 10 – 4）

损伤时，足呈跖屈内收内翻位。内翻的距骨，使踝关节外侧韧带紧张。

Ⅰ度 外踝撕脱骨折，或外侧韧带损伤。

Ⅱ度 外踝骨折或外侧韧带撕裂，附加内踝骨折。由于内踝受内翻的距骨挤压作用，骨折线倾向垂直。

（二）旋后（内翻）外旋（SE）

损伤时患足呈跖屈内收内翻位，距骨外旋，胫骨内旋（图 10 – 5）。因此在损伤初期三角韧带松弛，当距骨伤力外旋，腓骨受到向外后推挤的伤力，胫腓下联合前韧带及三角韧带紧张。分为四度。

Ⅰ度 胫腓下联合前韧带撕裂，韧带附着点撕脱骨折，同时有骨间韧带损伤。

Ⅱ度 在Ⅰ度损伤的基础上附加腓骨螺旋形骨折，骨折线自后上方斜向前下方。

Ⅲ度 在Ⅱ度损伤的基础上再附加胫腓下联合后韧带撕裂，或韧带在腓骨后结节附着点撕脱，或在胫骨附着点有撕脱骨折。

Ⅳ度 在Ⅲ度损伤的基础上附加内踝撕脱骨折或三角韧带撕裂，因为距骨的旋转，增加了三角韧带所受张力。

（三）旋前（外翻）外旋损伤（PE）

伤足处于旋前位背屈外展（外翻），而距骨外旋，因此三角韧带首先被拉紧（图 10 – 6）。

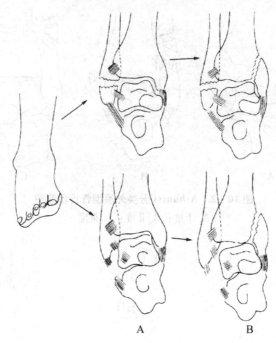

图 10 - 4　旋后（内翻）内收骨折示意图
A. Ⅰ度；B. Ⅱ度

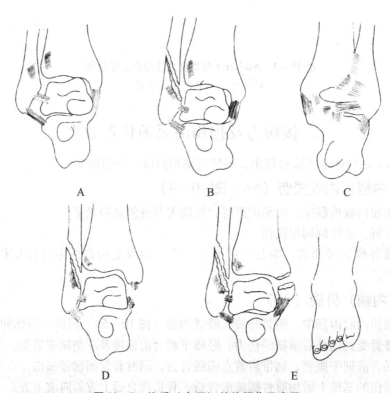

图 10 - 5　旋后（内翻）外旋损伤示意图
A. Ⅰ度；B. Ⅱ度；C. Ⅲ度，后面观；D. Ⅳ度，三角韧带断裂；E. Ⅴ度，
内踝骨折

　　Ⅰ度　内踝撕脱骨折或三角韧带断裂。

　　Ⅱ度　内踝损伤外，胫腓下联合前韧带和骨间韧带或韧带附着点撕脱骨折。

　　Ⅲ度　除Ⅱ度损伤外，还伴有腓骨干螺旋形骨折。骨折线从前上方斜向后下方，即与旋后（内翻）外旋骨折相反（图 10 - 7）。

Ⅳ度 除Ⅲ度损伤外，还伴有胫腓下联合后韧带撕裂，或韧带附着点骨片撕脱。

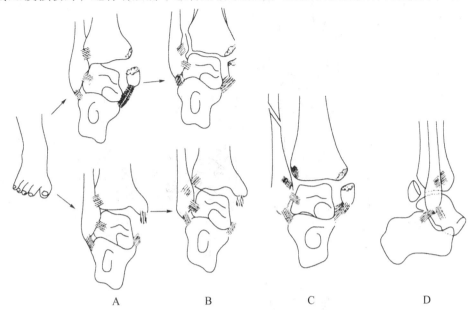

图 10 - 6 旋前（外翻）外旋骨折示意图
A. Ⅰ度；B. Ⅱ度；C. Ⅲ度；D. Ⅳ度

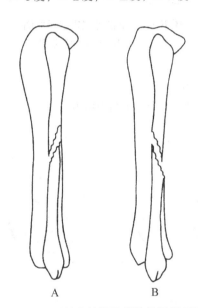

图 10 - 7 腓骨旋转损伤所致骨折示意图
A. 内翻外旋的腓骨骨折线；B. 旋前（外翻）外旋骨折线

Ⅰ度 胫骨内踝骨折。

Ⅱ度 Ⅰ度损伤外还伴有胫骨前唇骨折。

Ⅲ度 Ⅱ度损伤附加腓骨骨折。

Ⅳ度 胫骨远端粉碎性骨折，骨折线进入踝关节关节腔。

（四）旋前（外翻）外展损伤（PA）

伤足处于旋前位，而距骨是外展，三角韧带首当其冲（图 10 - 8）。

Ⅰ度 内踝撕脱骨折或三角韧带断裂，类同于旋前外旋Ⅰ度损伤。

Ⅱ度 Ⅰ度损伤外伴有胫腓下联合前、后韧带撕裂，或韧带附着点骨片撕脱，骨间韧带、骨间膜撕裂。

Ⅲ度　除Ⅱ度损伤外，伴有腓骨干短斜形骨折。主要骨折线基本呈横形，常伴有三角形小骨片。

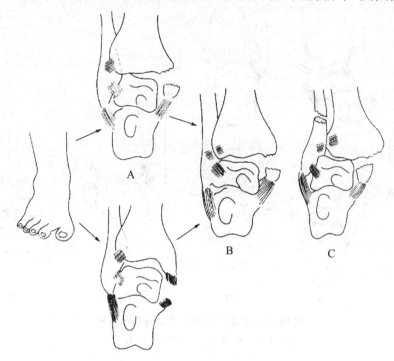

图 10 - 8　旋前外展损伤示意图
A. Ⅰ型；B. Ⅱ型；C. Ⅲ型

（五）旋前（外翻）背屈损伤

由足处于外翻位同时踝关节背屈伤力所致（图 10 - 9）。

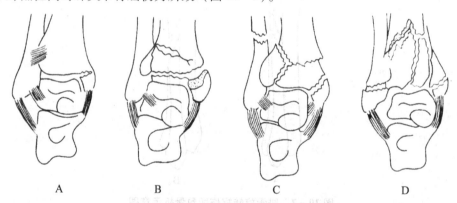

图 10 - 9　旋前（外翻）背屈损伤示意图
A. Ⅰ度；B. Ⅱ度；C. Ⅲ度；D. Ⅳ度

三、Danis - Weber 分类

按外踝骨折部位与胫腓下联合关系作为分类准则（图 10 - 10），可分为：

A 型外踝骨折线在踝关节和胫腓下联合以下，胫腓下联合和三角韧带未损伤。如附有内踝骨折，骨折线几乎垂直。Weber 认为是由距骨内翻伤力所致。

B 型外踝在胫腓下联合平面骨折，可伴有内踝骨折或三角韧带损伤。由距骨的外旋伤力所致。

C 型腓骨在胫腓下联合近侧骨折，伴胫腓下联合损伤，内侧伴有三角韧带损伤或内踝骨折。

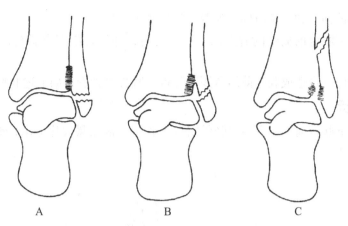

图 10 - 10　Danis - Weber 分类示意图
A . A 型；B . B 型；C . C 型

四、按人名命名的踝关节骨折分类

（一）Pott 骨折

腓骨近乎横形骨折，伴三角韧带损伤，距骨向外脱位。Pott 认为足受到外展伤力，但其未提胫腓下联合韧带损伤。

（二）Dupuytren 骨折

高位 Dupuytren 骨折，指胫腓骨在胫腓下联合近侧骨折（相当于外踝近侧 6cm），伴胫腓下联合韧带撕裂，骨间膜撕裂；内踝或三角韧带断裂，同时距骨在踝穴内向外脱位。这类损伤是受到外展暴力的结果。低位 Dupuytren 骨折，指腓骨在胫腓下联合处骨折，伴胫腓下联合前韧带撕裂，踝关节内侧存在内踝骨折或三角韧带撕裂，此类因外旋暴力造成。

（三）Maisonneuve 骨折

远侧胫腓韧带完整，外旋引起腓骨远端斜形骨折。如胫腓下联合前韧带断裂，外旋伤力可引起近端腓骨骨折。骨折位于腓骨近端或解剖颈，骨折线呈螺旋形。

（四）Wagstaffe（Lefort）骨折

Wagstaffe（Lefort）骨折指外踝前缘的垂直骨折，临床认为是胫腓下联合前韧带或距腓前韧带在腓骨附着点的撕脱骨折，可以分成 3 种不同类型（图 10 - 11）。

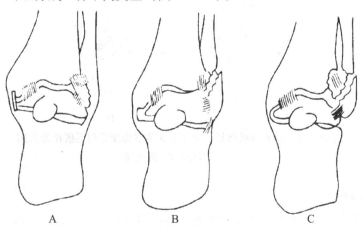

图 10 - 11　腓骨远端垂直骨折示意图
A Ⅰ度；B . Ⅱ度；C . Ⅲ度

Ⅰ型　胫腓下联合前韧带和距腓前韧带附着点骨片撕脱骨折。

Ⅱ型　腓骨于胫腓下联合前韧带附着点以下斜形骨折，伴韧带附着点骨折，Wagstaffe 认为由距骨撞击产生。

Ⅲ型　胫腓下联合前韧带造成胫骨前结节撕脱骨折，腓骨也骨折，如上述Ⅱ型。

（五）Tillaux 骨折

Tillaux 骨折指胫腓下联合前后韧带撕脱胫骨附着点骨折。常在踝穴片显示，或拍摄踝关节内旋45°正位片中显示（图 10 - 12）。

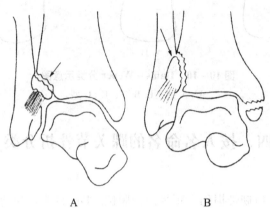

图 10 - 12　胫骨前结节骨折示意图
A. 踝关节内旋45°摄片；B. 踝穴位摄片

（六）Cotton 骨折

FredericJCotton 在 1915 年称发现的新踝关节骨折类型，其以胫骨后唇骨折为其特征，同时伴内外踝骨折，患足向后脱位。1932 年 Hendersen 称其为三踝骨折。实际上指胫骨远端关节面后缘的骨折，伴距骨向后脱位（图 10 - 13）。

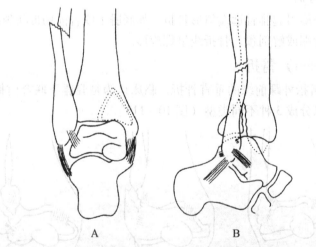

图 10 - 13　胫骨后唇骨折，大于 1/3 关节面距骨向后脱位示意图
A. 正面观；B. 侧面观

（七）Bosworth 骨折

Bosworth 骨折指踝关节骨折脱位，腓骨近端骨折片向后移位交锁于胫骨后面，闭合复位常遭失败。

（李向毅）

第二节　踝关节骨折脱位

一、旋后（内翻）内收损伤

（一）内踝损伤类型

1. 内翻内收损伤距骨　向内移位，内踝产生典型的垂直和向内上的斜形骨折，伴距骨向内半脱位。

2. 距骨内翻旋转半脱位　内侧产生撕脱性损伤，内踝撕脱骨折或三角韧带撕裂，替代内踝斜形或垂直骨折，距骨不产生向内半脱位。

（二）诊断

旋后（内翻）内收型骨折，诊断的关键是外踝典型的横形骨折，骨折线在关节面或以下，而内踝骨折线为斜形或垂直型。如外踝孤立性骨折，则距骨无移位和半脱位，或极少移位。

（三）治疗

闭合复位在麻醉下进行，膝关节屈曲90°，放松腓肠肌，胫骨远端向内推挤，另一手握住后侧足跟，把足向前拉，并外展，背屈踝关节到90°，小腿石膏固定。因有时外踝骨折可伴有胫腓下联合前韧带及后韧带断裂。石膏固定踝关节，背屈不应超过90°，以防踝穴增宽。

手术治疗闭合复位不满意的，应切开复位内固定。

1. 外踝撕脱骨折手术　如下所述。

（1）"8"字形张力带钢丝内固定：外踝横形骨折适宜张力带钢丝固定。先在骨折线近侧1cm处，由前向后钻孔，将外踝复位，平行穿入2根克氏针，1根自外踝尖端经骨折线进入近端腓骨髓腔。用另1根穿过腓骨孔，钢丝两端在骨折线之外侧面交叉，再绕经外踝尖端的克氏针，然后在腓骨后面，2根针端扭紧固定。克氏针尖端弯成"L"形（图10－14）。

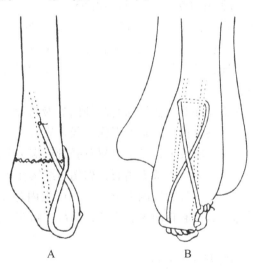

图10－14　外踝骨折，张力带固定示意图
A. 正面观；B. 侧面观

（2）髓内钉固定：可以用三角针或Rush杆或螺丝钉做髓内固定，主要维持骨折对线，但不能克服旋转及缩短。术中注意外踝具有向外倾斜的弧度，平均15°。

（3）纵向螺丝钉固定：直视下将骨折复位，自外踝尖端向外面钻孔，经骨折线后，由腓骨近端向内穿出，螺丝钉长5~8cm。螺丝钉末端固定于腓骨的皮质骨，骨折片间有一定压力，但抗旋转作用小。

（4）钛板螺丝钉固定：多数用于骨干骨折，可使用半管状钢板或普通钢板螺丝钉固定。远端螺丝钉应避免穿透关节面，在外踝部位螺丝钉宜用粗螺纹钉。

2. 内踝固定　见图 10 - 15。

（1）粗纹螺丝钉固定：内踝骨折片较大时，用 2~3 枚粗纹螺丝钉固定。若固定垂直型和斜形骨折，使用加压螺丝钉固定，防止骨片向近端移位，手术中小心从事。笔者主张 1 枚螺丝钉垂直于骨折面，到对侧皮质，另 1 枚螺丝钉在内踝尖端骨片斜向外上固定。

（2）"8"字形张力带钢丝固定：适用于内踝横形撕脱骨折，不宜用于斜形或垂直型的内踝骨折。内踝横形骨折也可用螺丝钉固定。

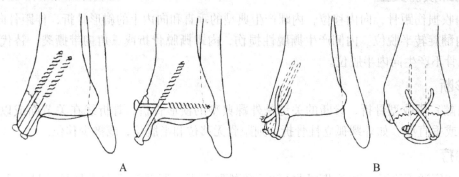

图 10 - 15　内踝骨折手术治疗示意图
A. 双枚螺钉固定法；B "8" 字形张力带固定

二、旋后（内翻）外旋损伤

（一）分类

Ⅰ度当足处在内翻位时，三角韧带松弛，距骨则外旋推挤外踝，迫使腓骨外旋，至胫腓下联合前韧带撕裂（Ⅰ度）。胫腓下联合前部分增宽 2~3mm。若伤力停止，腓骨可自行恢复到正常位置。胫骨前结节撕脱在 15%，腓骨前附着点撕脱占 20%，韧带断裂占 65%。

Ⅱ度如伤力继续作用，因有坚强的骨间韧带和胫腓下关节后韧带的抵抗，外踝即产生螺旋形骨折或斜形骨折。骨折线非常特殊，起自胫腓下联合前韧带附着点或其上面，然后向后向上延伸至不同距离。腓骨远端借助外侧韧带仍与距骨相连，借助胫腓下联合后韧带与胫骨相连，而腓骨近端仍有完整的骨间膜和骨间韧带，因此保持解剖位置。

Ⅲ度外旋伤力如仍继续，外踝不仅外旋，而且同时向外向后及近侧移位。此时胫腓下联合遭牵拉，产生胫腓下联合后韧带撕裂或胫骨后唇骨折，即Ⅲ度损伤。胫骨后唇骨折片及胫腓下联合后韧带牢固地与腓骨相连。骨折片一般很小，但也可能较大，甚至可累及胫骨远端关节面。

Ⅳ度常伴有一定程度的前关节囊或前内关节囊撕裂，如伤力继续作用，则三角韧带紧张。紧张的三角韧带牵拉内踝，使其旋转和受半脱位距骨的后内部分撞击，产生内踝骨折，也可以是三角韧带损伤。由于三角韧带浅层起自内踝前丘部，深层起自内踝后丘部，两部分组织可能分别损伤，因此内翻外旋Ⅳ度损伤可以有几种类别：

（1）三角韧带深层断裂，或内踝基底部骨折。

（2）前丘部骨折和三角韧带深层断裂。三角韧带可在起点、止点，或韧带本身的断裂。

（二）治疗

闭合复位：应于伤后立即复位。复位可在麻醉下进行。膝关节屈曲 90°，放松小腿三头肌，按骨折移位相反方向使用外力。首先将患足内翻外旋，解脱骨折面嵌插，患足跖屈位牵引，恢复腓骨长度。再将足牵向前方，纠正距骨向后移位及胫骨后唇的移位。同时助手将外踝推向前，然后患足内旋纠正距骨及外踝外旋，并有助手向内推挤外踝。最后患足置 90°，并内旋位，石膏固定。足后部置于内翻位。

切开复位内固定：

1. 首先固定外踝　在治疗Ⅳ度内翻外旋损伤中，先修复外侧损伤，然后治疗内侧的内踝或三角韧带损伤。将外踝解剖复位并牢固地固定，往往内踝也随之被整复。当然在外踝固定前、内踝骨折端应同时暴露，清除嵌入的软组织及关节内碎骨片。

2. 三角韧带治疗　内踝与距骨间隙增宽，常表示软组织被嵌顿在其间，应切开复位，如有外踝骨折并需切开复位内固定，应探查和修补三角韧带。在做内固定或修复前，应先暴露内外侧组织，不应一侧手术完成后，再暴露另一侧。如内踝近基底部骨折，注意清除软组织碎片，清除嵌入骨折端之间的软组织。如果是三角韧带损伤，为了手术方便及显露清楚，应先将缝线穿过韧带深层，暂不打结扎紧，待外踝骨折牢固地固定后，距骨已复位时，将三角韧带深层缝线扎紧。如三角韧带自内踝丘部撕裂，则在内踝钻孔后，修补韧带将缝线穿过内踝孔道。而当三角韧带在距骨附着点撕裂，缝线可穿过距骨的孔道结扎固定。

3. 胫腓下联合治疗选择　在内翻外旋损伤中，如胫腓下联合韧带未完全断裂，因在近端腓骨与胫骨之间有骨间韧带及骨间膜连接，固定重建腓骨的连续性后，胫腓骨即恢复正常解剖关系。因而无必要常规地固定胫腓下关节，但偶尔在手术时，因广泛剥离腓骨近端，将导致明显的胫腓下联合不稳定。或者由于某些患者的腓骨骨折较高，伴胫腓下联合损伤。在腓骨固定后，胫腓下联合稳定性必须做一个试验，其方法是用巾钳夹住外踝向外牵拉，外踝有过度移动，表示胫腓下联合分离，且不稳定，因此必须固定胫腓下联合。

4. 胫腓下联合后韧带损伤的病例　多数胫骨后唇发生撕脱骨折。胫骨后唇骨片与距骨仅有关节囊相连，而腓骨与胫骨后唇有胫腓下联合后韧带牢固地连接。腓骨外踝良好的复位，胫骨后唇也随之自动复位。但如果后唇骨片大于关节面的1/3，经闭合复位又失败的，则必须切开整复并做内固定，手术时要在腓骨固定前先固定胫骨后唇。

5. 腓骨远端长螺旋形骨折的治疗　如下所述。

（1）骨片间压缩固定：骨折线长度是骨直径的2倍时，可以单用螺丝钉固定，一般使用2~3枚粗纹螺丝钉，收紧螺丝钉时，骨折片之间能产生压力。若采用皮质骨螺丝钉固定时，用螺丝钉远端仍能抓住另一骨折片，在两骨折片间同样可产生压缩力。固定时螺丝钉与骨折面垂直，可以产生最大的骨折间压力，但纵向稳定性不足，骨折片可纵向移位，因此可用另1枚螺丝钉垂直于骨的长轴，以抵消骨片间纵向移位。如要用1枚螺丝钉固定，在骨片间保持压力的同时，又要防止骨片纵向移位，则螺丝钉固定的方向，应在垂直骨折面与垂直长轴的2个方向之间。

（2）骨折片间压缩和非压缩钛板：如果术后不用外固定，按骨片间压缩固定方法用螺丝钉固定后，附加5~6孔的非压缩钛板，以起到支持作用，消除骨片间扭转应力，保护骨片间的固定。这时钛板称为中和钛板，也可用1/3管型钛板固定。

（3）钛缆同定：指钛缆环扎固定。暴露到骨折端足以复位。钛缆在骨膜外穿过，于骨折线的范围将腓骨扎紧（图10-16）。但骨折线长度至少是该骨直径的2倍才能应用钛缆环扎。钛缆环扎可用1~3根。此方法固定强度大于螺丝钉固定，且手术时软组织解剖少，钛缆环扎同时可和髓内针固定联合应用。

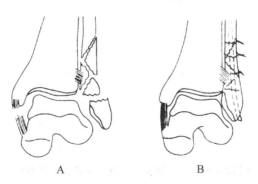

图10-16　内翻外旋骨折Ⅳ度，距骨向后外脱位的治疗示意图

A. 损伤示意图；B. 切开复位、钛丝环扎固定腓骨远端＋髓内钉固定

6. 内踝骨折固定　如下所述。

（1）粗螺纹螺丝钉固定：直视下复位，特别要注意在关节内侧角。用巾钳暂时固定后自内踝尖向骨折线钻孔，螺丝钉也不必穿过胫骨对侧皮质。但是若胫骨骨质疏松时，应固定到对侧皮质。为了使断端间产生压力，为了防止内踝旋转，可采用2枚平行螺丝钉固定（图10-17）。假使骨片较小，则可用1枚粗螺纹钉，另1枚用较细的螺丝钉或克氏钢针。螺丝钉的方向非常重要，切忌进入关节腔或螺丝钉穿出胫骨后面骨皮质损伤胫后血管神经。

（2）"8"字形张力带固定：如果内踝骨折片较小或者骨折部骨质疏松，则用2根平行克氏针维持骨片复位。在距离骨折线近侧1cm的胫骨钻孔，直径为2mm，钢丝穿过该孔，两端在骨折线外面及内踝表面交叉，然后绕过克氏针深面，将两端钢丝扭紧，使两骨片间产生压缩力。

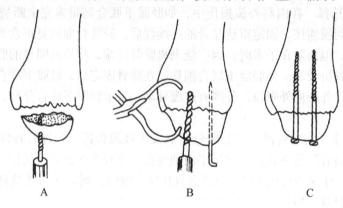

图10-17　内踝骨折螺钉固定示意图
A. 钻孔；B. 固定；C. 拉力螺钉固定

三、旋前（外翻）外旋损伤

（一）分类

Ⅰ度足在外翻（旋前）位置，三角韧带处于紧张状态，同时因距骨外旋，三角韧带遭受牵拉的力增加，导致三角韧带撕裂或内踝撕脱骨折（Ⅰ度）。

Ⅱ度伤力继续作用，则同时可引起胫腓下联合的前韧带、骨间膜和骨间韧带撕裂，胫腓骨下端分离（图10-18）。损伤时腓骨向外移位。若伤力到此停止作用，腓骨即能回复到正常解剖位。

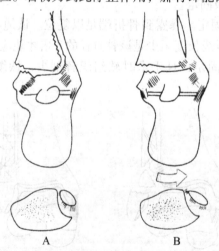

图10-18　Ⅱ度旋前（外翻）外旋损伤示意图
A. 旋前外旋损伤；B. 旋前外展损伤，胫腓下联合前、后韧带均撕裂

Ⅲ度如果伤力仍继续，则距骨可进一步外旋，腓骨按其纵轴旋转，腓骨在胫腓下联合近侧产生螺旋

形骨折（Ⅲ度），骨折发生在距外踝尖端 8~9cm 处，骨间膜也向上撕裂至该处。腓骨和距骨向后移位，因此骨折的腓骨呈向前成角畸形。

Ⅳ度持续的伤力，使足继续外旋和向外移位，距骨撞击胫骨后外角，同时胫腓下关节后韧带受到牵拉，张力可增加，直到胫腓下关节后韧带撕裂或胫骨后唇骨折。

（二）诊断时注意点

1. 区别旋前外旋损伤及旋前外展损伤　前者占踝关节损伤的 7%~19%。外翻（旋前）外旋损伤为胫腓下联合前韧带及骨间膜撕裂，而外翻（旋前）外展损伤则伴有胫腓下联合后韧带损伤（见图 10-18）。

2. Ⅱ度损伤　占外翻外旋损伤的 60%。在Ⅱ度损伤的患者中，当伤力停止作用后，外踝及距骨即恢复到原位，X 线片上不能显示Ⅱ度损伤。因此临床上胫腓下联合肿胀存在时，需在外翻应力下摄片，即可显示踝关节内侧间隙增宽和胫腓下联合分离。

3. Ⅲ度损伤　占外翻外旋损伤的 20%~25%。腓骨有螺旋形或斜形骨折，骨折线多在胫腓下联合的近侧，当腓骨较近侧骨折伴有内踝损伤，应怀疑Ⅲ度外翻外旋损伤。因此当发现有内踝损伤时，要检查整个小腿。

4. Ⅳ度损伤　占外翻外旋损伤的 14%，有些病例的 X 线片上移位不明显，诊断的关键是胫骨后唇骨折。如果外翻外旋型骨折伴有胫骨后唇骨折，即是Ⅳ度损伤。表示踝关节板度不稳定。临床上对踝关节损伤严重性往往估计过低，因此对单纯腓骨骨折，应仔细检查踝关节内侧及胫腓下联合，怀疑有三角韧带及胫腓下联合损伤者，需做应力摄片，如果踝穴增宽，胫腓下联合分离，即表示踝关节严重损伤，踝关节不稳定。

（三）治疗

闭合复位：麻醉下膝关节屈曲 90°，以便腓肠肌松弛。方法类似内翻外旋型损伤的治疗，只是旋转方向不同。首先使足外翻，分离骨折面，跖屈纵向牵引，恢复腓骨长度和胫骨后唇向近侧移位，然后患足牵向前，纠正距骨向后半脱位，纠正外踝和胫骨后唇移位。内旋患足，纠正距骨和腓骨的外旋，最后将患足内翻背屈，石膏固定。患足后部分也应在内翻位，防止距骨向外移位和倾斜。短斜形骨折比长斜形骨折复位容易，维持复位也相对容易。复位后为了防止石膏固定后小腿的旋转，石膏应微屈并超过膝关节，3 周后更换小腿石膏。

切开复位和内固定：

1. 治疗前要区别是旋前外旋型还是旋后外旋型损伤　在对旋前外旋型损伤进行手术时，应同时显露踝关节的内、外侧，在内侧的内踝骨折部位，清除嵌入间隙内的软组织，如三角韧带断裂，应将缝线贯穿两端，但暂不能结扎拉紧，待外侧固定后，再拉紧内侧缝线并结扎。对内踝骨折，也可以先处理外侧的骨折，并固定后再选用妥当的方法做内踝固定。

2. 外踝或腓骨的治疗　是治疗踝关节损伤中的关键。短斜形骨折可用髓内钉固定。外踝有向外呈 15° 的弧度，故不能用逆行插钉方法，应先在外踝外侧钻 1 个 15° 的通道，将固定腓骨的髓内钉远端弯成约 15° 的弧度，然后插入腓骨远端，至髓内针尖端触及腓骨对侧皮质后，旋转髓内针避开对侧皮质，继续插入髓内针直至跨过骨折面。长斜形骨折可用 2~3 枚螺丝钉固定，或用钢丝环扎固定。短斜形骨折也可用钛板螺丝钉固定。

3. 胫腓下联合分离的治疗　如下所述。

（1）腓骨远端 1/2 处骨折，经正确复位和牢固地固定后，胫腓下联合即能正确地复位。

（2）在腓骨固定及胫腓下联合复位后，应在直视下试验胫腓下联合的稳定性，如不稳定，应考虑做胫腓下关节固定术。

（3）当骨折在腓骨近 1/2 时，因胫腓下联合韧带、骨间韧带及骨间膜广泛损伤，腓骨即使固定后，胫腓下联合仍极不稳定。在Ⅳ度的外翻外旋损伤中，胫腓下联合韧带完全撕裂，腓骨固定后，有时胫腓下联合仍存在明显活动，常要考虑用螺丝钉固定胫腓下联合。且不应早期活动，以防止螺丝钉断裂。

（4）内踝骨折，切开复位后内固定方法同内翻外旋骨折，一般使用粗螺丝钉固定，骨片较小或骨质疏松用"8"字形张力带钢丝固定。

四、旋前（外翻）外展损伤

（一）分类

（1）Ⅰ度当足外翻时三角韧带紧张，继而造成三角韧带撕裂或内踝撕脱骨折，即为Ⅰ度损伤。

（2）Ⅱ度如伤力继续外展，距骨可向外推挤腓骨，胫腓下联合前韧带及后韧带撕裂即为Ⅱ度损伤。

（3）Ⅲ度如果外展伤力仍起作用，腓骨骨折，骨折线在踝关节近侧0.5~1cm处，骨折线呈斜形或短斜形，外侧伴有1块三角形骨片（图10-19）。由于骨间韧带及骨间膜完整，近端腓骨与胫骨保持正常解剖关系。

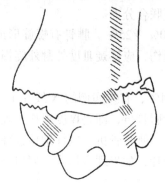

图10-19 外翻外展型损伤Ⅲ度，骨折线外侧有一个三角形骨片示意图

（二）诊断注意点

外翻外展型损伤：占踝关节损伤的5%~21%。Ⅱ度损伤的外翻外展损伤与外翻外旋Ⅱ度损伤程度不尽相同。前者胫腓下联合前韧带及后韧带均损伤，而后者仅为胫腓下联合前韧带损伤，骨间韧带和部分骨间膜损伤。但是在临床上，这两种损伤类型的Ⅱ度损伤难以区别。

Ⅲ度外翻外展损伤：主要特征是外踝具有横形骨折线，腓骨外侧皮质粉碎，有三角形小骨片，骨折线可以恰巧在胫腓骨关节平面或在其近侧或在胫腓下联合的近侧。

腓骨骨折部位与胫腓下联合的关系：腓骨骨折部位与胫腓下联合的关系很重要，代表胫腓下联合损伤范围。现将腓骨按骨折平面分3类。

1. 外踝骨折位于胫骨关节面 当腓骨骨折在胫骨关节面或在其上，可推测骨间膜完整，或大部分骨间膜完整，因此胫腓下联合未完全破裂。治疗时应使外踝完全复位，为胫腓下联合前韧带和后韧带愈合创造条件。

2. 腓骨骨折 发生在胫腓下联合近侧6cm或更近的腓骨，骨间韧带及部分骨间膜破坏，胫腓下联合可分离（图10-20）。因此当腓骨骨折满意固定后，胫腓骨之间，仅有近侧骨间膜维持，胫腓下联合仍有明显活动。如腓骨复位固定后，仍不能保持胫腓下联合复位，则需要暂时用螺丝钉横形固定胫腓下联合。

3. 腓骨骨折位于上述两类之间 外翻外展骨折在踝关节平面与近侧6cm之间，胫腓下联合因骨折平面高低而损伤程度不同，一般在手术时才能明确。腓骨固定后，如不能确定胫腓下联合的稳定性，可用巾钳向外牵拉外踝来测定。对于这类患者，不一定要固定胫腓下联合，其固定指征视腓骨骨折平面而定。

4. 外旋和外展联合伤力造成的损伤 如果伤足外旋同时外展，产生下部骨折发生在胫腓下韧带近侧，联合损伤的病理类似外翻外旋损伤Ⅳ度，因此时韧带完全撕裂。

（三）治疗

复位时，与骨折移位相反方向使用压力，术者一手将胫骨远端推向外，另一手将患足推向内，同时使足跟内翻，小腿石膏固定。但复位常失败，故应考虑手术复位。根据腓骨骨折情况，选用钢板螺丝钉、半管型钢板螺丝钉、髓内钉、螺丝钉等。内踝骨折一般使用粗纹螺丝钉固定或"8"字形张力带钢丝固定。胫腓下联合是否固定，取决于腓骨固定后，胫腓下联合的稳定性。

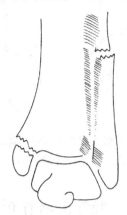

图 10 - 20　旋前外展骨折，胫腓下联合前、后韧带以及骨间韧带、部分骨间膜破裂示意图

（李向毅）

第三节　胫骨远端关节面骨折

一、胫骨后唇骨折

（一）概述

胫骨后唇骨折可以发生在任何类型的踝关节损伤，极少单独发生。胫骨后唇若有较大的骨片，则损害关节负重面，影响踝关节稳定性。

（二）诊断时注意事项

后唇骨折常同时伴有踝关节的其他损伤，仅 0.8% ~2.5% 是单纯的后唇骨折。如果诊断胫骨后唇骨折而未发现内踝或外踝损伤，应注意伴随的软组织损伤，如胫腓下联合前韧带撕裂及三角韧带损伤，并检查腓骨近端是否有骨折。

（三）治疗

未涉及关节负重面、不影响关节稳定性时，一般在腓骨骨折复位时，胫骨后唇小骨片随之同时复位。因此对该类型的后唇骨折的治疗方法，取决于其他组织的创伤。但累及关节面者，骨折片向上移位，骨片包括胫骨关节面25% ~35% 时，应做切开复位并内固定。

1. 手术入路　若腓骨无骨折时，可做后外侧纵形切口，长约10cm。

2. 骨折复位及固定　注意不可剥离骨片的韧带附着点，借用骨膜剥离器使骨片复位。先插入 2 枚克氏针做暂时固定，并透视或摄片确定骨片复位后，再用 2 枚螺丝钉固定（图 10 -21）。因胫骨后唇甚易碎裂，在旋螺丝钉时应用缓慢动作旋紧，或在螺丝钉固定部位放置垫圈，以增加固定作用。

伴腓骨干骨折时胫骨后唇的手术治疗

（1）如果伴有腓骨干骨折，经后路暴露腓骨，分离远端腓骨片后，先将后唇骨折片复位及固定，然后做腓骨复位，并用1/3管型钢板及皮质骨螺丝钉固定，必要时稳定胫腓下联合。

（2）当腓骨严重粉碎性骨折，且位于胫腓下联合处，其后胫腓下联合会自行融合。因此，手术时去除胫骨的腓骨切迹的皮质，将腓骨置于其内，并用螺丝钉固定胫腓下联合。

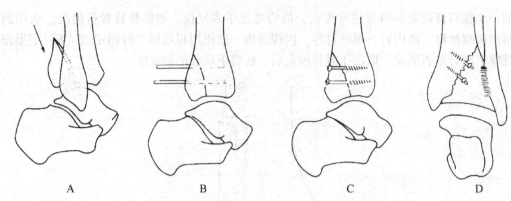

图 10 - 21　胫骨后唇骨折螺钉内固定示意图
A. 骨片复位；B. 克氏钉固定；C. 螺钉固定；D. 术后后方观

二、胫骨前唇骨折

（一）概况

胫骨前唇很少产生撕脱骨折，而常见是压缩损伤，骨片被挤入近端骨质。偶然胫骨前唇在其额状面产生剪切骨折。前唇骨折片有时很大，可包括内踝和部分胫骨关节面，常被距骨推向前上，并可伴内踝骨折。

（二）治疗

复位时要患足跖屈。但因前关节囊附着点甚薄弱，不能将移位的骨片拉向下，因此需切开复位内固定。可经前内侧切口，直视下复位，用"U"形钉或骨折片间以加压螺丝钉（粗纹螺丝钉）固定（图10 - 22）。胫骨前唇粉碎性骨折比单纯前唇骨折多见，且常包含相当部分负重面，最确切的方法是闭合复位，双钉及石膏固定，即在胫骨近端和跟骨各穿入斯氏钉，牵引复位后立即石膏固定，将2根斯氏钉包在石膏筒内，一般固定6周，拔除斯氏钉，改用小腿石膏固定，继续维持4周。

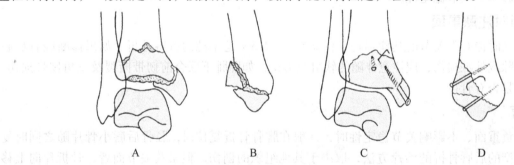

图 10 - 22　胫骨前唇骨折螺钉固定示意图
A、B. 术前正侧位观；C、D. 术后正侧位观

三、爆裂骨折（垂直压缩骨折）

（一）概况

高速纵向压力，造成胫骨下关节面粉碎性骨折，以及胫骨远端粉碎性骨折，骨折片向四周爆裂。但该处四周仅由皮肤包围，不能提供骨片向四周移位的空间，皮肤必然受到很大张力，形成水疱，甚至皮肤破裂，骨片尖端可刺破皮肤。虽然是由内向外的开放骨折，不同于由外向内伤力造成的开放骨折，但决不能忽视感染的危险性。在许多病例远端腓骨遭受弯曲或扭转伤力而骨折，且明显移位，肢体缩短。

（二）治疗

按损伤后皮肤条件，骨折范围和其他部位损伤，选择下列方法中的一种：
（1）闭合复位后石膏固定。

（2）切开复位内固定。

（3）经皮穿针固定。

（4）骨骼牵引（即跟骨牵引）。

（5）双针结合石膏固定。

（6）外固定支架。

（7）用针穿过跟骨、踝关节及胫骨的内固定方法。

治疗时需注意以下几点：

1）如果局部无水疱、无破损、闭合复位又失败，骨片虽属粉碎，但还能用螺丝钉固定的，应切开复位并内固定。要注意恢复胫骨负重面的解剖关系，并用多根克氏针固定，以维持复位。在术中需经 X 线片检查，观察复位情况。若复位满意，碎骨片间的空隙，可用髂骨松质骨填塞，并用螺丝钉固定。伤口内置硅胶管做持续吸引，最后石膏固定，全身应用广谱抗生素。

2）如果皮肤挫伤、破损、水疱或裂口存在，首先应严格清创，修剪皮肤后缝合，并立即在静脉内使用抗生素。此时，可在跟骨及胫骨近端穿入斯氏钉，安放纠正器。然后牵开骨折端，使骨折面复位。摄片检查，若复位满意即可用大腿石膏固定，两根斯氏钉固定在石膏内。6 周后去除斯氏钉，改用小腿石膏固定。并继续固定 4 周。此方法也适用于无明显皮肤损伤，但骨片粉碎严重，不能应用内固定的患者。

3）在诊断爆裂骨折时，必须注意关节以上的骨折（即胫骨远端骨片）。主要骨折线位于关节面近侧，但骨折线可累及胫骨下关节面。也可因关节面近端骨折片移位，虽然骨折未侵及胫骨关节面，仍可发生胫骨关节面倾斜，从而影响踝关节。胫骨远端骨折，通常伴腓骨骨折，所以肢体常有缩短畸形。治疗时，首先应恢复腓骨长度，并作切开复位内固定。如系开放性骨折，或严重粉碎性骨折，则可用外固定支架治疗，以维持胫骨长度及距胫关节面水平。此方法便于术后换药，又能保持骨折固定。6 周后改用大腿石膏固定，直至骨折愈合。

4）有些胫骨远端骨折或爆炸骨折，虽经积极治疗，仍不能保持关节面的整齐，则会产生损伤性关节炎，导致后期疼痛，则可做踝关节融合术，这对下肢功能影响并不大。

5）有些胫腓骨远端粉碎性开放性骨折，极度不稳定，经清创后尚能勉强缝合皮肤。由于骨折呈粉碎状，踝关节面又倾斜，不宜用钛板螺丝钉固定胫骨，但可采用钛板在腓骨上固定，对胫骨则可用 1 枚螺丝钉固定远侧胫腓骨，保持胫骨远端关节面水平位，然后用钛板和 2 枚螺丝钉固定腓骨近侧，钛板远端再用 1 枚螺丝钉同时固定钛板、腓骨及胫骨。这样腓骨的近侧远端均有 2 枚螺丝钉固定，而胫腓骨远端间也有 2 枚螺丝钉固定，因此能较好地固定胫腓骨。最后石膏固定，即使剖开石膏更换伤口敷料，也不至于发生骨折移位。

（李向毅）

第四节　踝关节陈旧性骨折治疗

踝关节骨折脱位，超过 3 周以上的，属于陈旧性损伤。因此时已失去了闭合复位的最佳时间，手术切开复位是唯一可行的途径。

一、陈旧性踝关节骨折或骨折脱位

（一）手术指征

损伤超过 3 周，但关节软骨无明显破坏者，均可做切开复位。

（二）手术方法

双踝骨折可采用内侧和外侧切口，分离骨折线及切除骨断端间的瘢痕组织，同时需清除踝关节内的瘢痕组织，这时即能直视下复位。首先固定外踝，距骨及内踝移位也往往随之纠正。外踝及内踝分别用螺丝钉固定。当然也可用张力带钢丝固定。

陈旧性三踝骨折（内翻外旋骨折）关键在于恢复胫腓联合的解剖关系，外踝也必须尽力解剖复位。对伴有胫骨后唇骨折者，宜采取后外侧手术进路。此切口特别适宜用于胫骨后唇的后外部分骨折。若是伴内踝骨折，则另做不同的切口。术中：暴露内踝、胫骨后唇骨片及外踝骨片后，切除各骨折断间及胫腓下联合间瘢痕组织，清楚地显示胫骨的腓骨切迹。切除距骨体与胫骨下关节面间的瘢痕，以便恢复容纳距骨体的踝穴。在新发的三踝骨折中，首先固定胫骨后唇骨折。在陈旧性损伤中，胫骨后唇骨片的胫腓后韧带与外踝相连，外踝未复位前，胫骨后唇无从复位。先将外踝置于胫骨的腓骨切迹内，用钢板螺丝钉先固定腓骨，由于腓骨受周围挛缩软组织的牵拉，此时胫腓下联合必须仍分离。因此用螺丝钉固定胫腓下联合成为陈旧性踝关节脱位手术中的重要步骤。用2枚螺丝钉固定胫腓下联合，再复位固定胫骨后唇就比较容易。胫骨后唇骨片与距骨间存在瘢痕，妨碍骨片复位，常需将瘢痕切除。

1. 外翻外旋型陈旧性损伤　内侧为内踝骨折或三角韧带断裂，外侧为腓骨中下 1/3 骨折、胫腓下联合分离、腓骨骨折线以下骨间膜破裂。

经内侧和外侧进路，在内侧暴露内踝骨折，外侧暴露腓骨干及胫腓联合。切除骨端和瘢痕，显露胫骨远端的腓骨切迹，然后将腓骨用钢板螺丝钉固定，胫腓下联合也用螺丝钉固定，即将外踝及腓骨远端固定于胫骨的腓骨切迹内。此时距骨及内踝即已复位，内踝即可用螺丝钉固定。固定内踝时，踝关节置于90°位，固定胫腓下联合时，踝背屈 20°位，防止下联合狭窄及踝穴缩小。

若内踝无骨折，而踝关节内侧间隙增宽大于 3mm，则在做钢板螺丝钉固定腓骨及胫腓下联合前，要先切除内踝与距骨关节面间的瘢痕，避免距骨难以复位。同时探查三角韧带深层。如发现三角韧带断裂，应先缝合三角韧带，但陈旧性损伤病例，其三角韧带的断端常挛缩，通常不能直接修补，需要用胫后肌腱替代。

2. 内踝及外踝骨折畸形愈合　根据畸形不同，可行外踝斜形截骨，纠正外踝与距骨向外脱位。用2枚克氏针暂行固定胫骨和腓骨。切除距骨与内踝间瘢痕酌情内踝截骨，同时修补三角韧带。然后固定内踝及外踝。如果胫腓下联合不稳定，则螺丝钉经外踝穿过胫腓下联合至胫骨，以固定胫腓联合。

3. 内踝骨折不连接　如果内踝假关节伴有疼痛和压痛，则需手术治疗。在伴有外踝骨折时，则应先固定外踝。如果内踝骨折骨片较大，可以修整两骨面，去除硬化骨，螺丝钉固定即可。植骨有利于内踝的愈合。考虑到内踝部位皮肤及软组织紧张，植骨片绝对不应置于骨折的表面，而用骨栓植入骨皮质深面。

二、踝关节融合术（图 10-23）

（一）腓骨截骨融合术

采用经腓骨切口。切除胫骨及距骨软骨，切除胫骨外侧皮质骨及距骨外侧面，切除腓骨远端的内侧面，然后切取腓骨置于踝关节外侧，胫腓骨间两枚螺丝钉固定，外踝与距骨用1枚螺丝钉固定。

（二）腓骨截骨加压融合术

位于胫腓下联合前纵形切口，切开皮下组织及深筋膜，游离腓浅神经的外侧支。切断并结扎腓动脉穿支。距外踝尖端6cm处切断腓骨。游离腓骨软组织附着，自近侧向远侧，腓骨远端内侧皮质及外踝关节面切除，切除胫骨远端关节面，切除距骨的关节面，用粗纹螺丝钉固定胫距关节。然后切除距骨外侧关节面及胫骨的腓骨切迹，远端腓骨复位后用螺丝钉固定胫腓骨，另1枚螺丝钉固定外踝及距骨，此融合术方法简便，融合接触面广，骨片间有一定压力，有利骨愈合。

（三）前滑槽植骨踝关节融合术

采用踝关节前路，暴露关节囊，进入踝关节。自胫骨远端前面，截取 2cm×6cm 长方形骨片。切除胫骨与距骨间软骨，同时纠正踝关节畸形，用粗克氏钢针或斯氏钉暂时固定踝关节，然后于距骨颈及体部位开槽，以接纳胫骨骨块。将胫骨片下端插入距骨槽内，近端骨片嵌于胫骨槽内。骨块与胫骨和距骨分别用螺丝钉固定。自胫骨槽内取松质骨，填塞在踝关节前间隙，缝合伤口，石膏固定。

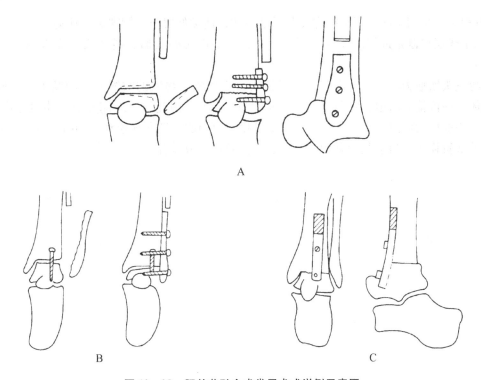

图 10 – 23 踝关节融合术常用术式举例示意图

A. 腓骨截骨融合术；B. 腓骨截骨加压融合术；C. 前滑槽植骨踝关节融合术

三、踝关节成形术

（一）手术指征

（1）踝关节骨关节炎关节周围韧带完整，距骨无明显内翻或外翻畸形。

（2）类风湿踝关节炎未长期用激素，无明显骨破坏。

（二）禁忌证

（1）踝关节损伤性关节炎伴韧带损伤，距骨有 200 以上内外翻畸形，解剖结构破坏，近期感染等。

（2）类风湿踝关节炎，经长期激素治疗，明显骨破坏。

（3）踝关节融合失败。

（4）距骨无菌性坏死。

（三）踝关节手术效果评定标准

（1）轻度或无疼痛。

（2）假体无移动及位置不良。

（3）不需要进一步手术。

（四）踝关节成形术后步态改变

（1）术后踝关节活动范围可在正常限度内，但是在步行周期中的某些阶段活动模式异常。正常人足着地时，仅足跟先着地，踝关节处中和位。当该足负重结束，足趾离地时，踝关节由背屈转为明显跖屈位。而踝关节假体置换术后，行走开始时整个足着地，即足跟及足趾与地面接触踝，关节处在最大被动的跖屈位，而足趾离地时，踝关节无跖屈或轻度跖屈，因此缺乏推进力。步态的改变与关节稳定性相关，踝关节及足部的疼痛或僵硬无关，与跗中关节疼痛无关。

（2）文献报道认为步态的改变，由于关节囊内接受本体感受的神经遭到破坏。如同小腿三头肌瘫痪，造成踝关节不稳，影响患者步行速度、步距及行走节律。小腿肌力减退后，患者采取 2 个代偿机制。

1）对侧踝关节采用不同于正常的踝关节活动模式，而类似置换术侧踝关节活动。

2）第二个代偿机制是近侧肌肉发挥更大作用，肌电图示臀大肌、股四头肌和腘绳肌的肌电活动延长。

由于小腿三头肌肌力减退，行走时缺乏推进力，而依赖腘绳肌的收缩而屈曲膝关节，便于足趾离地。导致肢体的向前能力减退，步距、节律和速度等的减退。因此如果近侧关节不能很好代偿的患者，踝关节置换术不能取得满意结果。踝关节异常活动模式可引起后期假体松动。随时间延长，并发症也增加。因此踝关节置换术，目前很少有指征，一般主张做踝关节融合术。

（李向毅）

第十一章

胸椎和上腰椎损伤

对于胸腰椎脊柱外伤的患者，治疗的主要目的是保护生命，保护神经功能，除此之外还包括重建并维持脊柱的顺列和稳定性。由于胸腰椎骨折的患者常伴有其他损伤，因此处理这些患者时如何操作掌握以上原则是极富挑战性的。此外，合并有神经损伤或脊柱不稳定的患者必须得到最快速及时的治疗，这亦增加了医师治疗的复杂性。然而，如果医师能掌握脊柱的解剖，了解外伤的生物力学特点，熟悉脊柱外伤种种治疗方法的进展，治疗成功的机会也是非常大的。

第一节　解剖

胸腰椎的特点是脊柱骨性结构、椎间盘和韧带间动态的复杂的相互作用。如果医师缺乏详尽的解剖知识，将难以对胸腰椎创伤做出正确的临床诊断和治疗选择。

人体脊柱包括12个胸椎脊椎、5个腰椎脊椎和相应的椎间盘。Stagnara 和同事研究了20~29岁没有腰背痛的正常人的脊柱顺列。他们注意到在正常人群中差异很大，胸椎后凸的范围是7°~63°，91%是在18°~51°之间。胸椎椎体和椎间盘呈楔形，后缘较前缘长，这样就形成了胸椎后凸的外形。胸腰交界段（T_{10}~L_2）后凸角度的正常范围是0°~10°，大多数脊柱外伤集中于此。同年龄段正常人的腰椎前凸平均为50°，范围是32°~84°，其中92%的人是在42°~74°之间。腰椎间盘前缘相对长，有助于形成腰椎前凸。

White 和 panjabi 测定了脊柱各部位的运动类。与颈椎和腰椎相比，胸椎的伸屈活动很少。颈椎（从枕骨到C_7）平均每个运动节段的伸屈活动度是13°，范围是8°~17°。在C_7~T_1，这个活动度降低至9°，上胸椎（T_1~T_6）每个运动节段的活动是4°。从T_6~T_7至T_{12}~L_1运动节段，伸屈活动逐渐从5°增加到12°。而腰椎各运动节段的平均伸屈度是15°（范围是12°~20°）。

与颈椎相比，胸椎侧屈活动的幅度较小。颈椎（从枕骨到C_7）平均每个运动节段的侧屈活动度是8°，而T_1~T_{10}各节段的侧屈活动是6°。在T_{10}~L_1这一胸腰椎交界区，各节段侧屈增加到平均8°。到了腰椎，这一活动下降到每节段6°。胸廓和肋椎关节的存在是限制胸椎活动度的主要因素。

T_1~T_8胸椎轴向旋转为平均每段8°，T_{10}以下降至每段2°。胸椎比腰椎的轴向旋转幅度大，主要因为胸椎关节突关节是冠状面，而在腰椎为矢状面。这种关节突关节方向的改变移行区是T_{10}~T_{12}。正是由于这种椎间关节方向的改变，下胸椎运动的特点与腰椎相似。在腰椎关节突关节逐渐变为矢状位，到L_4~L_5水平几乎为完全矢状位。这种排列方式显著限制了腰椎的旋转和侧屈活动。

胸腰椎交界区是脊柱中最易于受伤的节段。将近50%的椎体骨折和40%的脊髓损伤发生于T_{10}~L_2。该处易受创伤的解释是，缺乏胸廓的限制和保护，以及椎间盘大小和形状的改变（在上胸椎和腰椎中段这一区域中，此变化相对急剧）。

脊髓圆锥常常始于T_{11}，在大多数男性止于L_1~L_2椎间盘。在女性，圆锥止点更趋向头端。L_1~L_2椎间盘远端腰椎管内的神经结构一般就是脊神经根（马尾）。而且此处侧支循环丰富，侧支位于神经根远端和脊髓近端，因而此处不易发生血管并发症，且脊髓损伤易恢复。与颈脊髓和脊髓圆锥相比，胸椎脊髓的血液供应较少，侧支循环欠丰富。1882年，Adamkiewicz 描述了脊髓的血液供应，涉及了相对恒定的脊髓动脉，称之为髓总动脉或 Admkiewiez 动脉。因创伤、胸椎间盘突出、手术（外侧入路或后外侧胸腔外入路）可导致该动脉损伤，这可能导致严重的脊髓缺血，以至于瘫痪。大多数情况下，Admkiewicz 动脉起于左侧的 $T_{10} \sim T_{12}$ 肋间动脉，并入神经根袖，进入硬膜囊，然后跨越 13 个椎间盘，汇入脊髓前动脉。对于一些特定的手术入路，该动脉及其行程的解剖知识很重要，这也有助于解释适当的前路减压后一些神经损害仍然无法恢复。

与颈椎或腰椎相比，中胸椎的椎管比较狭窄。在 T_6 水平，椎管为圆形，直径为 16mm。而在中下颈椎，椎管尺寸是 23mm×14mm，在腰骶区是 26mm×17mm，因为胸椎管狭窄，需重视两个问题。首先，因为间隙小，即使微小的脊柱移位也可导致显著的脊髓压迫。

正如 Dommisse 和其他学者指出的，胸椎脊髓与椎管壁间的储备空间较小。尽管胸髓比颈膨大或腰膨大都细，储备间隙也狭窄。另外中下胸椎脊髓的血液供应是相对最少的，这也脊柱损伤中尤显重要。另一变异是脊髓圆锥的位置，它的止点可从 T_{12} 至 L_3 水平，在正常人群中的分布如钟形。

一般脊髓的横径比前后径大。Elliott 指出，颈膨大的最大处（常常是在 $C_5 \sim C_6$），前后径是 7.7mm，横径是 13.2mm。胸椎最窄处横径为 8mm，前后径为 6.5mm，而腰膨大处分别为 9.6mm 和 8.0mm。这些尺寸与椎管的可用空间相关。Aebi 和 Thalgott 证实，胸椎最大截面处横径为 24.5mm，而前后径为 14.7mm，这与该处细小的脊髓相关。该处最大的储备空间横径为 17.2mm，前后径为 16.8mm。在腰膨大水平，此空间横径为 23.4mm，前后径为 17.4mm。一般来说，脊髓的前后径和横径是该水平椎管前后径和横径的一半。按照 Dommisse 的数据，胸椎椎管前后径变化较小，均约 13mm，到下胸段增加至 15mm。他测量的数据显示，椎弓根间距（横径）最小值为 15mm（约在 T_6 水平），在 $T_{10} \sim T_{11}$ 水平增加至 17mm。

腰椎椎弓根的形态测量因人而异，也因脊髓节段不同而变化。Zindrink 和同事们测量了 2 900 个椎弓根，测定了椎弓根峡部的宽度和其在横截面和矢状面上的角度。一般情况下胸椎椎弓根峡部的宽度比腰椎的窄得多。在横截面上，椎弓根角度从上胸椎的内聚（后向前方向）27°，至 T_{11} 的 1°，至 T_{12} 的 −4°。在 L_1 角度再次改为内聚约 11°，逐渐增加至 L_5 的 30°。Kothe 和同事研究了胸椎椎弓根的内部解剖结构，发现内壁是外壁厚度的 2 ~ 3 倍。这种厚度差异可解释插入椎弓根螺钉时为何椎弓根骨折常常出现于外壁。当考虑使用椎弓根螺钉固定胸椎和胸腰段创伤时，掌握这种大小和角度很重要。

屈曲时，正常的胸椎和胸腰交界段的运动中心位于椎间隙的中后 1/3 处。这个运动中心的位置使前方的压力力臂是后方张力力臂的 1/4。1957 年 Brown 和同事们发现约 400 磅张力使后方结构衰竭断裂。而相应的前方 1 200 ~ 1 600 磅的压力可破坏前方结构。掌握这些生物力学原则是理解脊柱稳定性（后面详述）的基础。在胸椎，人体的重心在脊柱前方。结果是胸椎和胸腰段静息时前方椎体是受压应力，而后方韧带受张力。正常情况下，胸椎前方的肋骨和后方粗壮的韧带（是张力）限制胸椎前屈。而在腰椎，尤其是在明显前凸的下腰椎，重心位于后方，后方结构提供了约 30% 的支撑力。脊柱损伤后这些需要考虑的事项对于重建并维持脊柱序列很重要。

胸腰椎解剖的一个重要部分是连接骨性结构的软组织。韧带、椎间盘和肌肉间复杂的相互关系既控制脊柱的运动又维持其稳定性。胸腰椎脊柱软组织的创伤可破坏脊柱功能和稳定性。

前纵韧带是粗壮、宽阔的韧带，由寰椎至骶骨，位于椎体前缘。它与椎间盘腹侧和椎体骨膜紧密联系。它是维持脊柱稳定性的重要一环，限制脊柱过伸。后纵韧带也贯穿了脊柱全长，与前纵韧带相比，它窄而薄。它主要的功能是限制过屈。椎间盘由纤维环和髓核组成。纤维环是同心圆状的纤维软骨从一个椎体到达另一椎体。它允许一些活动，同时它也是脊椎间最强的连接。髓核位于纤维环中央，是轴向压力的减震器。椎间盘没有血管结构，其营养完全依赖终板和纤维环外层的体液被动扩散。外伤后如该结构被破坏，愈合的可能性很小。

黄韧带是后方椎间的宽束弹性纤维。棘突是由细弱的棘间韧带和粗壮的棘上韧带连接。背部内在肌包括竖脊肌群（棘肌、最长肌、髂肋肌）和横脊、肌群（四旋肌、多裂肌、半棘肌）。内在肌维持脊柱姿势和提供动力。外伤后畸形可影响这些肌肉的功能。另外，本章后面探讨手术入路时需掌握这些肌肉的解剖。

（代朋乙）

第二节　损伤机制

创伤时通常同时存在多种复杂的外力，每种外力都能导致脊柱结构的破坏。然而常常就是一两种外力产生了几乎所有的骨或韧带损伤。胸椎、胸腰段和腰椎损伤常见的外力包括轴向压缩、屈曲、侧方压缩、屈曲旋转、剪切力、屈曲分离和伸展等。下面从力学角度讨论各种外力及其给脊柱的骨－椎间盘－韧带复合体带来的影响。

一、轴向压缩

因为正常的胸椎后凸，轴向负荷给此区域带来的是椎体的前方屈曲负荷。它产生的脊柱损伤在下面屈曲损伤中讨论。

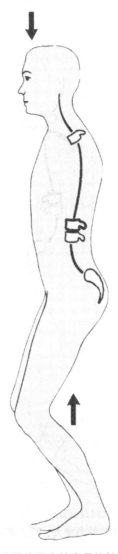

图 11-1　轴向负荷给无弯曲的胸腰段椎体带来的常是纯粹的压缩力，常常导致胸腰段爆裂骨折

轴向负荷给无弯曲的胸腰段椎体带来的常是纯粹的压缩力（图 11-1）。正如 Roaf 描述的，这种外伤机制首先导致的是终板骨折，然后是椎体压缩。如压力够大，垂直的骨折在整个椎体中延伸导致爆裂骨折。Frederickson 和同事们发现这种骨折然后蔓延至椎体后缘皮质中部的血管滋养孔。外力进一步增加，骨折块向四周向心性扩散移位，常带有椎间盘碎片，可向后突出。这种向心外力可造成椎弓根、椎体结合部的骨折，导致椎弓根间距增宽，椎板可青枝骨折，尤其是外力包含一个屈曲成分时。伴随重度

椎体压缩，后方结构可出现明显的断裂。

Heggeness 和 Doherty 研究了胸腰椎椎体的骨小梁结构，发现骨小梁框架起于椎弓根内缘，反射状向整个椎体延伸，而椎体后缘骨皮质在接近椎弓根处（也就是骨小梁起始点）逐渐变细。这种解剖结构可产生应力集中点，可解释轴向负荷下椎体压缩骨折时常见的梯形骨折块突入椎管的现象。

二、屈曲

屈曲外力（图 11 - 2）使椎体和椎间盘前缘受压力，而后方结构受张力。后方韧带可能未断裂，尤其是外力迅速施加时，但可出现后方的撕脱骨折。随着前方骨折和成角的进展，外力逐步耗尽。如后方韧带结构完整，骨折常为稳定性。此时中柱常完好，无半脱位，不伴骨折块或椎间盘后突。一旦后方韧带和关节突关节的关节囊破裂，即为不稳定性损伤。如果前方楔形变大于 40% ~ 50%，很可能伴有后方韧带和关节突关节损伤，后期可出现不稳定伴畸形进展。屈曲压缩型损伤伴中柱损伤易于伴有机械不稳定、畸形进展和神经损伤。

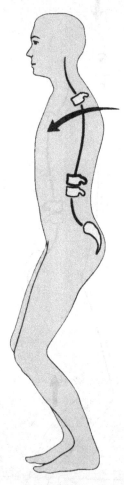

图 11 - 2　屈曲外力使前方的椎体和椎间盘受压力，而后方结构受张力。这一损伤机制常导致椎体前缘的稳定性压缩骨折，但随着外力增大，后方韧带可断裂

三、侧方压缩

侧方压缩外力导致的损伤与前面讨论的椎体前缘楔形压缩骨折类似，不同的是外力来自侧方（图 11 - 3）。损伤可为局限的椎体骨折，也可伴有后方韧带损伤。前者常为稳定的，后者临床上可为不稳定的，可导致疼痛和畸形逐步发展。

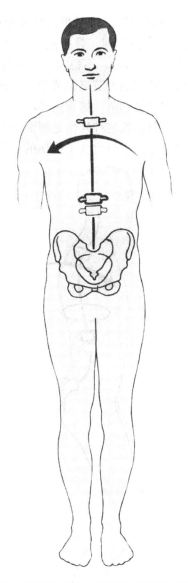

图 11 – 3　侧方压缩外力可导致稳定的侧方楔形压缩损伤常不伴后方韧带损伤

四、屈曲旋转

屈曲旋转型损伤中包含了屈曲和旋转两个外力（图 11 – 4）。如同前面讨论的单纯屈曲损伤，该型主要的损伤可仅为前方的骨折。但随着旋转外力的增加，韧带和关节突关节的关节囊可损伤，结果就形成了前柱和后柱同时损伤。常可见严重不稳定损伤，后方韧带和关节囊断裂伴前方椎间盘和椎体的斜行破裂。此机制可导致 Holdsworth 首先描述的典型的片状骨折。

与颈椎不同，胸腰椎损伤少见单纯的脱位。主要原因是关节突关节的大小和方向，除了屈曲和旋转外力，还需分离的外力才能造成脱位。单纯的屈曲旋转外力更常见的是关节突关节或其他后方结构骨折伴脊椎脱位。

五、屈曲分离

1948 年 Chance 首先在 X 线片上发现了屈曲分离型损伤，但这种所谓的安全带损伤（seat bell injury）的机制是随后才阐明的。此损伤类型中，前屈旋转中心前移（常至前腹壁），整个脊柱都受到很大的张力。脊椎骨后方结构、间盘和韧带是撕裂或撕脱，而非其他大多数脊柱损伤中常见的挤压。这类外力可导致单纯的骨性损伤、混合性骨韧带损伤或单纯的软组织损伤（韧带或间盘）。Chance 描述了单纯的骨性损伤，横行的骨折起于棘突，经椎板横突、椎弓根，延伸至椎体。这种单纯的骨性损伤常见于 $L_1 \sim L_3$ 区域，虽然极不稳定，但如能保持脊柱顺列，骨折愈合无远期不稳定的可能性很大。混合性骨韧带损伤或单纯的软组织损伤常见于 $T_{12} \sim L_2$ 区域，不稳定，而且自愈可能性小。

屈曲分离型损伤可导致胸椎和胸腰段的双侧关节突关节脱位。韧带、关节囊和椎间盘断裂，但前纵韧带常完好；但是下位椎体前缘的前纵韧带被剥落。如屈曲轴心很靠前且能量足够大，前纵韧带也可断裂，结果是极不稳定的损伤。一般来说，与其说这种外伤是屈曲分离型不如说是单纯分离型。如旋转轴心位于椎体前缘，可为压缩骨折。旋转轴心的位置改变了损伤的种类。

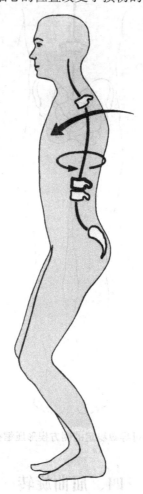

图 11 - 4　屈曲旋转型损伤比单纯的屈曲型损伤更易引发严重的脊柱损伤，这种复合外力常
导致后方韧带和关节突关节囊的断裂及前方椎间盘和椎体的斜行断裂

六、剪切

Roaf 描述了单纯的剪切力型损伤，它导致严重的韧带断裂，与前面讨论的屈曲旋转复合损伤类似。此外力可导致上位脊椎在下位脊椎上前移、后移或侧方滑椎。最常见的是创伤性脊椎前移，多导致完全性脊髓损伤。偶尔，它可伴有峡部骨折，形成自行椎板切除术（autolaminectomy），不伴神经损伤。剪切力常合并其他外力，导致复杂损伤。

七、伸展

当头部或躯干上部被向后猛推，就形成了伸展外力；它产生的损伤类型与单纯屈曲外力形成的骨折恰恰相反。前纵韧带和纤维环剪前缘受到的是张力，而传导到后方结构的为压力。该损伤机制可导致关节突关节、椎板和棘突的骨折。椎体前下缘可有撕脱骨折，以往这被认为是伸展损伤的特异标志，但现在认为这是非特异性的。大多数这类损伤是稳定性的，除非出现上位椎体在下位椎体上后滑或者伸展外力伴有剪切力。Denis 和 Burkus 报告了一种过伸伤类型，他们命名为伐木工人骨折脱位（lumberjack fracture dislocation）。损伤机制是坠落的重物（常为木材）击中患者背部中央。受伤部位包括完全的前纵韧带断裂，是极不稳定的损伤类型。

（代朋乙）

第三节 治疗选择

保守方法可有效地治疗胸椎和胸腰段脊柱损伤。1969 年 Frankel 和合作者的数据仍旧是标准，它报告了治疗主法并测定了最终疗效。Davies 和同事也报告了相似的优良疗效。如果这些患者考虑手术治疗，手术结果必须要优于非手术治疗，用来平衡手术带来的风险。因损伤类型不同、损伤程度各异，难以将文献报告的保守治疗和手术治疗的疗效相比较。手术组中的病例常常损伤程度更重。几乎没有 1 类证据在相同条件的骨骼和神经损伤下比较两种治疗的效果。一些报告显示，手术组神经功能恢复稍优于非手术组，但统计学差异不大。很多认为手术组神经功能改善好的研究者将注意力集中于前路或后路神经减压。Edwards 和 Levine 报告，使用 Edwards 内固定系统后路骨折复位间接减压较非手术组神经功能改善好。Certzbein 研究了 1 019 例脊柱骨折，发现手术并未改善患者神经功能。另外 Bravo 和同事没有发现手术治疗组和体位复位固定治疗组病例的神经功能改善有显著差异。

保守治疗中，神经功能可能出现恶化，文献报告 33 例胸椎及胸腰段爆裂骨折患者中就有 6 例是这种情况。Denis 和同事的结论是，手术治疗对于某些特殊类型损伤的病例是更好的选择。而 Frankel 与合作者回顾了 371 例胸椎或胸腰椎骨折，发现体位复位保守治疗的病例中仅 0.5% 出现神经功能恶化。Mumford 和其同事报告，用非手术方法治疗的爆裂骨折病例，出现神经功能恶化的为 2.4%。如在保守治疗中患者的确出现了神经功能恶化，建议手术治疗（例如前路减压）。最后，手术治疗和保守治疗的安全性在一定程度上取决于经治医师和其医疗团队的经验和偏好。

手术可矫正畸形，但尚不清楚是否有助于临床上神经功能的改善。Ni'coll 发现，畸形和神经功能不相关，而 Soreff 和同事却发现显著相关性。McAfee 和合作者复查了晚期胸腰段和腰椎损伤前路减压融合的病例，发现残留畸形并未妨碍神经功能的改善。然而 Gertzbein 报告，大于 30°后凸畸形患者 2 年随访时腰背痛显著增加。Edwards 和 Levine 的数据也显示解剖复位对于远期疗效很重要。

一些作者认为手术治疗患者的慢性腰背痛比保守治疗能有较大的缓解。这种疼痛改善可能是通过手术治疗获得并维持了较好的矫形。另外，手术治疗还包括软组织损伤严重的运动节段的融合。这些损伤的软组织损伤不易愈合，患者虽然骨折愈合良好但节段运动仍异常。

大多数学者认为，瘫痪患者经手术稳定治疗可缩短住院时间，坚强的内固定有助于早期活动和康复，减少了长期制动带来的并发症。然而，Gertzbein 的多个脊柱创伤中心研究显示，手术组患者并发症发生率为 25%，而保守组仅为 1%。手术组患者一般受伤重且神经功能损害比例高，无论采取何种治疗方法，这两个因素就导致了并发症发生率的升高。Place 和同事比较了完全性脊髓损伤患者保守和手术治疗的情况，发现手术组住院和康复治疗时间缩短了 19%，但并发症发生率较保守治疗组升高了 1 倍。综上所述，住院时间缩短是我们所知的内固定的主要优点。

在极少数手术风险极高的病例中，不稳定的骨折的患者应持续卧床休息和进行相关防范措施。但是上述治疗方案的益处必须同褥疮、肺部感染等并发症相权衡。翻身床的使用可以减少褥疮的发生。深静脉血栓形成同样的相关患者面临的一个风险。对于这些患者可进行药物血栓预防治疗来降低风险。为避免形成硬膜外血肿，抗凝药物应该在受伤 72 小时之后使用。

（代朋乙）

第四节　手术治疗

内固定的选择和重建方式并不是随机的，也不应该完全依赖于手术者的喜好。任何固定系统都有优缺点，应尽量发挥其优势。针对某一骨折的最理想的固定和重建方式应该拮抗造成变形的力量，并最大限度地减少不稳定的发生。

椎弓根螺钉固定系统已被证实比缆丝或钩爪系统具有更强的抗拔出能力。对于成人脊柱畸形的治疗，胸椎椎弓根螺钉内固定系统为畸形矫正和融合提供了更好的效。An 和同事发现在外爆裂骨折模型中，椎弓根螺钉系统比钩棒系统提供了更强的稳定性。在一项比较椎弓根螺钉和钩棒系统的研究当中，椎弓根螺钉更加改善了前方高度的重建，维持了椎管内的空间。

椎弓根螺钉系统的发展易化了胸椎和腰椎的经椎弓根内固定技术。椎弓根螺钉系统的使用量增加，导致其在胸椎和胸腰段创伤的治疗中得到了广泛的应用。Bransford 和助手证明 X 光透视检查可使安全放置胸椎螺钉变得更加方便。在 245 名患者的 1 533 根螺钉中，只有 0.26% 的螺钉需要修改位置，并且没有与螺钉位置相关的主要并发症。Fisher 和同事在相似的回顾研究中发现，可接受的螺钉位置占到了总数的 98.5%。Hart 和同事在尸体研究中发现，使用透视技术进行辅助可以提高胸椎椎弓根螺钉放置的把握，但同时强调在对 $T_4 \sim T_7$ 节段（椎弓根解剖最狭窄的位置）进行内固定时，术者必须小心谨慎，因为椎弓根的直径同椎弓根破裂率呈负相关性。

Siebenga 和同事在一项前瞻研究中发现，对于 AO 分型 A 型的胸腰段骨折患者，后路短节段内固定治疗效果优于非手术治疗。在这项研究中的患者没有神经系统损伤。在对 94% 的患者平均 4.3 年的随访中，患者伤处局部矢状面序列在手术干预手得到了良好的改善。经手术治疗的患者在功能评分和重返工作方面也都得到了发送。Wang 和同事进一步评估了后路短节段固定治疗爆裂性骨折的效果。在他们的研究中，患者被随机分配到两组进行比较，一组为内固定加融合，另一组只进行内定。他们发现不进行融合的治疗组患者复位效果得到了更好的维持，同时也缩短了手术时间，减少了术中出血。在平均 41 个月的随访中，该组患者功能恢复结果同样良好。Sanderson 和同事报道了类似的令人满意的结果；但他们报道了 14% 的内固定失败率，这与进行融合治疗的患者组结果相当。

短节段固定（骨折椎体的上一节段和下一节段）同长节段固定加融合（骨折椎体上下各多于一个节段）相比较，效果孰劣一直处在争论之中。短节段固定的目标是在胸腰段和腰椎可活动和条件下维持运动节段。Kramer 和同事报道了 11 名经短节段固定治疗的患者中 36% 的尾向螺钉固定失败，同时伴有术后逐渐加重的脊柱后凸畸形。McClain 和同事报道，短节段固定而未进行前路重建治疗爆裂骨折的患者有相当高（6/11）的失败率。这类患者预后普遍较差，同时相比较于接受节段内固定的其他类型患者有更高概率发生的内固定术并发症。Alvine 和同事在他们治疗短节段内固定的经验基础上，推荐至少应对 3 ~ 4 个运动阶段进行内固定（而不是 2 个）。Terezen 和 Kuru 报道了在治疗胸腰段爆裂骨折时，短节段椎弓根内固定约有高达 55% 的失败率，尽管相比之下多节段内固定需要较长的手术时间和较多的出血量。两组患者下腰功能评分（Low Back Outcome Score，LBOS）无明显差异。他们强烈建议进行前柱的支持重建会使患者避免进行多节段内固定。Mclain 最近的文献回顾了反对进行不伴前柱支持治疗的短节段内固定术的若干建议。

在应用负荷分享分类法（Load Sharing Classification）对前柱支持治疗进行分级后，Parker 和同事在短节段经椎弓根内固定手术成功率上达到了 100%。这些手术没有任何内固定的失败。这些患者在术后 3 ~ 4 个月内需佩带脊柱支具，并被随访了平均 66 个月的时间。Scholl 和同事在延长头向固定至两个节段的治疗方面得到了令人满意的结果，并认为这样可以在尽可能保留结构的同时限制了腰椎运动能力的丧失。Razak 和同事在 24 个月的随访中。26 名接受短节段内固定术治疗的患者平均丢失了 2° 的矫正。

Aenkstein 和同事在生物力学方面证实了在骨折的椎骨椎弓根内植入中等大小的椎弓根可以提高短节段内固定的强度。这种额外的固定点可以减少尾向螺钉的负荷，还可提高内固定的成功率，维持脊柱序列的稳定。

人们正在尝试经椎弓根植入物支持前柱和中柱的方法来提高短节段内固定术的疗效。Knop 和同事研究了经椎弓根植骨的长期效果，结果发现该技术对于控制复位矫正的丢失没有任何作用。Alanay 和同事在他们的前瞻研究中也得到了相似的结果，在该研究中他们将患者随机分为了植骨治疗和非植骨治疗两组。在植骨治疗组中的患者约 50% 丢失了至少 10° 的矫正，而非植骨治疗组的患者该数据只有 40%。然而，Toyone 和同事对 15 名接受非融合的后路内固定联合羟基磷灰石植入前柱手术的患者进行了研究。患者的内固定物在术后 1 年取出并且接受了至少 2 年的随访。他们脊柱的矫正无任何丧失，矢状面序列只有很少的丢失，同时椎管腔的空间令人十分满意。

最近，有许多关于球囊支撑还原椎骨终板和经椎弓根注射内容物（磷酸钙或聚甲基丙烯酸甲酯联合后路短节段内固定术）支撑前柱治疗方法的报道。虽然长期研究结果还未报道，但是这并没有显著的临床意义。长期研究的结果会进一步说明该技术对于某些类型骨折的疗效。

Sasso 和同事比较了在治疗不稳定爆裂骨折时的后路短节段内固定术和单独前路内固定术。尽管两种方法在术后矢状面的顺列都得到了显著改善，但是后路组平均损失了 8.1°，而前路组平均只损失了 1.8°。然而，在胸腰段序列丢失的发生率前路手术要高于后路手术。

由于胸椎结构较为僵直，因此相比于胸腰段和腰椎，人们较少关注胸椎运动节段的保留。在这种情况下，人们建议对骨折平面上下至少两个节段进行后路椎弓根螺钉内固定。经椎弓根内固定胸椎可以在缺少完整后结构的情况下对椎体节段进行三柱控制和固定。而且也不必进行胸椎管解剖或内固定。Yue 和同事研究了 32 例 $T_2 \sim L_1$ 经椎弓根内固定的患者。他们发现在 $T_2 \sim L_1$ 节段总共放置的 222 根螺钉没有一根出现相关并发症。患者的椎体高度和矢状面序列得到改善。在随访的平均 4.8 个月时间里没有出现内固定失效、重建失败、疼痛等情况。

Verlaan 和同事系统地综述了胸椎和腰椎外伤治疗方法的文献。他们发现的证据大量建立在着重于手术路径（前路、后路和联合）的回顾研究，包含了 5 748 例经手术治疗的患者。他们发现损伤较重的患者（较高的 Cobb 角，多发创伤和神经受累）更多地接受了前路治疗，而那些损伤相对较轻的患者接受了后路短节段内固定治疗。各组患者并发症都相对较少，并且组间差异很小。所有分组，包括前路，后路短、长节段和前后路联合，在术后对畸形的矫正都得到了很好的效果。随访结果后路短节段组矫正平均丢失 7.6°，相比前路组平均只丢失 3.1°。术后疼痛评分的随访组间具有可比性，每组疼痛均有大于 80% 的缓解改善。恢复工作的情况前路组和后路短节段组相似，各自为 84% 和 83%。植入物失效在前路组和联合入路组较为少见，约 5%，而后路组为 10%。总体来说，患者治疗结果要好于预期，但是非手术治疗也能够维持矫正后的脊柱后凸至生理曲度。

因为目前有多种不同的椎弓根螺钉固定手段，并且有更多还在发展过程中，所以我们只介绍一般的手术方式，重点在椎弓根螺钉的正确放置。就像前面所讲到的，在前方损伤轻微的情况下，固定损伤处上下各 1 个椎弓根是适当的做法。如果前方的粉碎明显，就应该选择将固定延伸至损伤处上下各两个节段，或者在其后择期进行前路椎体切除和骨折椎体的融合，以提供前方的轴向支撑。

患者取俯卧位，做正中切口，暴露每一个节段的棘突、椎板、小关节和横突来进行固定。椎弓根与矢状面所成的角度在 T_{12} 大约为 −4°，在 L_1 大约为 11°，在 L_5 节段逐渐增至 30°。椎弓根的直径也有类似变化，在 T_{12}、L_1、L_2 和 L_3 约为 8mm，在 L_4 增至约 1cm，在 L_5 达到近 1.3cm。一个有用的评价椎弓根与矢状面所成角度的方法是，在患者的 CT 检查中进行测量，椎弓根的直径也能靠 CT 检查来确定。

从头端到尾端的椎弓根的中心点可以大致由通过椎体双侧横突中间的边线来确定，这条线将椎弓根的中点一分为二。椎弓根的中间部分位于横突线自内向外与通过小关节的连线的交点（图 11 − 5A）。在腰椎，正处于关节突外侧的乳突可以帮助确定椎弓根的入口。

当软组织完全剥离后，暴露骨质，可以应用高速磨钻在选好的入点去除骨皮质，接下来用尖锥或椎弓根探测器在维持与矢状面合适的角度下从椎弓根的中心部分穿入椎体，向头尾端的倾斜程度最好参考侧位片，尖锥或椎弓根探测器应该延阻力最小方向进入。从椎弓根中心部分较软的松质骨进入要易于周围较硬的皮质骨。如果遇到阻力，尖锥或椎弓根探测器应选择其他更容易进入的路径。术中在孔道中放入钻头后摄片或透视，可以帮助确定有疑问的通路位置。如果椎弓根螺钉的放置仅仅依靠解剖标志和脊柱外科医生的经验，那么螺钉穿破椎弓根边界的概率可达30%，术中摄片和透视可以帮助降低该风险。每个孔洞都可利用椎弓根探测器在全部四个象限探测是否可触到皮质。孔洞可能被刺穿，所以此种方法适用于年轻患者，然后拧入椎弓根螺钉。

无论采用何种类型的固定，都应谨慎将螺钉拧入合适深度。使用定向螺钉更容易达到复位。多轴螺钉应尽量不用，而且如果椎弓根螺钉是多轴向的，螺钉过度进入会阻碍螺钉头部的活动。由于存在血管和内脏损伤的高风险，胸椎中段至L_5的椎体前方皮质均不应该触动。该问题可通过选择合适长度的螺钉来避免。螺钉长度可于术前通过 CT 或 MRI 测量来选取。

在放置椎弓根螺钉时另外一个需要考虑的问题是，板、棒或螺钉本身是否会破坏相邻的正常关节。这种并发症发生的可能性是由椎弓根螺钉固定装置的基本设计决定的，医生通常无法改变，所以在开始选择椎弓根螺钉固定系统时一定要考虑到这个问题。

治疗脊柱骨折、获得复位和正常状位顺列是手术治疗的基本目的之一。恢复前凸的作用力和撑开作用力可以通过短节段的椎弓根螺钉固定来施加，以达到所期望的结果（图 11 - 6）。在固定最后完成时应进行正位和侧位摄片以证实骨折复位良好，矢状位的脊柱顺列满意，每个椎弓根螺钉处于正确的位置（图 11 - 5A，图 11 - 5B）。

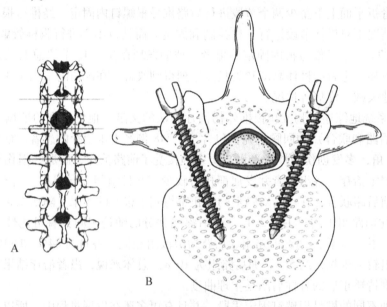

图 11 - 5　椎弓根螺钉固定的正确位置

A. 椎弓根的中心位置可以由两条线的交点来确定，横线平分每一节段的横突，竖线从头至尾平分小
关节；B. 使用椎弓根螺钉后，螺丝被一个板或杆构造连接

目前有许多减低脊柱后凸（腰椎）的方法。无论使用何种方法，必须确保骨骼坚强固定以保证矫正复位不会将螺钉拉出。同时，矫正复位应同时使用棒来避免固定的一侧过度受力。在大部分病例中，特别是在短节段中，定向螺钉可以使矫正更加容易。在较长节段（上下各两个节段）中可以每对固定一个螺钉，再使用一个多轴螺钉来方便装置的组装。金属棒应按照设计好的矫正轮廓弄弯并按方向固定于近端螺钉上装钉帽之前通过压棒器将棒的远端压入螺钉槽内以达到矫正。为达到完全矫正可以允许轻微的分离。

重建前凸的一个有用方法是在损伤节段放置螺钉。当与具有相应轮廓的棒连接后，可以获得完美的三点固定效果。另一个恢复前凸的方法是使棒的尾端与头端的螺钉向上成角约15°（最好使用尾端可成角的螺钉），将头端固定好。然后将棒用力下压固定于尾端螺钉上。该技术可以提供近端节段的撑开和形成前凸。

像所有其他的内固定系统一样，坚强的融合是手术的基本目的之一。要注意将横突和上关节突的外侧面去皮质，以增加获得融合的机会。在放置棒或连接板之前进行植骨要相对容易。最后，许多新型的内固定系统由钛制成，可以允许术后更好地进行影像学检查，特别是 MRI。

一、后外侧减压

在胸腰段脊柱损伤中，对骨折的手术复位常常可以得到间接手术减压的效果。如果能达到完全复位，则不需另行减压。Edwards 和 Levine 以及和 Edwards 和他的同事发现，在损伤后 2 天之内进行手术复位可以使椎管面积恢复 32%，而在损伤后 3 ~ 14 天实施手术只能恢复 23%。他们还发现，如果拖延至 2 周之后，则很少或根本不能恢复。

复位是否充分不能用平片来评价，术后脊髓 CT 扫描或 MRI 是评价术后是否还存在神经压迫的有效方法。如果发现明显的异常，则可后期行前路减压。

另外，如果恢复了正常的解剖顺列，椎管内残留的骨块在一年左右可以发生骨吸收现象，因此而减小神经的受压程度。Krompinger 等复查了 29 例因胸椎和腰椎损伤而行保守治疗的病例，14 例在最初的检查中发现超过 25% 的椎管占位，其中 11 例观察到受累椎管内骨的塑形，而椎管侵占小于 25% 的 8 例患者中有 4 例进入椎管的骨块完全消散。其他学者在对爆裂骨折进行保守治疗中也报道了类似的结果。Sjostrom 等也注意到在采用椎弓根螺钉固定和融合后椎管内骨块的吸收。然而 Willen 等报道，大于 50% 椎管侵占的患者很少出现明显的骨块吸收。将这些因素加以考虑，在一些存在明显的骨块吸收。将这些因素加以考虑，在一些存在明显神经压迫的胸椎或胸腰段骨折的患者，通过后路复位和固定后没有改善，可能仍然需要后期的手术治疗。后外侧减压已经在后路固定的同时被加以应用。

后外侧技术的优势在于可以不破坏严重脊柱损伤（包括骨折 - 脱位）后的稳定性，与此同时在不需二次手术的情况下进行一定程度的神经减压。该技术的一个不利方面是，必须切除后方和后外侧的骨质，这样可能破坏脊柱的稳定性和最终的融合。第二个主要不利方面是，该技术是一个相对非直视的操作过程，因为硬膜和神经结构位于医生和前方压迫组织之间。

Carfin 等对后外侧技术进行了评价，在这组病例中，9 名胸椎或腰椎爆裂骨折的患者接受后外侧减压治疗并采用 CT 检查评价手术效果。术后 CT 显示只有一名患者椎管内残留骨块。Hardaker 等报道，平均椎管侵占超过 65% 的严重爆裂骨折应采用双侧经椎弓根减压合并后方固定融合。尽管对于如此严重的椎管侵占需要常规前路减压，但是在该研究中仅有 1 例患者另外施行了前路手术，77% 伴有神经功能损伤的患者有显著改善，在随访中没有任何患者的后凸畸形出现明显发展。Hu 等将前路减压与经椎弓根减压对于不全神经损伤患者的手术效果进行比较，发现前路椎体切除并不比单纯经椎弓根减压有额外的优越性。在与一组类似情况的只接受间接复位方式的患者比较时，两种治疗方法都获得显著的神经功能改善。其他学者也报道了经椎弓根减压的良好效果。与此形成对照的是，Lemons 等比较了经后外侧途径减压和间接复位两种方法，发现在椎管侵占率或神经功能改善方面没有显著性差异。他们的结论是，后外侧经椎弓根途径对于爆裂骨折的治疗价值值得怀疑。

在胸椎、椎腰段或腰椎损伤的患者中，后外侧减压是后路稳定手术的一部分。在应用内固定系统和后外侧减压之前，应该对损伤水平进行 CT 横断面的研究，确定椎管中神经压迫最严重的部位。内固定操作应该首先在神经压迫最严重的部位。内固定操作应该首先在神经压迫较轻的一侧进行，然后施加矫正力量以复位脊柱损伤。在大多数病例中，这些力量包括撑开和促使前凸形成的力，通过三点或四点固定，力的方向应指向损伤水平的前方。

然后将注意力集中于脊柱未固定的一侧。在神经压迫最严重的节段进行椎板切除，通常位于骨折椎节的椎弓根之间。在该节段，对相邻骨质切除，包括头尾两端的椎板和该节段小关节的内侧部分。

骨折的后缘（在硬膜前方）可以通过带角度的神经剥离子触及，以评价椎管侵占的程度。椎板切除应至少向远端延伸到椎弓根的下缘。一旦确认了椎弓根的内侧界后，用高速磨钻钻入椎弓根的中间部分，保持四面的骨皮质完整。用细咬骨钳或刮匙去除椎弓根的内侧皮质，注意保护其下方走行的神经根。通过已被削薄的椎弓根内侧部分向前方椎体内做一个 1cm 深度的骨槽，通过骨槽插入反向刮匙，在神经结构前方造成压迫的碎骨块可以被压入椎体，或经由事先做好的骨槽取出。Mimatsu 等设计了专门用于椎弓根路径的各种嵌入器。通过这样的单侧暴露方式将减压范围少许延伸至中线对侧是可能的。

如果可以在椎管双侧进行减压，则不需进行进一步减压操作。如果需要对已经固定的一侧进行减压，则需在已经减压的一侧插入连接棒，再将未减压侧的连接棒取出，在经椎弓根的减压完成后，重现安装连接棒。

二、前路经胸减压和融合

前路经胸减压和融合可用于胸椎和胸腰段（$T_2 \sim L_1$）骨折的治疗，可以单独应用，也可联合后路稳定手术应用。其最好的手术指征是神经前方的严重压迫，脊髓不全损伤，没有明显不稳定，以及损伤后延迟治疗，包括陈旧创伤性畸形。

这种创伤的经胸入路手术最先由 Paul 等所阐述，Bohlman 等发表了其具体手术技术和疗效的长期随访结果。在对上胸椎新鲜损伤伴截瘫的一组病例的回顾中，8 位患者由于残留的神经压迫而行前路减压和融合手术，在进行前路减压前其神经恢复都进入了平台期。术后，5 位患者可以在没有帮助下行走；2 例有部分恢复，在拐杖和支具保护下行走；1 例患者有恢复，但是仍不能行走。没有患者出现术后神经功能恶化，尽管有 3 例此前已行椎板切除手术。没有患者增加任何形式的内固定，没有数据显示损伤区域的残留成角。

多数已发表的经胸减压治疗脊柱创伤的文献或是涉及轻微至中度不稳定的患者，或是陈旧性损伤的患者。在后者中，可能已经出现一定的愈合伴随部分的稳定。Gurr 等发现，在动物的椎体切除模型中，与完整脊柱的强度相比，行椎体切除的脊柱强度明显降低。这种强度的降低表现在轴性负荷、屈曲负荷和旋转试验。应用髂骨植骨可以使抗轴向压缩和屈曲试验能力增加两倍，而抗扭转能力不到完整脊柱的 1/3。在有明显后方结构断裂并行前路椎体切除的创伤患者中，可能存在额外的不稳定。因此，前路经胸减压合并单侧固定融合极少适用于上述患者。而应用于有明显的神经压迫和轻微不稳定患者。当不稳定的程度加重时，有必要在前路减压融合的基础上加行前路固定或后路稳定手术。在严重损伤合并三柱断裂时，一些学者主张进行前后路联合固定和脊柱融合。几乎所有患者在术后都应该使用胸腰骶支具制动，除非那些采用坚强后路节段固定装置的患者。

从 20 世纪 80 年代末开始，更为复杂的前路固定板系统的发展提高了胸椎和胸腰段前路固定的质量。然而，在 L_4、L_5 和 S_1 进行前路钛板固定仍然存在问题。目前的大多数固定系统是基于每个节段两枚螺钉的理论，一枚螺钉置于后方，与椎体后方的皮质骨平行，另一枚螺钉在椎体中从前至后斜行穿过。这种三角形的设置增大了拔出力量。另外，在大多数系统中，在螺栓或螺钉与钛板固定之前，可以进行固定上下节段之间的加压或撑开。该技术可以提高前路植骨的融合率和重建稳定性。

Kaneda 等报告了在通过前路减压和 Kaneda 装置重建稳定连续治疗 150 例胸腰段爆裂骨折患者的结果。经过平均 8 年的随访，影像显示融合率为 93%，10 例假关节形成患者成功施行了后路脊柱固定融合。他们认为，所有假关节形成都发生于前方支撑植骨位置不良的患者。Kaneda 认为，其装置的成功应用直接依赖于经过坚强的三面皮质骨髂骨块的负荷传导，并且将三面皮质部分置于越过对侧椎弓根的部位。术前的平均椎管侵占率为 47%，术后为 2%。95% 的患者神经功能至少提高一级。9 例患者出现内固定物的折断，不伴有医源性神经功能受损。在受伤前有工作的患者中，96% 重返工作。术前的平均后凸为 19°，术后即刻为 7°，随访时为 8°。在另一组报告中 Kaneda 等对创伤性后凸所致神经受损的患者在前路减压后应用 Kaneda 装置，所有的患者都取得很好的效果。Gardner 等采用可塑形的脊柱前路固定板（CASP）系统治疗各种创伤，包括急性爆裂骨折，融合率达 100%。McGuire 报告了对 14 例不稳定三柱损伤患者采用前方减压和 University 板固定（Acromed 公司），在影像上可以看到椎体高度得以维持，并且未发现能测量出的内置物下陷或后凸发展。他报告没有内植物失败，1 例不融合患者成功进行了后路减压重建。Okuyama 等复查了 45 例不稳定爆裂骨折的患者，采用前路减压融合治疗，其中 84% 没有或仅轻微疼痛，74% 重返工作，在融合前仅有后凸角的轻度丢失。其他近期发表的研究也显示通过对胸腰段爆裂骨折的前路减压固定取得了类似的效果。

最新的研究报告了应用肋骨或髂骨（或两者同时应用）在前路减压后进行稳定融合的结果。Finkelsteii 等报告了一组关于应用异皮质骨在胸腰段骨折后进行前路建作用的前瞻性研究结果。他们在异体胫骨髓腔内填充从椎体切除中所得的自体骨。22 例患者仅行前路手术，14 例患者采用前后路手术联合。在后组中，后方内固定与内植骨联合应用。他们报告了 81% 的总融合率，有趋势显示仅行前路手术的患者有较高的不融合率（2/14），而行前后路联合固定者不副合率较低（2/12）。另外，在仅行前路固定后出现矫正角度或稳定性丢失的 8 例患者中，3 例需要翻修手术，加行后路固定。

其他学者注意到前路固定的较高并发症发生率（30%），并且随着时间的延长有明显的原有畸形矫正度的丢失（50%）。Yuan 等报告了采用 Syracusel 板进行固定的结果，警告说骨质疏松和明显的后柱断裂是前路固定的相对禁忌。手术方法

对于入路高于 T_{10} 的患者应采用双腔导管进行气管插管，以使左右两侧的主干支气管可以分别进行通气，这样可以允许一侧肺萎陷来良好地暴露脊柱结构。对于 T_{10} 远端，可以使用单腔导管。为了暴露 T_{10} 及其上方，患者通常采取左侧卧位，在假定没有任何禁忌证或影响暴露的因素下，选择右侧胸作为手术侧。这一体位避免了任何对心脏和大血管的干扰，而左侧入路会涉及上述重要结构，万其是在中上胸椎区域。如有必要，可以选择左侧入路，但是较大的内固定不应用于该侧。

必须特别注意在患者的下方一侧腋窝远端放置衬垫，以防止出现臂丛的牵拉麻痹，并且需要使用臂托以使臂的上部维持自然位置：肩关节 90° 前屈，外展内收中立位，肋部近于伸直。双侧上肢应妥善保护和衬垫，尤其是上臂后面的桡神经区域和肋部接近腋神经的区域。应避免肩部前屈大于 90°，以减少臂丛麻痹发生的危险。固定带可以安全地从大转子和肩部越过患者的身体，固定于台面。在患者下方放置垫枕也有利于维持位置。

患者的整个右侧面、胸前部位和后面一部分，上起腋窝下方水平，下至髂嵴外侧下方都应做手术准备。应注意备皮时前方到达中线，后方越过中线。这样可以减小术中的定向困难，并且在需要时，可以使前方经胸减压融合和后方固定融合同时进行成为可能。

从 T_6 到 T_{10}，应直接在与骨折椎体同序数或最接近的一个节段的肋骨上做切口，远端一些比较近一些从技术上更容易操作。切除更高一节段的肋骨易于操作，尤其是当涉及多个节段的椎体切除时。对于 T_6 以上的骨折，皮肤切口应从 T_6 肋骨向前向外侧延伸，向后方应延伸至肩胛骨下端，然后逐渐向头端弯曲，直至肩胛骨的内侧缘和正中棘突部位。对于 T_{11}、T_{12} 和 L_1 的暴露，切口应经过 T_{10} 肋骨以接近受伤部位。

切口经过皮肤和皮下到达深筋膜。从 T_6 到 T_{10}，深筋膜和下方的肌肉在与皮肤切口相对处切开以到达肋骨，在肋骨和内外侧面进行骨膜下剥离。术者在神经血管束附近应用电灼时应格外小心。用肋骨剪剪断肋骨，后方自肋椎角处剪断，前方自肋软骨连接处剪断，将内侧骨膜在整个肋骨床部位全程推开。从 T_2 到 T_5，很重要的一点是注意胸长神经自腋窝部位延腋中线下行支配前锯肌，与其切断该神经使肌肉的远端部位失去神经支配，不如将前锯肌从前胸壁分离并向头端翻起，可以采用这种方法获得高至 T_3 肋骨的暴露，并且通过将肩胛骨牵开获得更好的暴露。通过分离肩胛骨背侧的肌肉、斜方肌和菱形肌，可以将肩胛骨提起并从中线向外侧移位。该手法为从第三肋骨床进行更广泛的胸廓切开提供了一个简单方法。

胸腔打开后，术者应该将手置于胸腔内的外侧中线处数清头侧和尾侧的肋骨，因为这样比从胸壁外侧数肋骨要精确得多。术者应该明确所切除的肋骨就是计划要切除的，还应该确认肋骨的总数与高质量胸椎前后位 X 线片所见相符。

然后用自动开胸拉钩撑开切口，拉钩下垫湿纱布，这样可以避免头端和切除肋骨的血管神经束免于受到拉钩的压迫。缓慢撑开开胸拉钩，减少相邻肋骨骨折的发生机会。这时，可以使同侧的肺萎陷，以提供足够的脊柱暴露。

脊柱在胸腔内可以直视并被触及，被相对薄而半透明的壁层胸膜所覆盖。将先前切除肋骨的残端从肋椎连接处拉开，并需要注意每个肋骨止于相同序数椎节的头端 1/4，每个椎体和椎间盘水平都可以确定。这时，将穿刺针插入椎间盘并透视以确定节段。

在后方脊椎神经孔和前方奇静脉与下腔静脉之间将壁层胸膜切开，暴露目的椎体上下各一个节段，可见节段血管位于三个节段中每一节椎体的中部，这些节段血管应该结扎或用血管夹子夹住。应在椎体

前1/3处切断节段血管，这样不会影响脊髓的任何间接血供，节段血管在神经孔附近进入脊髓。通过夹钳或骨膜起子放入小纱布，将节段血管和壁层胸膜向前方和后方推开，暴露椎体和椎间盘。然后同一平面采用钝性分离，术者手指缠绕纱布向目的椎体的对侧分离，这时，应用可延展或有弹性的拉钩插入已暴露的脊柱和向前分开的壁层胸膜之间，拉钩在椎体切除的过程中可保护食管和大血管。

因为肋骨向前延伸至椎体的外侧面，所以有必要在椎间孔前方将其剪断。椎体上下需要切除的椎间盘可以用刀和咬骨钳切除然后可以用咬骨钳、骨凿、骨刀和电钻切除椎体，该过程应使用头灯。在急性骨折伴有许多碎骨块的情况下，可以用刮匙切除椎体的大部分。当接近椎体后缘时，红色的松质骨开始被白色的皮质骨所替代，说明已经到达了椎体的后方皮质，然后可以应用高速磨钻从神经压迫最轻处钻开后方骨皮质。另一种进入椎管的方法是使用小的Kerrison咬骨钳从相邻的椎间隙进入，或者可以先切除椎弓根，再顺神经根到达脊髓。一旦从某一点进入椎管后，椎体后方骨皮质的残余部分可以通过合适形状的咬骨钳和刮匙切除。通过采用精细的刮匙可以易于切除骨质，使术者将后方骨皮质推离或拉离椎管。减压应从椎弓根到椎弓根以保证没有残留的脊髓压迫。如果在骨质切除后后纵韧带没有向前膨隆，则应切除韧带并同时寻找其他可能造成硬膜持续压迫的间盘或骨块。在减压结束时，韧带或硬膜应向前膨隆。

可以经过减压部位上下的终板在椎体上切出一条沟槽同，但是做出沟槽可能削弱植骨的稳定性，因此不常规推荐。另一种方法是切除所有终板上的软骨，但是必须注意维持终板皮质骨的完整性。然后在减压部位植入合适的植骨块，可以取患者自己的髂骨，三面皮质骨的植骨块能提供最好的支撑。如果创伤造成的不稳定很轻很轻微，并且患者的肋骨有足够的强度，则另一种方法是让助手推挤患者的驼背以减小畸形，然后在植骨床中植入三层肋骨，或者采用新鲜冷冻异体皮质松质混合骨（髂嵴或股骨远端），可以获得良好的前方融合效果。使用填充有自体植骨块的金属或合成的支架也是另一种较好的选择。在减压和植骨结束时，植骨块和神经结构之间应该留在足够的空间，并且减压部位头尾两端的椎体应该保留后缘，以防止植骨块向神经结构移位。

在椎体切除完成后，选择合适大小的固定板，在被切除椎体的两端椎体上各固定两枚螺钉，螺钉应尽量靠近被切除的椎体。如果有的话，应用导向器使所钻的孔平行于椎体后方骨皮质，在这样的位置上拧入螺钉或螺栓，螺钉或螺栓通常可以提供加压或撑开的力量。必须注意的是，要精确掌握患者在手术台上的方向和钻孔的方向。钻双侧皮质孔，用测深器测量螺钉或螺栓的正确长度，螺栓被拧紧后，可以进行椎间隙的撑开，因此可使损伤水平的椎体高度恢复。取三面皮质骨的髂骨块，修剪成合适大小后植入椎间隙，植骨块在椎体切除的间隙中应稍靠前。然后放松撑开器，选择合适大小的固定板，使之不会损害稳定节段上下正常的椎间盘。将固定板置于螺栓上，用螺母暂时固定螺栓。对重建节段施以轻度的加压力量，拧紧螺母来维持加压后的位置。最后，钻前方的两个螺钉孔，拧入螺钉，完成重建。

取出弹性拉钩，在关闭切口前进行止血。用可吸收缝线将壁层胸膜缝合，插入一或两支胸引管，用缝线通过头端肋骨上方和尾端肋骨下方关闭胸腔，注意避免损伤尾端肋骨下方紧邻的神经血管束。使用肋骨闭合器来关闭胸壁的缺损，然后将肋旁的缝线拉紧打结。将所有肌肉缝回其初始的位置，包括前锯肌（如果其已经被从胸壁上剥离）。

如果脊柱损伤相对稳定，并且损伤节段可以通过支具获得足够的支撑，则患者可以在支具保护下活动。支具要保护至影像学上显示骨折节段已坚固融合。如果脊柱骨折被判断为中度或重度不稳定，应在前路手术后采用后路固定（通常为压缩）和融合来获得早期活动。另一种选择是，在不稳定仅为中度时，在前路减压后加行前路固定和融合。

（代朋乙）

第五节　并发症

通过对目前所有脊柱内固定的正确应用，可能使大多数断裂的脊柱获得稳定和解剖复位。然而，这些手术并不是没有风险，可能造成严重的并发症。本节并不叙述所有的脊柱手术并发症，而着重探讨与本章所讲的治疗方法有关的并发症。某些并发症，如死亡、深静脉血栓和肺栓塞，尽管与手术密切相关，但并不是脊柱手术所特有的，因此这里并不讨论。其他并发症（如髂骨取骨区并发症）的发病率与所有脊柱手术相同。应该强调的是许多潜在的术中并发症是可以避免的，或者可以有可能通过细致的术前计划减轻其严重性。对损伤机制的准确分析，合适的内固定与固定节段的选择构成了第一步标准。然而，尽管进行了详细的计划，手术并发症仍旧可能发生。

一、神经症状恶化

神经症状恶化可以发生于特定的治疗开始之前。Gertzbein 报告了在患者进入创伤中心后新发的或增加的神经受损发生率为 3.4%。但是他注意到，该组患者与最初即有神经受损者相比，在治疗开始后神经功能有明显的恢复。对于在最初的评价后神经功能恶化的患者，应采用手术治疗。另外，即使最初是稳定的，对于非手术治疗的骨折，畸形仍可以进展，并可以合并远期神经功能恶化。治疗中或治疗后的神经受损是脊柱损伤手术治疗的最严重并发症之一。有报道其发生率约为 1%。神经症状恶化可以源于过度撑开、过度压缩，由于所使用的内固定物进入椎管而产生的直接损伤或复位的失败。

如果椎弓根的内壁或下壁被穿破，则易于损伤脊神经。另外，过长的螺钉可以穿破椎体前方骨皮质并损伤大血管。

如果术者知晓脊柱的解剖并熟悉椎弓根的定位和穿刺过程，则可使神经损伤的风险降低至最低。仔细辨认椎弓根并在影像学监视下正确放置螺钉可以使潜在损伤降至最低。在早期研究中，即使在良好控制的环境下，一些学者也报告了椎弓根螺钉不准确放置的发生率为 10%～20%，在胸椎报告的发生率增至高达 41% 在畸形和不稳定的情况下可能还要增加。幸运的是，不是所有的螺钉位置错误都会造成不良临床结果。

神经损伤可以由于螺钉的直接接触，或是由于钻孔、刮匙或穿刺时受伤。后期螺钉从椎弓根脱出也可引起神经损伤。如果术后出现神经根症状，应对螺钉和骨质行 CT 检查，如果结果为阳性，则应考虑螺钉移位。然而，在做出这些决定时必须同时考虑稳定问题。Rose 等报告了一种关于持续椎弓根电刺激装置的技术，可以用来探查在放置椎弓根螺钉的过程中是否造成骨折或穿透皮质骨。该技术可以帮助确定椎弓根螺钉在骨质内并防止神经损伤。

Kothe 等在体外模型上模仿椎弓根骨折来决定当采用椎弓根内固定时对多方向稳定性的作用。在模仿术中椎弓根骨折之后，三维适应性试验的结果显示内固定下的轴向旋转度和侧屈稳定性明显减小。

如果出现螺钉松动，可以在骨性融合之前发生矫正程度的丢失。内固定失败可以因螺钉位置不佳、椎弓根骨折、螺钉在骨质中的牢固性不足、骨质不佳或螺钉尺寸不合适引起。如果置入椎弓根的螺钉太大或螺钉穿透椎弓根的骨皮质，可以发生椎弓根骨折。Sjostrom 等在爆裂骨折成功融合后取出椎弓根螺钉，并采用 CT 扫描研究患者的椎弓根。他们发现 65% 的经过固定的椎弓根宽度增加，而这其中有 85% 的螺钉直径大于椎弓根直径的 65%。但是，这一结果可能并没有临床意义。作者强调了正确的螺钉尺寸对于避免椎弓根损伤和其后的内植物松动的重要性。

在偶然情况下，由于严重的畸形，需要最大的骨－螺钉界面力量，需要螺钉深植于椎体或穿透前方皮质。这一情况在伴有脊柱骨质疏松的患者比正常骨密度的患者更为常见。对前方骨皮质固定的需要必须与避免前方大血管的损伤相平衡。这一问题可以通过在其他节段增加螺钉或通过使用聚甲基丙烯酸甲酯和甲基丙烯酸盐增加固定强度（在创伤中很少采用）来处理。但是在骨折中，通常可以采用另外的方法，包括无内固定的融合、卧床和将内固定改为椎板固定系统。

二、硬膜撕裂

硬膜破口和伴随出现的脑脊液漏可以来源于损伤或手术。在术中，破口可以出现在暴露、内固定或减压过程中。在不考虑原因的情况下，一旦发现损伤部位，应予以妥善暴露（必要时去除骨质）并进行硬膜修补，这种修补会在纤维蛋白凝胶的使用上有所争论（例如 Tisseal［Baxter Inc.］）。如果一期修补不能实现，应使用肌肉或筋膜覆盖缺损处。另外，如果修补并不充分，可以采用腰椎穿刺脑脊液引流来降低脑脊液压力，使硬膜愈合。

三、感染

感染可以发生于脊柱手术之后，但是比在退变情况下进行内固定和融合手术后的感染相对少见。发生于筋膜浅层的感染可以通过早期积极清创，然后开放填塞伤口或闭合引流进行治疗。

深部感染还应该通过在发现感染后立即积极灌洗和清创进行治疗。如果发生这种并发症，我们尝试在原位保留植骨和金属内固定物。在充分灌洗之后，在筋膜深方放置流出管，全层伤口严密缝合。引流管至少保留 4 天，直到流出液清亮并且培养正常。也可以使用流入流出系统。因为在术后 7～10 天可能会发生二重感染，所以即使细菌培养结果仍是阳性，也应将引流管在这段时间之前拔出。封闭负压引流（VAC）装置也可以用来清洁伤口有效刺激肉芽组织的形成。一些对在脊柱感染时使用 VAC 装置的研究都获得了乐观的结果。伤口创面清洁后会延迟愈合。如果感染持续，应再次手术，还应该努力挽救植骨、内固定和减压的效果。偶然情况下，治疗失败，需要去除金属固定物和植骨，以帮助消除感染。另一个办法是开放并填塞伤口，直到筋膜层，并至少每天更换一次敷料。

四、合并的临床病症

临床治疗水平的提高减少了与脊髓损伤有关的并发症，并使生命期望显著提高。然而，在高达 60% 的脊髓损伤病例中伴随头部损伤、肌肉骨骼创伤和内脏损害，常常使治疗复杂化。如果在最初的评价中患者的神志并不清醒，则很难做出脊髓损伤的诊断。对所有存在脑外伤或脊髓损伤的患者，都要进行损伤平面以下的脊柱和长骨的透视检查。另外，在钝性损伤后，大量脊髓损伤患者伴有腹部损伤，可能无法感觉到或传达到潜在的问题。据 Reid 等报道，儿童或青少年 Chance 骨折中腹内损伤的发生率为 50%。Anderson 等报道，在安全带型损伤中有 66% 合并空腔脏器损伤，在儿童组患者中其发生率达到 86%。脏器穿孔合并腹膜炎可能不易察觉，因为这种并发症有较高的发生率和死亡率，所以腹膜灌洗应该是所有脊髓损伤患者最初评估的常规部分。

肾衰竭是脊髓损伤患者的常见并发症。该并发症发生率的逐渐下降，尤其是作为死因的减少，应归功于膀胱引流技术（如间歇导尿）的进步。在急性损伤状态下，一旦液体状况（入量和出量）正常，就应该针对神经源性膀胱使用间歇性膀胱导尿。在进一步泌尿科评估后，可以制定个体化治疗措施。肺部并发症在神经损伤患者中已经增加，如果采用前路经胸手术后，则更易产生。

脊髓损伤患者的晚期并发症可能与脊柱不融合引起的疼痛、有限的脊髓或神经根功能的恢复（尤其是有限的恢复导致持续性的神经受损和疼痛）和与延长卧床时间相关的治疗并发症有关。许多卧床时间的延长可以通过早期坚强的制动而避免，就像本章前面所讨论的那样。特别值得注意的是，失用性骨质疏松在截瘫患者中是一个普遍问题，即使制动时间很短也是如此，增加了他们再次损伤的机会。最后，脊髓损伤患者可能有顽固性的痉挛状态，在这种情况下，研究显示了可植入式巴氯芬鞘内注射泵的有效性。

任何治疗的最主要目的是为脊髓、神经根和脊柱创建最稳定的环境以利于神经症状的改善。尽管本章的重点在于脊柱的坚强固定，但仍然应该强调固定仅仅是达到这个目标的方式之一，它的主要优势在于与稳定和保护脊髓共同作用，使患者能够迅速开始康复。脊髓损伤的可逆性仍旧是一个未解决的医疗和手术难题。然而，康复治疗已经极大地提高了脊柱损伤患者的生活质量。

细致的康复治疗应尽可能早地开始，主要目的是能够达到功能独立。最终的功能水平主要与神经损伤的水平和严重性有关。脊柱的外科固定和有效的脊柱支具可以允许患者在急性期进行早期活动，并可以使患者更快地达到其功能水平。治疗方式的最佳选择有赖于对解剖、损伤机制和所涉及的暴力的理解，以及对稳定和保护脊柱和脊髓的治疗方式的应用。

为减少与脊柱损伤手术相关的并发症，需要对解剖和准确诊断的完整认识，以及对内植物选择方面的理解和经验。然而，尽管可以减少并发症，但是不可能完全消除。

（代朋乙）

第十二章

下腰椎骨折

除了与胸椎及胸腰椎损伤有关的一些因素外,下腰椎损伤的治疗尚需考虑许多其他因素,包括下腰椎解剖结构的复杂性、腰椎的生理性前突、腰骶关节的高活动性等。在椎弓根螺钉内固定术出现之,还没有能够有效复位并固定下腰椎损伤的技术。骶骨固定存在一定难度,Harrington 棒固定要求脊柱前突程度减少,内固定力量足够强,而 Luque 固定不能有效地进行撑开复位。这些手术方法治疗效果不佳,致使许多学者选择非手术治疗作为更好的治疗方法。但偶尔也有报道,认为手术治疗更有利于恢复正常的解剖结构及功能。即使到了椎弓根螺钉固定技术已广泛接受的 80 年代后期,以及出现了更有效的骶骨固定的 90 年代初期,下腰椎骨折的手术治疗也经常出现失败。尽管有学者提倡前路手术治疗下腰椎骨折,但骶骨的前路内固定仍存在一些问题,尤其是前方有压迫时,需要加做后路手术。这些问题使得有些医生认为,年轻患者术后慢性疼痛及不能回到术前工作岗位是正常现象。加之下腰椎骨折手术治疗有相对轻高的并发症,使有些学者更倾向于采用非手术治疗。下段腰椎椎管较宽,最常出现的神经功能障碍往往是因神经根受到侵犯所致,故重新将手术固定术作为治疗手段以期能达到较好的效果。近 10 年来的许多研究提示,受伤时相对年轻的患者(大多数研究的平均年龄为 27 岁),非手术治疗也可有满意的疗效。再者,胸腰段脊柱创伤患者未表现有神经系统障碍时,总体来讲更倾向于使用非手术治疗而不是手术治疗,手术治疗并无明显优势。然而,有关这些骨折的数据也存在一些问题,如随访期相对较短(<4 年)。此外,这些结论主要基于回顾性研究,许多条件如"非手术治疗"的措施存在差异。在有些报道中,卧床休息 6 周为治疗的一部分,而在另一些报道中则不是。制动的方式及持续时间也有差别。还有,在对治疗方式进行比较时,患者损伤的严重程度也并不统一没有明显不稳定、无神经症状的患者常采用非手术治疗,而有明显不稳定、同时又有神经缺失者则做了手术减压及稳定。所有这些因素,加上两种治疗方式的并发症的发生率,使医生对这类患者的治疗难以做出最佳选择。

由于本身的解剖特点及活动性,较之脊柱的其他部位,腰椎的器械内固定更为困难。腰椎及骶骨上部的损伤破坏了腰椎的正常生理前突,腰椎前突恢复对于脊柱矢状面上的整体序列及力学性能是非常重要的。融合或者骨折后前突丢失或未恢复将导致出现退变甚至迟发性症状。腰骶关节承受很大的应力,同时又有较大的活动度。因此,腰骶很难达到解剖复位和重建,直到最近内固定器材的发展才较好地解决了这一问题。正因为有这些困难,对下腰椎及骶椎损伤的治疗,许多学者为了规避风险,要么采取有限的手术,要么采用"有利的疏忽"。骶骨的固定仍然是一大难题。这些特性及存在的问题使得下腰椎骨折明显不同于常见的胸腰椎骨折。

随着影像学技术的不断进步,以及内固定技术的发展,现已能像其他更近端的脊柱损伤一样,对腰椎损伤做出很好的治疗。然而,要做到这一点,我们仍须对有别于脊柱其他部位的腰椎的解剖及功能有一个清楚的认识。胸椎($T_2 \sim T_{10}$)及胸腰段($T_{10} \sim L_1$)创伤的治疗有特殊的技术要求及固定方法。腰 2 椎体骨折,无论在技术上还是功能上,均为胸腰段椎体($T_{10} \sim L_1$)及下腰椎($L_3 \sim S_1$)移行区。它在解剖结构及技术要求上大致与 $L_3 \sim S_1$ 相同,然而,腰 2 的治疗由于借鉴了上下方的技术而被认为是移行区。

一般而言,脊柱创伤治疗的目的主要包括:①损伤的解剖复位;②必要时骨折的坚强内固定;③神经节结构的减压。而对于下腰椎骨折的治疗,还应包括:①保持矢状面上正常的脊柱序列;②尽量保留运动节段；③预防并发症的发生（如后突畸形的复发，骶骨内固定松动，假关节形成等）。随着对腰椎的各种特性的了解，就可以很清楚地认识到，前面章节所讨论的用于颈柱－胸椎及胸腰段创伤的治疗技术并不适用于腰椎创伤。

第一节　解剖特性

腰椎最重要的解剖学特性是矢状面上的生理前突。正常情况下，胸椎有 $15°\sim49°$ 的生理后突，腰椎的生理前突一般认为小于 $60°$。这个屈度部分地取决于骶骨的倾斜度（平均 $45°$）。骶骨的倾斜度的大小对于腰骶关节所承受的剪切应力至关重要。腰骶椎解剖结构上的不同影响了治疗方法的选择，同时也使得内固定的使用有别于胸椎及上腰椎。

越近尾端，腰椎骨性椎管的直径越大，而神经结构所占据的面积减小。胸脊髓的横段面积约 86.5mm^2，容纳于平均 $17.2\text{mm}\times16.8\text{mm}$ 的骨性椎管内。因此，在胸椎，脊髓占据约 50% 的椎管面积。而在胸椎腰段，脊髓圆锥膨大，相应的椎管也增大。脊髓常终止于腰 1。腰椎管的横段面积增大（$23.4\text{mm}\times17.4\text{mm}$），马尾神经是唯一的神经结构。而骶骨又逐渐变窄并变扁平。此外，正常情况下由于骶骨中段（$S_2\sim S_3$）轻度后突，使神经根被限定于一个相对固定的位置。这一解剖特性使得骶骨内固定物置入的可塑性很小。椎板的大小与形状在不同的节段也有区别。胸椎及胸腰段的椎板呈矩形，长度大于宽度。中腰段椎板的长宽相等。腰 5 椎板的宽度大于长度。骶椎的椎板很薄，甚至在某些部位有缺失。同样，腰椎椎弓根的直径自上而下渐大，L_5 的最小平均直径约为 10mm，L_3 约为 8.5mm。

随着下腰椎固定方法的不断创新，熟悉相关的解剖学知识显得尤为重要。很显然，对于后路椎板下钢丝及椎板钩固定，仅需要了解后方的局部解剖。然而，椎弓根的直径、位置、方向以及椎体的形状等方面也是非常重要的。最早有关椎弓根螺钉固定的椎弓根形态学是由 Saillant 于 1976 年描述的，后来被另两位北美学者所证实。最重要的特征在于矢状面及横断面上椎弓根的宽度、长度、角度，以及沿固定方向至椎体前侧皮质的长度。这些测量数据从胸椎到腰椎有明显变化，腰椎从 L_1 到 L_5 也明显不同。在 CT 及解剖标本上测得 L_1 的平均横径约为 9mm，而 L_5 增加到 18mm。腰椎椎弓根矢状面上的宽度恒定，所有节段的均值均约为 14 及横断面上椎弓根的宽度、长度、角度，以及沿固定方向至椎体前侧皮质的长度。这些测量数据从胸椎到腰椎有明显变化，腰椎从 L_1 到 L_5 也明显不同。在 CT 及解剖标本上测得 L_1 的平均横径约为 9mm，而 L_5 增加到 18mm。腰椎椎弓根矢状面上的宽度恒定，所有节段的均值均约为 $14\sim15\text{mm}$。横断面上的角度从 L_1 到 L_5 逐渐增大，L_1 平均约 $11°$，L_3 约 $15°$，L_5 超过 $20°$。最后，由于椎体的形状从 L_1 到 L_5 有明显变化，因此应特别注意椎弓根置入的角度。由于 L_5 双侧椎弓根的间距较大，而椎体前后径相对较小，因此，从椎弓根后侧皮质到椎体前缘皮质的距离，会因螺钉置入方向的不同而有明显差异。如像 Roy－Camille 描述的那样，垂直于后侧皮质沿 $0°$ 轴线置入，从椎弓根后侧皮质到椎体前缘皮质的距离在 L_1 约为 45mm，而在 L5 仅有 35mm 增加 $10°$ 或 $15°$ 的内倾角，或沿椎根弓的轴线置入，则上述后侧皮质至前侧皮质的距离在 L_1 可增加 5mm（到 50mm），L_5 可增加 15mm（到 50mm）。

对于 L_5 骨折，以及极不稳定的 L_4 剪切损伤，必须固定到骶椎。因此，了解骶椎不同节段的三维解剖，及其前表面的神经血管结构，对于骶椎固定的安全性非常重要。S_1 椎体水平的解剖结构主要有髂内静脉、腰骶丛及骶髂关节。骶骨岬内侧与髂静脉外侧之间为安全区域，可用做固定区域；此区域约 2cm 宽，如螺钉沿 S_1 椎弓根方向穿入，则钉尖肯定进入该区域。如螺钉朝外 $30°$ 或 $45°$ 进钉，则前方的安全区域相对较小。方向越朝外，可用的螺钉越长，最长可达 44mm。在 S_2 水平，唯一易被损伤的结构是左侧的乙状结肠。通常只在穿透前侧皮质 1cm 以上才会造成损伤。骶椎的厚度从上到下明显变薄，如 S_2 以下进钉的方向也与 S_1 的椎弓根轴线平行，则对螺钉的把持力量会明显减少。为了弥补这一缺陷，可将螺钉向头侧及外侧倾斜，这样可增加螺钉进入的长度，增强抗拔出力。骶椎不同平面的松质骨及皮质骨的变化明显地影响了固定的可能性，也增加了内固定的危险性。与在很薄的后方椎板结构上固定相反，朝向骶骨翼的固定由于有更多的骨量，相对更安全可靠。S_1 向内及向外螺钉的进钉点有一定的间距，使得 S_1 向内及向外同时两枚螺钉固定有技术上的可行性，可有效增加固定的牢靠性及抗拔出力。对于骶骨损伤来说，可以选择绕过骶骨的脆弱固定，通过后侧髂骨增加固定的稳定性。针对某些严重的粉碎性骨折，尤其是当骶骨关节受累时这种方法比较有效，但对于 L_5 爆裂骨折的远端固定和骨折移位作用却有限。此类患者骶髂关节往往无损，固定又绕过骶髂关节，故易导致螺钉松动或钉棒断裂。目前尚没有研究来评估对远端骶髂关节临时固定，之后将固定物取出的方法。

　　与其他部位相比，腰椎的第二个解剖特征是有较大的伸屈活动度。由于关节突排列方向的不同，胸椎相对较僵硬，伸屈活动度非常有限。胸腰段的伸屈活动度增加，而侧屈及旋转运动则减少。腰椎的关节排列变为矢状位，关节突明显增大，因此，从 L_1 到 L_5，伸屈活动的自由度逐渐增加，而旋转则减少。$L_1 \sim L_2$ 水平的伸屈活动约 $12°$，$L_5 \sim S_1$ 增至 $20°$，侧屈角度变化不大，均为 $6°$ 左右。对于腰骶椎的损伤处理，应考虑腰椎的伸屈活动度，因为根据患者受伤时姿势的不同，相邻椎体间的位置可能发生改变。过度的腰椎前突及腰骶角可在坐位时戏剧性地变平，角度和方向的变化决定了腰椎损伤的类型有别于脊柱的其他部位。

（阎晓霞）

第二节　腰椎损伤的类型

　　在需要手术治疗的胸椎、胸腰段及腰椎骨折中，大多数发生在胸腰段。由于前述的解剖上的差异，腰椎损伤的类型有别于胸椎及胸腰段。胸椎由于胸廓的保护作用使之相对较稳定，而胸腰段处于一个相对稳定节段的移行区。腰椎的稳定结构主要为腹壁及椎旁肌，较易受到牵张及剪切损伤。除了脊柱本身的因素外，事故的类型（车祸伤还是坠落伤）、约束装置（安全带及肩带）的使用情况等也影响损伤的类型及数量。例如，仅使用安全带的乘客在车祸伤中易致腰椎的屈曲分离型损伤。下腰椎及腰骶关节由于有生理性的前突，相对于胸椎及胸腰段而言，较少发生屈曲损伤。一旦发生，也常因腰椎本身有较大的伸屈活动度而漏诊。由于人体受伤时多处于直立位置，承受轴向载荷，因此，大多数腰椎损伤为轴向应力损伤。当骨盆或下腰椎固定于某一姿势而身体的其他部位被屈曲和牵张时，可致腰椎的屈曲分离损伤。一项包含54名下段腰椎骨折患者的统计研究显示中，共25处压缩性骨折，21处爆裂骨折，3处屈曲-分离损伤，5处骨折移位。其中有3位出现了完全神经功能障碍，17位出现部分障碍或神经根损伤表现，其余34位无神经损伤。

　　腰椎可发生多种类型的损伤。分类的目的是为了预见损伤的自然史及生物学行为，指导治疗。此外，还有助于内科治疗师明确损伤是否稳定制定出不影响稳定性的治疗方案。尽管已有许多分类方法，但还没有一种能完全达到上述目的。因此，像描述脊柱损伤的其他章节一样，腰椎损伤也是根据影像学特点结合损伤暴力来进行分类的。主要的损伤暴力有屈曲、伸展、压缩、侧屈、旋转、分离及剪切。多数损伤并非单一暴力，而是由几种暴力组合引起。

一、软组织损伤、撕脱骨折及韧带损伤

　　尽管这些损伤相对容易理解，治疗不难。但由于此损伤包含许多类型，因此面临巨大挑战。直到20世纪90年代，依靠普通 X 线片及 CT 也仅能看到软组织及韧带损伤的间接征象，而不能直接显示损伤。在有些病例中，上述影像学所见并不能反映脊柱损伤所受的暴力，也不能反映损伤的严重程度。MRI 对软组织损伤的诊断有了很大的改进，它可以直接观察到损伤局部的情况。但是，MRI 也不能反映软组织及韧带损伤与脊柱稳定性之间的关系。评价这些问题时应考虑腰椎肌肉和韧带的影响。例如，不同的受伤可以造成不同类型的腰椎横突骨折。不同于其他部位，L_5 的横突骨折主要由垂直剪切应力所致。一般来说，直接撞击（如机动车撞上行人）比间接损伤造成的肌肉损伤更严重。撞击时椎旁肌的强烈收缩力可造成横突的撕脱骨折（图 12 - 1）。损伤严重时还可伴随同节段神经根的牵拉伤。撕脱骨折治疗时，应注意了解同节段的神经根是否有损伤。术前脊髓造影并不能显示撕脱节段的充盈缺损，但术前 MRI 或术中探查能确立诊断（图 12 - 1）。

终板撕脱多见于青少年。在受到同样暴力时，成年人可能发生椎间盘突出，而在儿童与青少年，由于韧带与终板的附着力强于骨与终板的附着力（图12－2），伤后可能出现终板撕脱、移位，甚至可能伴发神经症状。CT 结合 MRI 能对损伤做出诊断。治疗主要是切除移位突出的终极碎片，神经症状一般可完全消除。终极撕脱一般发生于青少年 $L_4 \sim L_5$ 及 $L_5 \sim S_1$ 可以是边缘部分的撕脱，有时也有整个终板撕脱：儿童可仅有软骨环的撕脱。撕脱的碎块加之伴随的间盘突出可造成神经损伤。

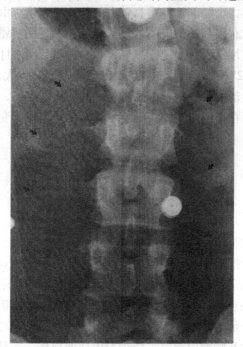

图 12 – 1　24 岁男性患者车祸伤后的腰椎正位片
可见 L_1 爆裂骨折合并多发 L_1、L_2、L_3、L_4 横突撕脱骨折（箭头）

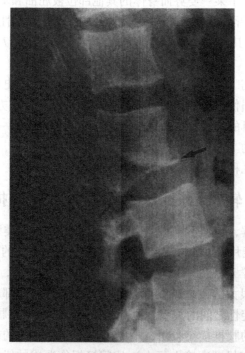

图 12 – 2　16 岁女性患者，腰椎侧位片示终板撕脱
患者于车祸中受伤，伤后下肢完全截瘫，可见骨折椎体上方多个节
段屈曲分离损伤。图示椎体终板撕脱（箭头所示）直达前方

后方韧带结构复合体（包括棘上韧带、棘间韧带、关节囊韧带、黄韧带、纤维环）的撕裂由一连串损伤组成，常伴发于骨结构的屈曲损伤，如果单独一个重要的韧带结构受损或者合并了不明显的骨质损伤，如轻度的椎体前方压缩骨折（图12-3），这些情况在开始的时候都容易被忽视。如果患者软组织损伤后出现明显的肌痉挛，很可能就存在韧带完整性破坏的情况。CT扫描显示不了韧带损伤的范围。

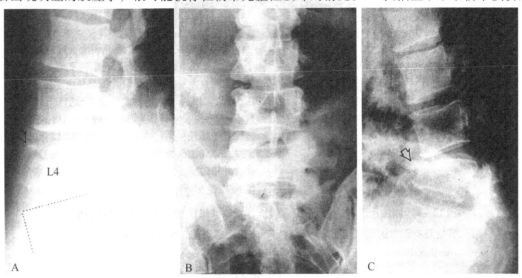

图12-3　44岁女性患者，因车祸造成双侧腓骨骨折合并 L₄ 骨折

A. 入院时侧位片显示患者急性损伤期下腰椎的曲度顺列，椎体前缘压缩（箭头所示），但腰椎序列尚可；B. 正位片未见明显后部结构断裂，因此使用支具保守治疗；C. 使用支具2个月，停用后于伤后5个月出现明显的腰部疼痛。侧位片示椎体前方压缩明显（箭头所示），且存在关节突半脱位和明显棘间韧带撕裂

MRI成像能确定韧带损伤的程度，但确定不了不稳定的情况，在临床上已经证实了这点。大多数这样的患者都没有神经损伤如果系大腿带时没有系好肩带，则患者很可能出现严重的腹部损伤。高能量损伤引起的 L_3、L_4 或 L_5 前方椎体压缩骨折时，应高度怀疑有腰部韧带断裂的情况。下腰段椎体前缘的压缩，克服生理性前突时，患者身体极度屈曲造成后方的韧带结构拉长超过韧带的弹性限度。待肌肉痉挛解除后，拍摄腰椎伸屈位片能明确诊断。

二、楔形压缩骨折

楔形压缩骨折主要由屈曲损伤造成（椎体前方压缩少于50%）。它可以是前方轻度压缩伴轻微或没有不稳定，也可以有明显的不稳定伴后方韧带断裂。中柱基本不受累。就定义上说，后柱一定是完整的，这就是压缩骨折和爆裂骨折最重要的区别。压缩的程度不同，骨折的形态亦不一样。当屈曲载荷作用于脊柱使得椎体绕轴旋转时，可出现椎体的上软骨板骨折（图12-4），此类骨折能在多个相邻的节段出现。必须仔细判断此类骨折是否合并伸展外力，后者能产生严重的韧带撕裂，可有严重的后突畸形及韧带不稳。

腰椎压缩骨折好发于有严重骨质减少的老年人。尽管腰椎的骨折的发生率常少于胸椎，但一旦有一个节段骨折就增加了其他节段骨折的危险。约10%的50岁以上白人妇女都有至少一个节段骨折。这个比例在80岁以上的白人妇女占50%这些骨折可发生在轻微外伤甚至没有外伤的情况下。这种骨折与年轻人外伤后产生的压缩骨折不同，骨折的压缩程度可能会有进展。当出现疼痛时初次就诊，这类骨折很可能前方只压缩了10%且后壁是完整的。然而，2~3周以后发现椎体前方压缩达100%且后壁受影响，椎管受压，神经受损。对于压迫加重和持续疼痛的患者可行椎体成形术。

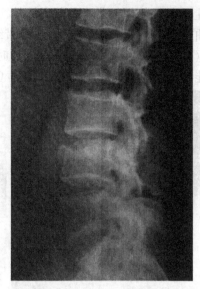

图 12－4　侧位片示车祸后 L_4 压缩骨折，椎体前缘压缩，然而 L_4 椎体后壁
完整且有正常的双凹形外观。棘突间隙未见明显增宽，腰椎生理曲度正常

三、爆裂骨折

大部分需要行下腰段骨折手术治疗的患者都属于此类。受伤节段不同、所受外力不同，骨折的类型可能会有明显差别。所有爆裂骨折都是由于复合外力作用引起，常因屈曲合并轴向外力所致，外力作用的部位不同，所引起的损伤类型也不一样。Denis 对此做过很好的描述。在上腰部（L_2 和 L_3），可能存在以轴向外力为主的损伤（Denis A 型）或者是屈曲合并轴向压缩（Denis B 型）。一般来说，前者后突畸形较少见，但严重的椎体轴向压迫可以造成上下终板的粉碎骨折，椎体椎弓根连接处断裂，后部结构骨折也较常见。后者可有上终板骨折和部分椎体突入椎管内。在 CT 扫描中典型的特征是椎弓根下缘完整且与椎体相连。后突的骨块为椎体后上部分。这类损伤常有严重的椎体前缘压缩，多数伴有后方韧带撕裂但骨结构完整。此类骨折常见于 L_4、L_5 水平。L_4、L_5 骨折很少出现后突畸形但可以造成严重的椎管压迫。

Levine 和 Edwards 的报告指出，这类损伤多发于年轻患者，50% 以上的患者小于 20 岁 L_4 或 L_5 各占一半，约 50% 伴有神经损伤。平均椎管侵占率仅为 47%，但 22 名患者中，5 名的后突骨块深达椎板下。其中 18 名患者（18/22）几乎整个椎体上半部分粉碎，但椎弓根的下部没有粉碎，仍与椎体的下半部分相连。如 Lindahl 和同事们所述，椎体的下半部可呈矢状位劈成两半。平均的椎体缺失高度约为 25%，且不如胸段或胸腰段损伤那么典型。另外，骨折椎体的后突畸形角度仅为 8°。这个数字小于胸腰段创伤后平均 21° 后突畸形角，但需结合下腰椎的正常生理曲度因素来考虑。假如每个椎体水平的前突角度约为 150°（$L_4 \sim L_5$、$L_5 \sim S_1$），那么总的相对后突角度就约为 23°（尽管绝对后突角度为 8°）。这个数值与别的节段损伤时畸形角度相当。

典型的爆裂骨折在 L_4、L_5 较少见（Denis A 型），而多发生在上腰椎（L_2、L_3），正位片可见因椎弓根粉碎骨折产生的椎弓根影增宽和椎弓根椎体连接处断裂。常可见较大的后突骨块和严重的椎体前部粉碎骨折。这里展示了一个因轴向负荷产生的极度屈曲压缩型损伤。如此的复合力的作用产生更明显的粉碎骨折和较小的后突畸形。如果外力作用不对称或者患者受伤时扭转，就可以出现旋转或侧曲，产生脊柱侧弯或侧方楔形变（Denis E 型）（图12－5）。

最近研究已进一步强调这类骨折临床上的一个重要特点。一小部分患者存在纵向椎板骨折合并创伤性硬膜破裂。腰椎爆裂骨折的患者可有棘突的矢状劈裂。这可以表现为不完全的青枝骨折。这种劈裂需与椎板骨折或粉碎相区分开。CT 常能发生不完全的棘突矢状劈裂。当爆裂骨折合并神经损伤时，常提示有硬膜撕裂的可能。神经根在硬膜囊外，可能被劈裂的椎板所压迫。需小心区分开这类骨折，以选择合适的手术治疗方法。

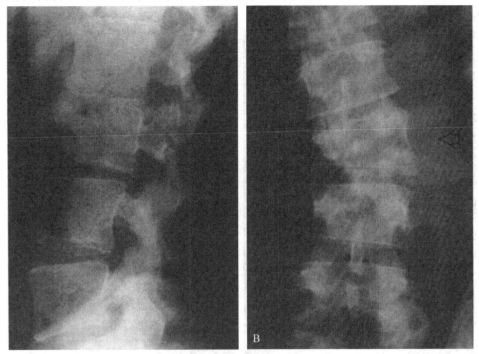

图 12 - 5　17 岁男孩，L₃ 椎体爆裂骨折伴严重侧方压缩

（A）侧位片显示 $L_2 \sim L_3$ 椎间隙高度降低，L_2、L_3 间轻度后突，后方结构（棘突）粉碎骨折；（B）正位片显示主要的畸形：椎体左侧严重压缩成楔状。且伴 L_3 右侧的横突和椎板劈裂（箭头所示）

四、屈曲分离损伤

　　尽管大部分屈曲分离型骨折都发生在上腰椎，而因屈曲分离力造成的骨折在腰椎中所占比例不到 10%。常于骨盆和下腰段被束缚于固定的位置上时发生（如汽车安全带）。撞击时，脊柱的上部被加速，且被屈曲分离离开固定的脊柱下部。此时会发生三种主要类型的骨折。第一种是完全椎体骨折（Chance 骨折），第二种是完全韧带损伤（关节突脱位），第三种为部分骨质和韧带损伤。三种损伤的稳定性及治疗方法有很大的不同。

　　Chance 骨折由 Chance 于 1948 年报道，它是一种单纯的骨折，骨折线从前方一直延伸到后方，贯穿椎体、椎弓根、棘突。它的发生常与系安全带有关。此类损伤常常伴前纵韧带断裂。少有明显的剪切损伤或明显移位，神经损伤亦少见。正侧位 X 线片能做出诊断。侧位片显示棘突劈裂，正位片可见从椎体到椎弓根的冠状劈裂（图 12 - 6）。尽管 Chance 骨折存在椎体从前到后的断裂，但常认为它是个稳定型的骨折且很少发生成角导致进一步的后突畸形。

　　两篇屈曲分离型损伤的综述显示，这类损伤仅发生在 T_{12} 到 L_4 间，且约 50% 的损伤发生在 L_2、L_3 或 L_4。很可能合并腹腔内脏损伤（50%），包括肠破裂、肝脾破裂。这类损伤最初由 Gumley 分类，后来由 Gertzbein 和 Court - Brown 修改后加入前方椎体的骨折。尽管分类较为复杂，但最重要的是将韧带的损伤与骨性结构的损伤区分开来。横行通过棘突、椎弓根和椎体的骨折，假如矢状序列保持较好（图 12 - 6），则该损伤的稳定性是好的，也能较好地愈合。如果骨折线穿过棘间韧带、关节突、椎弓根及椎体，此时椎体骨折仍能愈合，但由于有后方韧带断裂，可能残留不稳定。

　　腰椎的关节突损伤较少见。Levine 和他的同事报道，$L_1 \sim L_2$ 以下仅占所有双侧关节突脱位病例的 10%。这类屈曲分离型骨折的特点主要是软组织损伤，为后部的韧带复合体完全断裂和椎间盘损伤。关节突的骨性结构完整但完全脱位。严重的韧带损伤常导致下位椎体的轻度压缩，这类损伤的稳定性很差。椎体后壁仍保持完整，椎管压迫来自于一个完整的椎骨环与相邻的椎骨之间的相对滑移。这类损伤必须与关节突骨折相鉴别。关节突骨折在机制上与其不同，可存在有关节突粉碎骨折，有时还伴有椎板、峡部及椎体的粉碎。

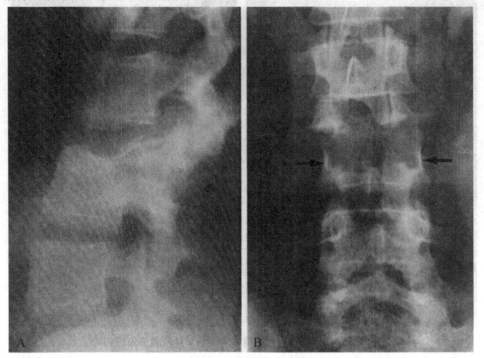

图 12 - 6　男性，11 岁，汽车意外中被一条安全带（没有肩带）阻止，屈曲分离损伤导致自 T_{12} 以下的截瘫

（A）侧位片显示 Chance 骨折，在箭头之间有一条骨折线穿越了椎体及椎弓根；（B）正位片上箭头显示双侧横突与椎弓根在冠状面上有分裂。这种损伤是骨结构的损伤，没有韧带损伤引起的不稳定，只要维持适当的骨接触就能愈合

　　胸腰段连接处发生双侧关节突脱位后，重度滑移常引起严重的神经损伤（80%），但完全性的神经损伤很少发生在腰椎。虽然严重的滑移是由于后部的韧带断裂且合并间盘撕裂产生，但由于腰椎管空间较大使得神经根有部分避让空间。Denis 提到，此类损伤中后方韧带的完全断裂不至于产生如此严重的屈曲不稳，只有后纵韧带、纤维环和间盘损伤都有损伤时才能产生严重不稳定。前纵韧带常被从下位椎体的前缘剥离下来但结构仍然完整。许多学者都认为，这种损伤是屈曲分离损伤时前纵韧带受到向后轴向旋转应力所致。

　　双侧关节突脱位常能通过 X 线片做出诊断，表现为椎体后壁完整伴有明显椎体间滑移（36%），可有轻度的椎体前方压缩及椎间高度丢失。腰椎正位片常能显示脱位的关节突，CT 扫描能进一步验证诊断，且能显示空关节突征，同时矢状位重建能显示出椎管压迫程度。腰椎双侧关节突脱位的患者神经损伤的严重程度较胸段、胸腰段低，胸腰段截瘫率可达 80%。原因主要在于腰椎管较宽且马尾神经弹性较好。腰骶段的单侧、双侧关节突脱位和骨折可能合并骶骨骨折。

五、剪切伤和混合性不稳定

　　在大部分腰椎损伤中仅有约 30% 存在复杂畸形或严重剪切伤。剪切力与其他类型损伤合并时，常使不稳定性及治疗变得复杂。例如，双侧关节骨折脱位或 Chance 骨折合并剪切力作用能产生严重的前纵韧带破裂和明显移位。脊柱僵直特别是 DISH 病（弥漫性原发性骨质肥大征）或强直性脊柱炎时，特别容易出现剪切损伤，此类患者在入院时就可发现明显的畸形。虽然不是所有的剪切损伤在初期都会出现严重畸形，但是初次影像学检查显示有双向滑移时常提示为严重的不稳定性损伤（图 12 - 7）。

　　这类损伤应引起重视，因为存在明显不稳定，且要求外科医生尽量能做到解剖复位及稳定。判断是否存在前纵韧带断裂和环形损伤是十分重要的。大部分后路固定技术都要求前纵韧带完整。对此应予以重视并确定用于复位及稳定的内固定器能否对抗不稳定。

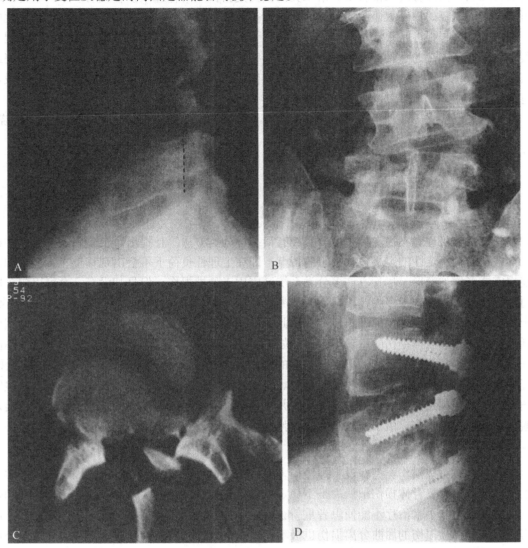

图 12 - 7　44 岁男性患者，在看台观看比赛时被冲入的车撞伤

造成 $L_4 \sim L_5$ 剪切伤，三柱完全断裂。（A）正位片；（B）显示有成角和移位，然而，侧位片（B）主要显示有移位（箭头所示）；（C）间盘水平的 CT，断层能较好地反映损伤的严重性，它能看到整个脊柱的损伤情况；（D）使用节段性固定达到复位及稳定，中间的椎弓根钉使骨折的椎弓根与椎体再连接

（阎晓霞）

第三节　神经功能损害

腰段脊柱圆锥和马尾的解剖关系在很大程度上决定了神经功能损害的特点。在腰椎的上末端，圆锥扩大并占据椎管直径的 50%，但是，在椎管的远端部分马尾只占据不到 1/3 的横截面积。总的来说，自 L_2 以下的脊柱损伤只会导致马尾（根型）损伤，因此它的恢复有别于椎管近端部分的损伤。神经根在硬膜囊里的位置关系也非常重要。通常越在远端离开椎管的神经根越靠近椎管的后部，而靠近端的除椎管的神经根基本上都是位于椎管的前部、侧方及接近椎间孔。位置关系对于 L_4 或者 L_5 骨折非常重要，该处出现创伤性的硬膜囊破裂时有可能造成神经根损伤。这些神经根通常是远端的骶神经根，受损时通常会表现出会阴部的皮肤感觉异常或者肛门或膀胱功能的轻微改变。

腰椎损伤所引起的神经损害通常分为两类。第一类，即完全的马尾综合征，见于严重的爆裂骨折而导致椎管后移和大量的碎骨进入椎管里。第二类的损伤是指孤立的神经根损害或者多根的联合损害。这些损害可能是不能恢复的神经根撕脱，可能并发于横突的撕脱骨折。椎管的冲击可导致较小程度的神经根损害。孤立的神经根损害是很常见的，大多因为碎骨向后并在神经根出口处卡压神经根而引起。椎板矢状劈裂合并硬膜囊撕裂的下腰椎骨折常伴发根性损害。硬膜后侧的撕裂可导致神经根疝入棘突或椎板的骨折裂缝中。移位畸形导致的椎管狭窄，如双侧脱位，在下腰椎所致的神经损害并不像胸腰段那么严重。只有大约50%腰椎爆裂骨折患者伴有神经损伤。

（阎晓霞）

第四节　处理

一、适应证

脊柱损伤通常按机理和不稳定的程度分类，有很多种分类方法。且提出了很多新的定义，如稳定与不稳定。一般的脊柱稳定性的定义包括骨折的特点，即在生理性负荷下不会出现移位，不会增加额外的神经功能损害或者增加畸形。尽管有许多分类系统已应用于腰椎损伤，但是却没有一个可以包含所有的损伤并对其治疗做出指导。很多胸腰段损伤的分类都是以解剖或机理作为参考，后续治疗的结果证明，没有一个分类系统能够达到预期的理想目标。因此，必须用其他标准作为腰椎和骶椎骨折的处理依据。

概括地说，腰椎和骶椎损伤的患者手术指征如下：①骨折的部位存在明显的且非手术治疗不能控制活动（不稳定）；②神经功能损害；③伴有严重的轴向或矢状面的脊柱序列异常。在腰椎和骶椎骨折中，神经损伤的出现大体就预示着不稳定的存在。对于椎管与神经结构比值较大者，只有当发生明显移位或成角时才会发生神经损伤。但是，这个原则并不具有普遍性，因为横突骨折或者撕脱时可出现神经根的撕脱。另外，对于小孩，由于脊柱和脊髓的弹性不同，可导致受伤椎体的更近端的神经损害。

（一）不稳定

在腰椎骨折，有一些损伤类型在没有神经损害的情况下也可以定义为不稳定。因屈曲或屈曲分离损伤导致的严重后方韧带复合体损伤被认为是不稳定型损伤。应手术治疗，关于这一点没有太多的争议。大多数的作者都认为非手术治疗不能使患者重新获得稳定性，而倾向于手术重建稳定性。同样，像合并后方韧带复合体和间盘损伤的屈曲分离损伤也极不稳定，可致矢状面的脊柱序列异常。此外，环形撕裂导致的剪切损伤是公认的不稳定型损伤，需要手术治疗重建稳定性。爆裂性骨折的稳定性问题更为复杂，因为它代表了一系列的损伤。没有神经症状且畸形较轻者一般不需手术治疗。现今绝大多数研究显示，发生爆裂骨折但神经功能未受损的患者无论使用手术治疗还是非手术治疗，其治疗效果甚至影像学转归均无明显差异。很难根据静态的X线片预知日后是否会出现不稳定。爆裂性骨折如果有超过50%的椎管内侵占、椎体前部与后部的分离以及椎板骨折等，都被认为不稳定，需要手术治疗。以获得满意的长期预后。然而迄今为止，缺乏完整的随机临床试验，即使荟萃分析也无法明确鉴别。明显的移位与剪切损伤所造成的混合型不稳定多表现出明显的临床不稳定症状。

（二）神经功能损伤

神经功能损害是手术治疗的另一个指征。关于脊髓损伤的手术疗效已有很多争议，但普遍认为腰椎的损伤应手术治疗，因为大多数的腰椎损伤是神经根的损伤。腰椎椎管与神经结构的比率较大，在没有严重的畸形（后突）时椎管的侵占率较小（30%），手术治疗对于神经恢复的意义不大。当椎管侵占率较大时（50%），神经损伤的程度也相对较重（马尾综合征），直接的神经减压常得到良好的恢复。此外，局部的神经根受压能通过手术探查和减压而得到功能的改善。最后，棘突的矢状面骨折、神经损伤、硬膜囊撕破而导致的神经根疝出，都能直接从减压和硬膜修补中得到改善。

（三）轴向或矢状位的脊柱序列分离

另一手术指征是严重的矢状面或冠状面畸形。大多数的腰椎骨折可引起后突畸形，且可能合并平移和旋转畸形。因为正常的腰椎矢状序列（前突）对于维持人体的轴向负重功能及椎旁肌的最佳功能状态是非常重要的，因此重建正常的矢状序列是评定治疗效果的一个重要指标。它是评价能否获得长期无痛疗效的一个重要参数，但是，这种观点是否完全正确还未得到充分的证实，因为这类损伤多发生在相对比较年轻的患者，关于其手术或非手术治疗的随访时间都相对较短。对于没有合并脊柱后突或侧突的稳定骨折可以用外固定治疗而得到良好的疗效，但是，对于合并严重后突或其他畸形的骨折，外固定治疗并不能达到也不能维持复位，应手术治疗重建脊柱的正常序列。由于过去没有合适的方法能恢复脊柱序列，因此较少强调手术治疗。事实上，既往用于治疗脊柱骨折的器械对于腰椎骨折不但不能恢复序列，反正导致了医源性平背或其他继发畸形而出现了继发症状。如果治疗的目标是恢复脊柱序列，外科医生术前必须确定所选择的方法能够达到这个目标。

二、治疗选择

对于腰椎骨折的处理有很多不同的方法，包括非手术治疗与手术治疗。非手术治疗包括管型石膏或支具的制动、体位复位、卧床休息或即刻活动。相对于胸腰椎损伤，下腰椎损伤的处理方法有所不同。手术治疗有很多不同的方法，包括：①后路复位、稳定及融合术；②后路或者后外侧（经椎弓根）入路间接或直接神经减压；③前路减压、复位、稳定、融合和固定。

（一）非手术治疗

非手术治疗可用于腰椎的稳定或不稳定损伤。它通常用于较轻的骨折，如棘突骨折、横突骨折、前缘压缩小于50%的椎体压缩骨折和骨性屈曲 – 分离损伤（Chance 骨折）。此外，爆裂性骨折大多数较稳定而适应非手术治疗。在过去的 5 ~ 10 年里，对于下腰椎的爆裂性骨折的非手术治疗得到了暂时绝对的优势。这种转变由众多的因素引起，如：手术治疗相对高的并发症发生率，术后畸形矫正的丢失，短期到中期的随访并不能证明手术可明显提高疗。然而，相关随机试验十分少见且现有的试验中也没有将下段腰椎爆裂骨折单独挑选出来，而是把所有的胸腰椎爆裂一起进行比较。因此，在决定采用手术或非手术治疗时，目前主要考虑的是椎体后柱的分离程度，以及矢状和轴向序列的破坏程度。理想的腰椎爆裂骨折非手术治疗需要延长卧床时间（3 ~ 6 周）后才能在支具保护下活动。卧床休息能减少轴向上的负荷，没有充分的卧床休息可导致畸形加重。目前一般认为，如果患者无神经损伤或仅有轻微的单侧根性损害，非手术治疗是较理想的选择。若有严重的神经损害或严重畸形则最好行手术治疗。对于某些特殊类型的损伤，如双侧关节突脱位，姿势性复位的提倡者也不主张姿势复位，不管患者是否有神经损伤都需行手术治疗。

对于大多数下腰椎骨折，理想的支具应该是通过单个的大腿人字形管型石膏固定骨盆或者胸腰骶支具固定下腰椎之间的相对活动。标准的腰部制动支具实际上主要是限制 $L_4 ~ L_5$ 和 $L_5 ~ S_1$ 的活动。对于上腰部的骨折，使用全接触塑型支具能获得更理想的效果。需要注意的是，在腰部勿使用胸腰部伸展支具（如 Jewett 支架），因为过度限制邻近部位会使两端的活动加大，导致下腰部疼痛及畸形加重。

有学者主张对于不稳定的损伤可以采用非手术治疗。治疗措施包括卧床休息以使明显的畸形复位，在活动之前使骨折于仰卧位固定。尽管这种治疗方法曾被广泛接受，但如今为了缩短住院费用和住院时间，多采用更为有效的手术治疗。

（二）手术治疗的目的及器械

一旦对于脊柱损伤的患者决定采取手术治疗，目的必须明确。腰椎损伤治疗的主要目标包括：骨折的解剖复位，神经减压（有指征时），矢状面上脊柱序列的恢复，固定的节段最小化，尽量减少并发症的发生。应注意掌握手术时机，因为随着时间的延长，许多治疗方法的功效可能发生变化。

有关腰椎骨折手术与非手术治疗优缺点的争论仍在持续。从 20 世纪 90 年代早期起，有关患者满意度以及疗效评判的标准变得更具客观性，现已认为它与客观的神经体征及影像学检查同等重要。但当面对一个腰椎爆裂骨折的患者时，仍然很难决定何为最佳治疗方案。这类患者的平均年龄 27 岁左右，许多人受伤时正在从事体力劳动，尽管短期的研究结果表明骨折愈合良好，但其长期疗效目前还不清楚。

是否通过手术恢复了脊柱的解剖序列，就能在短时间内甚至长期减少患者的疼痛，使患者恢复原工作呢？难以回答上述问题的部分原因是因为有些手术技术既不是用来恢复也不是用来保持脊柱的正常序列。因此，最好用非手术治疗后序列是否恢复来做对照研究。近来有一项短期（<4年）随访研究，似乎提示对于有神经损害的患者，手术干预可能使其恢复更快些，神经功能的恢复也更好。有些作者认为，腰椎爆裂骨折的非手术治疗能获得很好的短期疗效，但对他们的数据进行严格分析时便可发现，大多数患者有明显的残余腰痛及劳动能力的部分丧失。精确归纳及长期随访后将得出不同的结论。一项30例5~11年（平均8.2年）的随访研究中，大多数患者恢复了脊柱的正常序列，腰痛的发生率少于20%，半数回到了原工作岗位。因此对于无神经损伤，轻到中度畸形的患者，目前倾向于非手术治疗。而对于有明显畸形或神经损伤，或两者兼而有之的患者，手术治疗能获得更好的长期疗效。

1. 骨折的解剖复位　手术干预的首要目的是使骨折解剖复位。解剖复位的基本原则是，用来复位的器械必须能够直接地对抗造成损伤的变形力，此外，还应能对抗腰椎正常生理状态下的应力，尤其是腰骶关节的剪切应力。选择腰椎内固定器时，应考虑器械本身的复位能力及所需器械的相对长度。应尽量选用能达到满意复位及牢靠固定的短节段器械，这样可以尽可能多地保留腰椎的活动节段。腰椎畸形的发生多有屈曲及轴向应力的参与，应注意对抗这些应力。固定步骤应有撑开的力量并恢复腰椎的生理前突。实验数据表明，撑开及生理前突的恢复更有利于骨折的复位。

并非所有的内固定系统在脊柱的各个部位均能达到最佳的效果。下一节将讨论适用于不同类型腰椎损伤的一些常用内固定器。尽管过去一些装置如Harring棒，或者用钢丝或钩固定的波状外形棒系统（如Moe棒，Harri-Luque，C-D，Synthes，TSRH，即Tesas Scottish Rite Hospital）可以一定程度矫正畸形，但需要进行长段固定恢复矢状序列的效果不佳。椎弓根螺钉系统则可避免牺牲过多的活动节段，行短节段复位及固定。然而早期的椎弓根螺钉系统，如Olerud装置及Fixateur内固定器过于粗大复杂，近年来在技术已有了很大的改进。然而，胸腰段脊柱骨折的治疗并没有太多进展，不伴神经功能障碍的下腰椎骨折也是同样。大多数的椎弓根螺钉系统能达到坚强的固定，同时还能保持矢状面的生理曲度。后方结构切除或神经根减压后并不需要增加固定节段。

椎弓根螺钉系统有两种基本类型：钉-板系统及钉-棒系统。除非利用手术床的姿势复位，大多数钉-板系统没有明显的复位作用。钉-棒系统则有渐进性的复位作用，并能维持复位。

前路手术中急性期也可行前路减压、畸形复位及稳定手术。不用内固定的单纯方柱状植骨难以长期维持脊柱的正常序列。单纯前路植骨没有矫形作用，对于某些L_3和L_4骨折，可考虑加用前路钢板，能明显增强复位矫形功能。L_3、L_4和L_5椎体切除术后使用楔形笼可以更好地对椎体行解剖复位。与其他骨移植物相比，其优点在于可以更好地抵抗轴向压力性塌陷。但股骨同种异体骨算是特例，对其进行一定程度塑形也能维持脊柱前突。从前方入路固定骶骨有一定困难，尽管有人尝试过使用波状前路钢板，但是由于其上有髂血管经过，阻碍了对L_4和L_5的固定。侧方固定骶骨并不现实但是在L_4~L_5却可行。同种异体股骨皮质可用拉力螺钉从内侧对骶骨进行固定，并利用后方内固定来加强。可通过钢板上槽状分布的孔洞做轻微的加压或撑开，与以往单纯中和钢板相比，这是一个进步。

对于6周以上陈旧性骨折导致的畸形的矫正，其矫正的力学机制不同于新鲜骨折，因为除骨折本身的畸形外，还发生了其他继发性的改变，使畸形的矫正更复杂。伴随着软组织瘢痕的形成，松质骨骨折的初期愈合已经开始。此时，由于畸形僵硬度的增加，为了能达到及维持满意的矫正度，前方松解手术变得非常重要。伤后6周以上，如单纯用后方固定器械作复位，由于前柱短缩以及前方已有骨桥形成，常难以纠正后突。也有一些初步的治疗报告认为，在前方尚没有骨性连接时，仍可通过后路手术，利用适当的器械达到复位。陈旧性病例由于后方也有瘢痕，后方的骨折也已开始愈合，因此单纯的前路手术也难以达到完全复位。此外，大多数前路器械没有足够的力臂，固定点的强度也不够牢靠。

2. 矫正的维持　手术治疗的第二个目标是畸形矫正的维持，其与所用固定器的强度有关，也与其对抗畸变及腰椎正常生理应力的能力有关。对于腰椎而言，内固定物的长度越短，其分担的载荷越大，失败率也就更高。应考虑后方结构完整及前方植骨时的载荷分布。尽管临床已见到有些后方结构完整的患者，可以承受正常的载荷分布，但实验数据显示，使用腰椎短节段内固定时，通过柱状植骨恢复前柱高度是非常必要的。不适当的固定末端（如骶骨）将影响内固定的稳定性，难以长期保持已恢复的脊柱序列。使用椎弓根螺钉或椎板钩的后方固定器既可达到坚强固定，也可对抗畸变应力。然而大量研究显示胸腰段和下腰椎爆裂骨折的复位保持并非是最理想的。前路减压及复位术后单纯植骨的疗效不满意。加有前方内固定装置有助于长期维持满意疗效。前后路联合手术，通过前路恢复前柱的稳定性，再加用后方椎弓根螺钉固定，能达到最佳的稳定效果，但由于需要经历两个手术，风险性增高，除了前方必须做减压者外，其他可能并不适合。即使前方手术通过胸腔镜进行，手术时间仍较单一一个手术长，手术风险也更大。

3. 神经结构的减压　神经结构减压作为第三个目标，对于下腰椎骨折的患者来说并不是常规目标。与脊柱其他部位损伤患者相比，下腰椎骨折发生神经功能障碍的可能性相对较小。尽管最初有人认为减压术对没有神经症状但有明显椎管内侵占的患者可能有益处，但现已证明这种观点是错误的。不管是通过手术还是非手术方法，只要能使骨折完全复位，后期都不会发生椎管狭窄。研究表明，手术及非手术后都能见到椎管内的残余骨被吸收。因此，神经功能受损是减压术的唯一指征。减压的方法可有多种，概括为直接及间接法，应根据患者的具体情况选用。全椎板切除术对于后移入椎管内并对硬膜囊有压迫的骨折块起不到减压作用，仅可用于清除突入椎管内的椎板及关节突骨折块，以及用于神经根减压。多数实验及临床研均表明，通过后纵韧带的复位作用可达到间接的减压，畸形的完全矫正也可达到减压目的，尽管使下腰椎恢复正常的前突矢状序列要难于胸腰段脊椎。伤后 48 小时内手术效果最好。经椎弓根的减压尽管是后方的直接减压术，但由于该技术很难直视硬膜囊的前方，因此实际上与间接减压术没有区别。由于间接减压术需要依靠后纵韧带的张力，在下腰椎与骶骨使用时效果并不满意，因为此区域有明显的前突或后突。因此，对于 L_4 和 L_5 骨折，由于可通过有限的牵开硬膜囊及神经根显露硬膜的前方，可用全椎板切除或半椎板切除术做直接减压，清除压迫硬膜囊或神经根的骨折块。此直接减压术仅推荐使用于硬膜囊内为马尾神经的区域。当压迫为单侧时直接减压术相对容易，此时不必显露对侧。2 周内手术时由于骨折块尚可活动，较易清除。在上腰椎，可通过经椎弓根的后外侧途径，切除部分椎板及椎弓根，显露一侧的硬膜囊，做直接减压。

对于已做后路间接减压内固定，或就诊时间较晚（伤后 2 周以上），仍需做硬膜囊减压的病例，前方椎体切除和直接减压是最有效的手术方式。有学者主张在腰椎骨折的急性期即行前路直接减压及稳定手术，但由于其并发症的发生率可能较高，前路固定的稳定性较差等因素，因此并不是最好的选择。腰椎尤其是下腰椎骨折，由于椎弓根固定节段短，在椎板切除及后方减压后仍可使用，复位及固定效果满意。

4. 脊柱序列保持　下腰椎骨折治疗的下一个目标是保持腰椎的正常序列。用于腰椎骨折的任何内固定系统都必须保持腰椎及腰骶关节的生理前突。如骨折跨越腰骶关节时，为了保持前突，有时需要固定到骨盆。尽管许多装置用棒钻入骶骨或髂骨，但并不能提供足够的稳定性，且还有穿过骶髂关节的缺点。骶骨直接螺钉固定无论是向内钻入椎体，还是向外钻入骶骨翼，基本能够维持矢状面的排列。使用多接螺钉可使棒固定变得容易但也削弱了矫正序列的能力。当近侧骶骨粉碎严重时，偶尔可在 $S_2 \sim S_3$ 段固定后方髂骨。合适和稳定的内固定应注意保持腰骶角、腰骶前突，以及整个脊柱的序列。

5. 固定长度的最小化　减少固定长度，最大限度地保持腰椎活动节段，是腰椎骨折固定时需要考虑的另一个重要目标。这就是要求既要考虑达到满意的复位及固定，又要尽量多地保持腰椎的活动节段。在腰椎骨折的固定中，不能为了减少固定节段而不顾固定的强度。短节段固定（上下各一节段）不能提供足够的强度，可引起胸腰椎骨折内固定后的序列丢失。更多的粉碎性骨折大都需要上下各两个节段内固定，或者短节段固定伴前柱重建以维持复位。Parker 等通过计算前柱压缩的高度，试图了解哪些骨折可以使用短节段内固定，从理论上讲对治疗方法的选择有帮助，但实际上，能用短节段固定保持脊柱序列的稳定骨折，可能不需手术，通过非手术治疗就能保持正常的序列。也有学者试图减少前路固定的节段，将螺钉固定于伤椎。因此，在选择内固定时，应同时兼顾固定的强度及固定的长度，以达到最佳疗效。下腰椎骨折区别于胸腰椎骨折的一点在于可利用骨折节段的椎弓根来达到固定。若椎弓根未彻底粉碎，可使螺钉经椎弓根钻入椎体，该方法比仅对骨折上下节段固定要更加稳定。

6. 减少并发症的发生　腰骶骨骨折治疗的最后目标是减少固定的并发症发生率。主要并发症有假关节形成、内固定失败、医源性平背等。应注意：不能只为达到其他的治疗目标，而全然不顾内固定可能带来的并发症。

三、特殊类型损伤的标准治疗方法

（一）轻微的骨、间盘及韧带损伤

轻微的骨折，如撕脱骨折、棘突骨折，以及韧带撕裂，通过制动就可缓解疼痛，获得满意的疗效。没有明显骨折的后方韧带结构损伤可以导致不稳定，且容易漏诊，待急性期过后，痉挛一旦解除，伸屈位 X 线片常能提示是否有不稳定。轻微的撕裂（扭伤），外部制动 6 周到 2 个月就能愈合，重建稳定性从而消除症状。如韧带完全撕裂，并伴有黄韧带及椎间盘的损伤，则必须用支具恢复脊柱的序列，控制韧带损伤引起的不稳定。小的横突撕脱骨折如有症状，常伴有严重的肌肉拉伤，可做外部制动。儿童的终板撕裂如同时伴有急性的间盘突出，在明确诊断后应手术治疗。部分椎板切除术就能充分地显露并切除突出的终板，终板的其他未突出部分常能自行愈合而不需做特殊处理。

（二）前缘压缩骨折

腰椎的压缩骨折相对较常见，既可单发，也可以多发。预后常较满意，除非患者本来就有骨质疏松。两个诊断上最常见的问题是未能识别出伴随的严重韧带断裂和仅仅误诊为压缩骨折而未能识别出爆裂骨折。在评估这类损伤时，一定要注意椎体的后壁是否完好。

处理此类损伤的另一个常见失误是未能界定损伤的范围，即使矢状面的畸形并不严重，仍需做 CT 检查以确定椎体后壁是否完整。在大多数情况下，正位和侧位 X 线片能鉴别以上两种情况。通常侧位片上能显示后上角的移位。后壁的破碎更支持爆裂型骨折的诊断，并且提示我们需要相应改变治疗方案和预后估计。另外，医师必须确认压缩骨折不伴有韧带断裂。

一般椎体高度缺失少于 50% 的楔形压缩骨折不伴有韧带不稳定。治疗的目的是防止进一步的前方压缩和遗留脊柱后突。即使在过伸情况下不能恢复椎体的高度，最好还是选择非手术治疗。对损伤节段制动时要注意支具的固定能力。Jewett 支具并不能使 $L_2 \sim L_4$ 的压缩骨折过伸，甚至会使之恶化。这些骨折最好使用一体的定制模塑全接触支具治疗。L_5 的压缩骨折不能被腰部支具固定，且因为腰部支具阻碍了其他节段的运动，使 L_5 水平的运动加剧。L_5 水平的制动需要带有单腿的支具以固定腰骶关节。制动要延长至 3 个月，直到椎体愈合。制动完成后，需要进行过伸过曲位 X 线检查，以判断是否残留有不稳定。治疗过程中如出现压缩加重，且已影响脊柱的正常序列时，需要改变治疗方法，改用手术治疗以恢复序列，并进行单节段的融合术。

继发于骨质疏松的压缩骨折在治疗时需要注意两点。首先，腰椎压缩骨折可导致腹膜后血肿，在老年人可收起肠梗阻。另外，老年人能耐受的疼痛治疗水平也很难界定。因此，首先，建议患者诊断后应于 24 小时内收入院治疗以防止发生肠梗阻，继发致命的脱水。第二，需要控制止疼药的使用，使患者舒适而功能不受影响。第三，如果患者并未服用双磷酸盐类药物，应着手研究骨质疏松的严重程度并开始治疗。最后，应制动以减轻疼痛。半僵硬腰围对腰椎骨折很有效且易于接受，能够减轻疼痛。应于出院 1 周后随诊，拍 X 光片，并确定疼痛缓解的效果。出院 1 个月后再次随诊以判断骨折愈合情况，并通过测量判断椎体是否继续塌陷。如果 4 周时仍有剧痛并且仍存在椎体塌陷，应考虑行椎体成形术和后突成形术。

（三）腰椎爆裂骨折

大多数需手术固定的骨折是爆裂骨折。对这些患者选择最合适的治疗的关键是明确骨折累及的范围。正如上面所述，所有爆裂骨折均有椎体前部的碎裂与后壁的明显受累。伴有骨块后移入椎管。腰椎爆裂骨折最常见的类型是 Denis A 型（整个椎体与椎体 - 椎弓根连接碎裂伴或不伴有附件的损伤）和 Denis B 型（仅有上终板的碎裂，椎体 - 椎弓根连接和附件未受累及）。这两种类型在 L_2 和 L_3 发生率相同，但在 L_4 和 L_5。Denis B 型占明显优势。外侧爆裂骨折（Denis E 型）偶尔可见。对这些创伤的研究指导我们选择治疗方案。为达到最好的治疗效果，上下腰椎的骨折要分别采取不同的治疗方案。然而，椎弓根螺钉固定已成为腰椎骨折的标准治疗，上下腰椎所用的器材除长度外均无不同。

屈曲压缩骨折（Denis B 型）是爆裂骨折的一种亚型。它常表现为椎体后壁骨折伴有后上角侵入椎管引起压迫。正位 X 线片和 CT 扫描的典型表现是椎弓根间距无明显增宽。CT 显示它们仍连接于椎体外侧面，即使有很大的中央碎骨片突入椎管并引起压迫也会如此。此时多合并显著的脊柱后突。应用于此区域的器械需能矫正上腰椎的后突并恢复下腰椎的前突。是否能达到这个治疗目标与固定节段的长短有关，也受固定器的作用力力臂长度影响，此外，还与固定器的强度、作用于螺钉上的力的类型有关。

椎弓根固定装置在腰椎固定方面基本上已取代其他的固定装置，而胸腰椎和胸椎骨折现也渐倾向使用这种方法。在讨论腰椎骨折的手术技术，应充分了解手术治疗在这些骨折中所能起到的作用。目前最常见的手术指征是创伤性硬膜撕裂、神经受损（不是单根受损）和严重畸形（大于 25°的相对脊柱后突伴或不伴有神经损伤）。尽管至今大部分报道都是短期随访的（<5 年），但仍有一些中期随访（5~10 年）的资料可供参考。

椎弓根螺钉固定对上腰椎损伤，尤其是前椎受损严重的损伤，可以应用于多个节段以达到可靠的固定。例如：L_2 骨折时，有多种器械可以选用。如果是 Denis B 型骨折，可以只在上、下相邻椎体各用一枚螺钉（L_1 和 L_3），或者也可以在骨折椎体的下部再加用一枚螺钉，进而构成一个三螺钉结构（上方两枚，下方一枚）以形成更大的复位力。对前柱损伤严重的 Denis A 型骨折，同样可以应用二上（T_{12}，L_1）一下（L_2）的三螺钉固定，也可以应用二下（L_2，L_3）的固定。

一些学者主张应用 cage 或植骨恢复前柱高度，同于于骨折节段的后方上、下相邻节段加用椎弓根固定。对上腰椎骨折，固定长度选择并不需要考虑与远端节段的协调和保持运动功能。稳定性和矫形的保持更加重要。而在下腰椎，固定长度则更需斟酌。椎弓根螺钉固定具有固定节段少的优点（三个节段，两个间隙）。对 L_4 骨折，固定 L_3 到 L_5。对 L_5 骨折，固定 L_4 到 S_1 就够了。现在已有许多椎弓根固定系统能达到这个目标。

从技术上讲，用现有的固定系统进行复位时可根据内固定的层面数（两个：一上一下，三个：一上一下一受累节段）和使用的螺钉类型（固定的或多轴的）从多种技术方法中进行选择。若只使用一上一下固定，那么脊柱后突复位和脊柱前突恢复将存在一定困难。尽管将棒预弯能起一定作用。但往往需要在插入棒、帽进行固定前，用"操纵杆"与定角螺钉头相连以调整合适的脊柱前突角度。对于三点固定，包含两端和骨折面，螺钉的结构不同使得复位和脊柱前突恢复的方法选择更多。内固定的近远两端应用定角螺钉，中间点则可用多角度螺钉，使得在固定椎弓根及椎体的同时，螺钉头还可有效地与棒嵌合。复位时可将预先折弯的棒嵌入近端或远端螺钉（由骨折平面而定），再用压棒器使棒嵌入其他螺钉，由此使中间螺钉前称，并在放入钉帽前纠正后突和重建前突。复位螺钉可用在一端或两端使得钉帽可以拧入延长的螺纹在去掉延长的螺纹之前旋紧螺钉重建脊柱前突。后种方法更有效且能够逐渐进行复位。骶骨内固定方向是沿 S_1 椎弓根至椎体或向侧方至骶骨翼。一些固定系统可通过双向或两点固定骶骨来增强 L_5 骨折内固定。骶骨使用何种类型的螺钉（固定或者多轴）取决于骶骨螺钉的位置和方向，一些特殊位置需要使用多轴螺钉来与棒嵌合，但多轴螺钉又会使序列重建更富有挑战性。

下述将对椎弓根螺钉的应用、固定、重排以及该技术在下腰椎骨折中的使用原则进行简要讨论。恰当的正位、侧位平片和 CT 对椎弓根和椎体根和椎体大小位置进行评估很重要。将患者置于可纵轴旋转、横轴旋转或 X 光可透过的标准手术台上，以期能最大限度地实现被动复位和矢状重排。

通常采用后中线切口，使用电刀切开以避免损伤椎体的过度活动。通常，暴露 L_4 和 L_5 骨折时可见棘突和后方附件的骨折。倘若椎板发生纵轴骨折或棘突出现青枝骨折，手术切开过程中应格外小心看是否有神经包埋在骨折组织中。若出现创伤性硬脊膜撕裂或椎板、棘突骨包埋有突出的神经根时，需要进行探查，将之放回硬脊膜囊中，在复位之前将撕裂处缝合。而如果复位时神经根仍包埋在骨折处，则骨折完全闭合时会加重损伤的程度。螺钉应该在探查之前放入，但复位则要在探查之后进行。如果棘突和棘间韧带完好，不应切除韧带而应在切开过程中保留。应尽量保持器械近端和远端的棘间韧带的完整性以避免术后相邻节段的过度活动。在剥离骨折头侧节段的软组织及暴露横突时，应尽量避免损伤相邻未融合的节段的关节囊。尤其需要注意的是在 L_4 爆裂骨折时的 $L_2 \sim L_3$ 小关节（邻近 L_3 横突），L_5 爆裂骨折时的 $L_3 \sim L_4$ 小关节需要保持非融合，它们的关节囊必须足以抵抗因邻近节段固定而产生的不断增加的应力。椎弓根螺钉可以从关节突的外下方置入，以避免触及未融合的关节而造成继发损伤。合适节段的横突暴露可以显露骨折部位和对植入螺钉有帮助的解剖标志。只有在两个或多个节段融合时才可以去除关节囊。当融合范围包括骶骨时，$L_5 \sim S_1$ 关节所有软组均需剥离，骶骨也应剥离至第一背孔。解剖标志的完全暴露对螺钉准确植入至关重要。

对于 L_3、L_4 和 L_5 上的螺钉，Roy-Camille 等推荐的进钉点位于关节外下侧缘连线与横突中点连线的交叉点上。同样需要注意螺钉进入椎体的适宜角度。螺钉的方向选择要考虑到多种因素，包括患者的体位、骨折后突畸形的程度和椎体的形状。另外，骨折椎体的解剖结构损毁也给准确植入带来困难。因为经常需要做椎板切除术或椎板切开术，也可以通过直接触探椎弓根来帮助判断。

从最远端节段开始，用 3mm 角钻于椎弓根外下角处钻透后侧皮质。钻入过程中应注意尽量避开关节突。这种置入方式要求向上方成角，与终板约有 15° 的夹角，向内倾斜 10° 的方向进入椎弓根。尽管大部分外科医生在植入螺钉会同时探查椎弓根，但对于年轻患者，由于骨质较硬和脊柱更不稳定，需要更大的力量才能钻入椎弓根。如确信已经进入椎弓根，也可以用 2.0mm 或 3.2mm 的钻头。这项技术对试图在骨折椎体植入螺钉时尤其有用。

插入 2.0mm 钻头或克氏针，注意植入深度不要超过椎弓根的深度。不应进入椎体以保证局部 X 线透视能准确提示进入点是否正确。如果应用正位或侧位片定位，同一节段的两个钻头可能是反向的：一个在椎弓根内，一个在椎弓根外，这样可以区分两侧的位置。如果应用增强成像，投照方向应该和导针的轴平行。在最上一个固定节段，导针应位于椎弓根的下外方，在所有其他节段，导针应位于椎弓根中心。L_4 爆裂骨折时的下位节段是指 L_5，L_5 爆裂骨折时的下位节段是 S_1。

L_5 螺钉的植入除了一些微小的变化外，和最上一个固定节段的植入方式相似。椎弓根位置的确定方式也一样，只不过是用高速钻头从椎弓根的中心开始以去除腰 5 上关节突的下部的部分皮质。植入的角度是向内大约 10°，向下约 15°（患者置于手术床时平行于 L_5 终板）。

如果下位螺钉植入骶骨，有两种方案可以选择。为了把螺钉植入骶骨翼，解剖标志的识别是十分重要的。$L_5 \sim S_1$ 的关节囊要被剥离，第一背孔的下缘要显露。在关节和第一孔连线的中点处，可以找到一个浅凹陷，这就是螺钉的进入点。从浅凹陷处置入 2.0mm 钻头并倚靠着 L_5 棘突（如果存在）的下缘。向外成 35° 角，向下成 25° 角钻入。接着就可以这个角度钻破骶骨后侧皮质。然后继续往里钻透松质骨，直至碰到前方坚硬的皮质骨。前侧皮质不应用钻头钻透皮质。此时应透视确定钻头的位置。在标准侧位片上，钻头位置应该平行于或轻微斜向骶骨的上终板，位于终板下方约 1cm。确定钻对位置满意后，再用与螺钉直径匹配的丝椎攻丝。

穿过前方皮质应使用手椎，并用双手以防突然刺入损伤前方组织器官。一旦感觉到钻头被前侧皮质卡住，应再往里钻 3/4 圈，以使钻头完全穿透皮质。用测深计测量所需螺钉的长度。注意测深器应尽量朝内，以测出进入前侧皮质所需的最短螺钉长度（骶骨翼向外倾斜，因此朝外测量会更长）。如果需要固定 S_1 椎体，则需定位 S_1 椎弓根，进钉点位于 S_1 上关节突的根部，按常规方法插入钻头并作定位。螺钉应向内倾斜 20° ~ 30°，钉尾向头侧倾斜约 25°。

如果骨折椎体也可以需要加用椎弓根固定，则应考虑下列因素。首先，如试图在伤椎上加用螺钉，术前应通过 CT 充分了解骨折椎体骨性构架的损伤情况。L_4 和 L_5 爆裂骨折最常见形式为椎体及椎弓根的上半部分粉碎，而椎弓根与椎体的下半部分仍完整，还常伴有椎体的纵裂，椎体分为两半。此时，椎弓根螺钉最好置于椎体的下半部分，因此，进钉方向也应该朝下。如椎体有纵裂，螺钉应直向前（而不是向内倾斜）拧入。

另一种较常见的形式为一侧椎弓根及同侧椎体的外侧皮质明显移位。此时，只有先恢复椎体高度，才能有可能复位外侧皮质及椎弓根，或在损伤的椎弓根上拧螺钉。

最后，拧螺钉时用探子应能探出椎体中的骨折线及裂缝。应充分了解椎体的确切大小以及可使用的螺钉长度，以免螺钉通过骨折线穿透前侧皮质。骨折椎体的螺钉置入方式与其他椎体基本相同，在椎弓根中心点处用3mm尖锥刺透后侧皮质，此时常需切除上关节突外侧缘的一小部分。在放置2mm钻头前，先用3－0的刮匙进行探查。由于三个节段都需拧入螺钉，因此器械准备时应备3个固定点的器械。在最后安放内固定前还应考虑融合的准备工作是否已做好。

不同的内固定系统有各自的装配方法。然而，无论是什么类型，也不管置入多少颗螺钉，必须遵守一定的原则。首先，撑开前应矫正后突畸形。当骨折节段不置入螺钉时，同时将一根直的或略预弯的螺杆置入双侧近端螺钉。按正确方向将螺杆锁入螺钉口，然后用双侧推棒器或系统配置的复位装置，将螺杆渐进性锁入远端螺钉头部并锁紧。如果需要进行脊柱后突的矫正，可将螺杆按需要的弧度预弯。后突矫正后，松开一端的螺杆，并逐渐撑开直到棘间韧带的张力恢复正常，可通过透视或拍片确定内固定的复位效果。此外，可以视骨折椎体高度的恢复情况再适当地进行额外的撑开。

如在骨折的椎体安放螺钉，就如之前所说，因医生偏好和经验不同，可有多种复位方法供选择。若使用定角螺钉或一些情况下使用多轴螺钉，可通过中间螺钉提供向前作用力以助复位。对于没有渐进性复位作用的钉－棒系统，在放置螺棒前，可将棒预弯成合适的前突。对于较小角度的畸形，可通过类似于矫正脊柱侧弯似的通过转棒进行矫形，也可先锁紧远端及中间螺钉，通过近端螺钉复位。之所以按顺序进行复位，是因为大多数畸形发生于骨折节段上方。脊柱高度的恢复可先拧紧中间螺钉，先松解远端螺钉，做撑开至椎间隙高度与其下位正常的间隙高度相当。拧紧远端螺钉后再松开近端螺钉，同样做撑开直至骨折椎体恢复正常高度。复位螺钉包含有可后期降低的螺纹高度，能够有控制地、轻柔地向中间螺钉施加向前的作用力，是复位中非常有效的工具。

大多数系统组装前都需要彻底剥离横突和关节突的外侧骨面。应用浸有肾上腺素的海绵可减少出血。如需行椎板切除术，则在一侧内固定，另一侧进行手术。如需要修复创伤性硬脊膜撕裂，或需切除突入椎管的骨块，椎板切除前最好先做畸形的部位复位，以使骨折稳定同时使骨折部分复位。待减压完成或硬脊膜撕裂修复后，安装另一侧的内固定器。通过X线片或透视复查复位情况。至少应安装一个横连，然后取骨并进行后外侧植骨。

术后患者平卧于普通病床，根据骨折的节段，术后第三天起可佩戴全接触或胸腰骶支具。L$_5$骨折应佩戴胸腰骶支具，将制动范围延至骶骨。3个月时去除大腿支具，之后继结佩戴剩下的支具3个月。

三螺钉技术适用于椎体－椎弓根结合部完整的L$_4$和L$_5$爆裂性骨折及部分L$_3$骨折。此法依靠三点固定、通过轻度撑开和前突以维持生理曲度。这项技术也可用于L$_3$、L$_4$、L$_5$爆裂性骨折和椎弓根粉碎性骨折。在椎体严重粉碎性骨折时，可能难以获得坚强的螺钉固定。然而，通过使用刮匙、椎弓根探子及2mm钻头来触探椎弓根和椎体，大多数骨折都能够获得较理想的固定。在骨折节段做小的椎板切开术有助于确定椎弓根的方向。在骨折节段做小的椎体切开术有助于确定椎弓根的方向。骨折节段的主要力量使脊椎向前突，为了达到复位及坚强内固定，需要使用三点固定法。对于大多数的L$_2$和部分L$_3$骨折，固定时可以考虑在近端增加一个节段，若有必要，甚至可以加入跳跃性的远离骨折的节段。

（四）前路减压和固定

前路手术对下腰椎骨折的晚期直接减压及稳定最为有利。通过腹膜后入路，可以直视L$_2$到L$_5$的骨折。前路技术可以充分暴露椎体，做到充分减压。在急性创伤中，腰椎的前路手术的优劣尚不明了。需要在前路和后路手术的危险和复杂性之间做出权衡。已证实腰椎单纯前路的柱状植骨是不合适的，它可导致移植骨块的压缩，产生脊柱后突畸形。通过加用后路固定，或前路加用中和钢板，可避免此并发症。且这些措施有长期的稳定效果。应注意内固定装置勿损伤主动脉，否则会发生血管并发症。下腰椎的前路手术与他处大同小异。显露L$_4$尤其是L$_5$时需格外注意保护髂静脉。

（五）屈曲分离型损伤

最常见的两种屈曲分离型损伤就是Chance骨折（及其相关的变异）和双侧关节突脱位。如前所述，这两型损伤在腰椎和胸腰段的发生率正好相反。按照Gumley及其他同事以及Gertzbein与Court－Brown的分类，屈曲分离型骨折的稳定术中一般不适合应用撑开。横贯棘突、椎弓根和椎体的骨折常可通过过伸位石膏管型复位并获治愈。但不能通过过伸位复位的骨折则往往残留明显的脊柱后突畸形，需要通过手术做复位及稳定。此外，贯穿后方韧带复合体、椎弓根和椎体的骨折，愈合后一般会引起韧带不稳，因此初期就需要进行稳定的融合，以达到最佳效果。因为没有后壁粉碎和间盘受累，两种损伤都可以通过后方做加压固定。根据后方附件损的情况，加压固定可能需要包括两个节段（含一个间盘，也可能需要3个节段（含两个间盘）。对于骨折线贯棘间韧带而其他后方附件完整的损伤，可只稳定单一个间隙。如果需要通过椎弓根系统来固定两个间隙，应仔细评估伤椎的椎体及椎弓根能否置钉。受累节段后方结构严重粉碎时需要三个节段的加压固定。

胸腰段最常见的屈曲分离型损伤是双侧的小关节脱位。这种损伤在腰椎很少见但需特别注意。它可以造成严重的后方韧带损伤和椎间盘破坏。腰椎和腰骶部的关节脱位合并的神经损伤往往不完全损伤，恢复的可能性较大。因此对 L_2 ~ L_3 双侧小关节脱位，应直接复位，可用椎弓根螺钉的双节段中和装置来限制固定的长度。由于屈曲分离损伤常伴有间盘破裂，应小心处理避免装置承受过大压力。压力应恰好能够令关节面接合而不会引起间盘填充物膨出。倘若对椎间盘撕裂的程度以及损伤可能引起的潜在疝存在疑虑，那么在复位后可探查椎间盘情况并移除膨出的椎间盘填充物。在下方椎体骨折合并双侧关节面移位的患者，内固定需要扩大至两个间盘和三个节段以保证合适的复位效果。

上腰椎的双侧小关节脱位也可应用单节段或二节段的椎弓根螺钉装置而取得满意疗效。这项技术简单易行，因为两节椎体的后壁和后方附件都是完整的。一旦小关节复位，就应将螺钉打入脱位节段的上位和下位椎弓根（假设椎体没有骨折），再用直杆连接螺钉。先恢复腰椎的前突，然后做撑开使椎体节段恢复正常序列，椎间盘恢复正常高度，不应加压。在双侧小关节脱位复位时注意不要损伤小关节，因为这对固定装置稳定性至关重要。小关节的切开复位方法如下：小心切开暴露脱位的小关节之后，切除断裂的关节囊和黄韧带，将椎板撑开器置于两个棘突之间，逐渐撑开直到小关节顶端绞索解除。轻轻转动撑开器复位小关节，然后放松使小关节回复到正常位置。棘突间放置18号钢丝完成复位。现在脊柱已复位并已部分稳定，可以加用椎弓根固定。最后一个步骤，棘突间钢丝可留在体内也可被取出。

其他不用加压也能保持复位的短节段固定技术也可应用。在下腰椎，应尽量保留运动节段，因此应该考虑单节段的内固定。单节段加压固定安装前，应做到预防性的切除，包括去除损坏的椎间盘以防其被挤出。例如，L_4 ~ L_5 小关节脱位可通过单节段 L_4 ~ L_5 加压固定达到稳定，而其他近端和远端节段都可以不固定。

（六）剪切伤和复杂畸形

对剪切伤和复杂的畸形来说，最佳的稳定装置一般为后方稳定，通过一个手术可稳定多种致畸应力。每个患者都需要结合各自情况做出个体化方案。为了控制不正常的应力，有时需要多节段性内固定，尤其是对脊柱僵直的患者。尽管已有其他固定应用成功的报道，但固定点越多，对这类损伤的固定强度越高。

四、手术治疗的并发症

显然，预防手术并发症的发生是最好的状态。这需要充分了解损伤原理和详细计划手术操作。但是，尽管术前实施充分的计划和影像检查，仍可能发生许多神经系统的机械性并发症：

（一）神经损伤加重

在手术中和术后可能发生神经损伤加重。已有报道，一腰椎外伤患者 Stryker 框架床上由于没有有效的制动，当患者从俯卧位翻至仰卧位时，不稳定的爆裂性骨折发生了明显的移位，使神经损伤加重。长期制动于航空转动床也可能使骨块移位，导致神经损伤。这种情况是早期手术干预的指征之一。术中对后突做撑开可能导致神经损伤加重，它可使已经紧绷的神经被进一步拉伸。因此，在做撑开前，应矫正后突畸形。术后神经并发症也可因前路植骨块的移位或畸形的复发所致。椎弓根螺钉的置入也引起神经根损害或其他更严重的损伤，这主要取决于误置的严重程度（图12-8）。

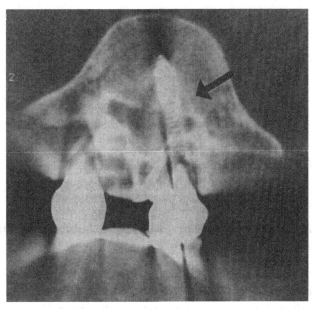

图12－8　尽管椎弓根螺钉为短节段固定，可以稳固地保持腰椎的生理前突，但它的技术要求更高。尤其是在脊柱外伤时，正常的解剖标志变得模糊，可能出现螺钉误置（箭头所示）

（二）不融合

腰椎骨折不融合是较常见的并发症，据报道约占腰骶连接处骨折的40%。为了防止这种并发症，需要更加牢靠的节段固定技术，以及更仔细的融合技术。应注意，在钩棒固定中，应将植骨范围延伸至最上位钩头侧的横突，以达到坚强的关节融合。此外，对于较大的后路固定器，应注意固定装置不能遮挡融合的植骨床。

（三）矫形的丢失

已有许多有关脊柱损伤的文献报告提到矫形丢失和残留后突畸形。这种并发症与内固定装置失败有关，所选用的内固定在患者的体位发生变化时没能达到坚强固定。因此，应恰当地选择固定器并小心置入，使其能有效地对抗致畸应力，减少矫形丢失的发生。

腰椎骨折的治疗需要了解腰椎的生物力学及正常功能。应根据治疗的目标、损伤的时间、不稳定的类型来选择内固定器，应充分考虑每一个患者的治疗目标及创伤的预后。在选择治疗方案时，不应单从技术方面考虑，而应充分了解腰椎骨折非手术治疗及各种手术治疗的优缺点，做全面考虑。

（阎晓霞）

参考文献

［1］任高宏．临床骨科诊断与治疗．北京：化学工业出版社，2014．

［2］陈建庭，朱青安，罗卓荆．脊柱手术指南．北京：北京大学医学出版社，2013．

［3］陈启明．实用关节镜手术学．北京：人民卫生出版社，2016．

［4］岳民生，刘树民，杜岩松．股骨头坏死．北京：化学工业出版社，2013．

［5］吕厚山．膝关节外科学．北京：人民卫生出版社，2010．

［6］潘志军，陈海啸．临床骨科创伤疾病学．北京：科学技术文献出版社，2010．

［7］唐佩福，王岩，张伯勋，等．创伤骨科手术学．北京：人民军医出版社，2014．

［8］田伟，王满宜．积水潭骨折．北京：人民卫生出版社，2013．

［9］孙捷，刘又文，何建军，等．实用微创骨科学．北京：北京科学技术出版社，2012．

［10］曹丹庆，蔡祖龙．全身CT诊断学．北京：人民军医出版社，2013．

［11］马奎云，孙孝先．新编颈椎病学．郑州：郑州大学出版社，2014．

［12］敖英芳．关节镜外科学．北京：北京大学出版社，2012．

［13］邱贵兴，戴魁戎．骨科手术学（第3版）．北京：人民卫生出版社，2012．

［14］刘沂，史立强，刘云鹏．髋关节骨折脱位临床指南．北京：人民军医出版社，2010．

［15］刘刚．骨质疏松症的预防与康复．北京：人民卫生出版社，2014．

［16］姜保国，王满宜．关节周围骨折，北京：人民卫生出版社，2013．

［17］陶海鹰，陈家禄，任岳．脊柱外科手术入路与技巧．北京：人民军医出版社，2013．

［18］郝定均，王岩，田伟．脊柱创伤外科治疗学．北京：人民卫生出版社，2011．

［19］雒永生．现代实用临床骨科疾病学．西安：西安交通大学出版社，2014．

［20］汤亭亭，卢旭华，王成才，等．现代骨科学．北京：科学出版社，2014．

［21］孙婕，刘又文，何建军，等．实用微创骨科学．北京：北京科学技术出版社，2012．

［22］陈义泉，袁太珍．临床骨关节病学．北京：科学技术文献出版社，2010．

［23］郭卫春，熊敏，余铃．骨肉瘤基础与临床．武汉：武汉大学出版社，2014．

［24］邱贵兴．骨科学高级教程．北京：人民军医出版社，2013．

［25］渠海波，张朝，吴刚．骨质疏松的研究进展．包头医学院学报，2013，29（3）：119－121．

［26］邱明才．代谢性骨病学．北京：人民卫生出版社，2012．